作者简介

纪立金，医学博士，福建中医药大学教授，博士生导师，师从著名伤寒大家李克绍教授和中医基础理论奠基人张珍玉教授。多年来，一直从事中医理论的基础与临床研究工作，注重和倡导中医原创思维的继承、发展和创新。现任世界中医药学会联合会内经专业委员会副会长，中华中医药学会中医基础理论专业委员会名誉副主任委员，中华

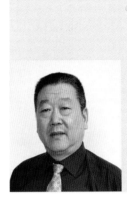

纪立金
（福建中医药大学）

中医药学会内经专业委员会副主任委员，福建省中医药学会中医基础理论分会主任委员，国家中医药管理局"十一五"重点学科"中医脾胃病学"与"十二五"重点学科"中医内经学"学科带头人。主编、参编普通高等教育"十三五"规划教材《中医基础理论》《内经选读》《伤寒论选读》、全国高等中医药院校参编研究生教材《中医基础理论专论》等。在核心期刊及省级以上刊物发表学术论文200余篇，其中核心期刊50篇；先后主持国家自然科学基金项目2项、省自然科学基金项目2项，获中华中医药学会科学技术奖·学术著作优秀奖一项，中华中医药学会科学技术奖三等奖一项。致力于中医经典传承与理论研究，坚持深耕于中医教学、科研、临床、管理的第一线，时时把握中医发展之前沿。

临证辨奇

——伤寒启示录

纪立金◎著

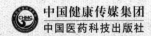

中国健康传媒集团

中国医药科技出版社

图书在版编目（CIP）数据

临证辨奇：伤寒启示录 / 纪立金著 . —北京：中国医药科技出版社，2023.12

ISBN 978-7-5214-3511-5

Ⅰ . ①临… Ⅱ . ①纪… Ⅲ . ①中医临床—经验—中国—现代 Ⅳ . ① R249.7

中国国家版本馆 CIP 数据核字（2023）第 216842 号

美术编辑 陈君杞

版式设计 南博文化

出版　**中国健康传媒集团** | 中国医药科技出版社

地址　北京市海淀区文慧园北路甲 22 号

邮编　100082

电话　发行：010-62227427　邮购：010-62236938

网址　www.cmstp.com

规格　710×1000mm $\frac{1}{16}$

印张　16

字数　259 千字

版次　2023 年 12 月第 1 版

印次　2023 年 12 月第 1 次印刷

印刷　三河市万龙印装有限公司

经销　全国各地新华书店

书号　ISBN 978-7-5214-3511-5

定价　**72.00 元**

获取新书信息、投稿、为图书纠错，请扫码联系我们。

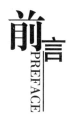

前言
PREFACE

　　揆度奇恒是中医常用的思维方法。"恒"是常，是同；"奇"是变，是异。在常与变、同与异中运用奇恒思维，在恒中寻奇，辨奇析恒。临床上常见病与疑难病的辨证，四诊合参固然重要，但临证之时，往往从反常的、可疑的奇异之症状特点找到辨认疾病本质的切入点，分析病、证、症、治、效的同中之异、常中之变，把握住疾病之本质。奇恒一体、恒中见奇的奇恒观，寻奇、析奇、治奇，正确运用揆度奇恒之法，既能体现中医理论的深髓之处，又是精准辨方用药并显著提高临床疗效的关键所在。

　　本书分上、中、下三篇。上篇以研读《伤寒论》经典名著为主。仲景所述经典条文，实则临证辨奇用药之典型病案。上篇提出了五辨十法，进一步挖掘仲景寻奇析变之辨法。中篇分析临证辨奇五十余案，以提要、病案、辨奇进行临证辨奇分析，深入认知揆度奇恒之法，为临床模拟运用提供典范；从奇处切入，以经典理论为深透辨析的过程，充分体现经典思维的临床价值；以临床常见病症组合，透析常中之奇，深探奇之理，彰显理论之价值、辨析之巧细、方药之妙用、显效之根由。不仅提供临证模拟之范例，更提供辨治灵活之思路。下篇从理论、辨证、辨治、方药等方面精选十几个经典专题，深层探析理论内涵，进一步为临证辨奇提供理论思维以提高辨奇思维的能力，为临证提供更多的辨奇方法。

　　本书以辨奇为切入点，研究其理其用，既体现经典理论中的诸多启迪与价值，又守正创新，取法经典而不拘于经典，体现寻奇辨法与经典理论结合运用之魅力。

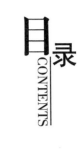

目录 CONTENTS

上 篇
研读伤寒知辨法——五辨十法

中 篇

临床验案显奇功——临证辨奇

下 篇
探理独特有创新——难题探析

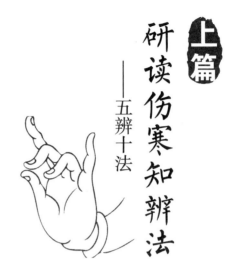

上篇
研读伤寒知辨法
——五辨十法

　　《伤寒论》六经辨证论治体系，涵盖理、法、方、药的重要内容，在临床上，给人们诸多启迪。《伤寒论》重在"辨"——如何辨、辨什么、怎样辨。最能体现的就是比较法之辨，也称为揆度奇恒之辨法。揆度奇恒是"辨"的核心方法，临证寻找疾病的常中之变、同中之异是关键。就认识疾病而言，虽有六经、脏腑的病变规律，但认知这些内在规律仍然以病之症状为依据，且症状之变化，尤其是奇异变化，是分析把握病变本质的重要内容。就论治过程而言，虽有治病求本及六经论治大法，但也必须不断深入辨析以人为中心的奇恒变化，做到理上明确、治上精准、药上对的、方显疗效。本篇论析《伤寒论》中的奇恒之病症、规律、论治、方药、疗效等的特异性，提出"五辨"与"十法"，帮助读者提高临证能力。

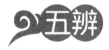 **五辨**

《伤寒论》之"辨"，如"辨太阳病脉证并治""辨阳明病脉证并治"等，即辨病、辨脉、辨证、辨治。显然，不仅仅是辨证，而是辨伤寒疾病的认识和治疗过程的每个关键环节，包括病、证、治、药、效等内容。

一辨病

病，是一定病因作用于人体某部位，外现一定症状和体征，内有一定病机，呈现特定的过程和阶段，有具体的发展变化规律。仲景通过对伤寒发病的临床观察，认识到外感伤寒病发病的复杂性，创造性地将外感伤寒区分为既相对独立，又相对关联的六大基本病类，即太阳病、阳明病、少阳病、太阴病、少阴病、厥阴病。《伤寒论》398条原文中冠以病名者有186条，表述中涉及"病"字者有205处，从总体上揭示了六经病的本质、证候特征、基本病理、发生发展和转归的总趋势及治则方药。"病"，反映疾病的基本矛盾，反映证的共性。

病是有证候特征的。以证候定病，即"道之所始，候之所生"也。证候包括内在以病变为主的客观病机变化，也包括反映内在疾病的外在症状。如《伤寒论》第1条描述太阳病的症状特征，而第180条却反映了阳明病胃家实的基本病机。仲景对疾病的辨识，有病因病机、主要脉证、诊断鉴别、合病并病、治则治禁、传变预后等一套较为完整的理论。如在少阴病篇，论少阴病的主要脉证为"少阴之为病，脉微细，但欲寐也"（281条）；"少阴病，欲吐不吐，心烦，但欲寐，五六日自利而渴者，属少阴也。虚故引水自救。若小便色白者，少阴病形悉具"（282条）。临床见脉微细、但欲寐、心烦，小便清白等便可诊断为少阴病，反映少阴病为伤寒六经病发展过程中的危重阶段，多表现为全身性虚寒证的特点。由于致病因素和体质不同，仲景将少阴病分为寒化证和热化证两大类。寒化证治宜温经回阳，仲景以四逆汤为代表方；热化证治以黄连阿胶汤滋阴清热。少阴病属里虚证，故在治疗上一般禁用汗、下两法。原文288条、295条、296条还提出了少阴病一般阳回可治、阳回则生、阳不回则预后不良、阳亡则亡的预后判断。程郊倩在《伤寒论后条辨》中提出："仲景六经条中，不但从脉证上认病；还要人兼审及病情。太阳曰'恶寒'……厥阴曰'不饮食'。凡此皆病情也。"程氏所谓"审及病情"，实际上就是辨病。

辨病，就是从整体上对疾病"变"的规律性认识。每一种疾病都有自身的临床表现、病因病理、发展过程、转归预后、针对性的治法方药，所以辨病对治疗有整体性的指导意义。六经为病，各有自己的具体矛盾，必须针对具体矛盾分别制定适合六经病机的针对性治疗总则。病的发生变化转归都有一定规律可循，疾病是以人为中心的，依附人之阴阳、气血、经络、脏腑、内外、表里而形成，表现出不同的分类、寒热、转属、犯逆等，是辨病之重点。

一、病之分类

伤寒分六经之病。其六经病之提纲是以三阴三阳之六经为内在依据的。六经，指太阳、阳明、少阳、太阴、少阴、厥阴，也就是三阴三阳。阴阳由一而为三，是以阴阳气之多少为分类依据的，即《内经》所谓"阴阳之气，各有多少，故曰三阴三阳也"。就三阳而言，太阳阳气较多；少阳阳气较少；阳明阳气最多，因为"两阳合明，谓之阳明"。就三阴而言，太阴阴气较多；少阴阴气较少；厥阴阴气最少，因为"两阴交尽，谓之厥阴"。所以，六经所包涵的基本概念，即是阴气与阳气的多少不同。

六经在人体脏腑经络上具体又各有所主。三阴三阳，分为手足二经，统领手足阴阳十二经及所属脏腑。这样就概括了脏腑经络及与之相关的气血津液的气化功能，并由此而概括其病理变化，再参以外邪因素、发病因素、体质因素、治疗因素等，就构成了以六经为纲领的辨病分证论治体系。

《伤寒论》用六经作为疾病的辨病辨证分类纲领,理论上源于《素问·热论》。《热论》对外感热病的形成原因、主要证候、传变规律、治疗方法、预后禁忌等均做了论述,其对外感热病的概括即运用了六经理论。《热论》指出:"伤寒一日,巨阳受之,故头项痛,腰脊强。二日,阳明受之,阳明主肉,其脉侠鼻,络于目,故身热目疼而鼻干,不得卧也。三日,少阳受之,少阳主胆,其脉循胁络于耳,故胸胁痛而耳聋。三阳经络皆受其病,而未入于脏者,故可汗而已。四日,太阴受之,太阴脉布胃中络于嗌,故腹满而嗌干。五日,少阴受之,少阴脉贯肾络于肺,系舌本,故口燥舌干而渴。六日,厥阴受之,厥阴脉循阴器而络于肝,故烦满而囊缩。三阴三阳、五脏六腑皆受病,荣卫不行,五脏不通,则死矣。"又指出治法云:"治之各通其脏脉,病日衰已矣。其未满三日者,可汗而已;其满三日者,可泄而已。"仲景继承《热论》的这种六经分类的方法,但却创造性地进行了发挥完善。《热论》只论经络受病,《伤寒论》则全面阐述脏腑、经络、气血、阴阳的病变;《热论》只论实证热证,《伤寒论》则全面阐述阴阳表里虚实寒热诸证;《热论》只有汗、下两种治法,《伤寒论》则汗、吐、下、和、温、清、补、消八法俱全。更为重要的是,仲景把中医学朴素而丰富的辨证思想与藏象理论、病因学说、发病学说、诊断方法、遣方原则、用药规律等紧密有机地结合在一起,创造了既是辨病辨证纲领,又是论治准则的全新的"六经辨病"。

六经辨病提纲的特异症状特点介绍如下。

【太阳病】

太阳,亦称"巨阳",有阳气较多之义。太阳经与督脉并行于背,背属阳为表;太阳腑又秉肾阳之气化,阳气亦布行于表,故太阳主一身之表,统摄营卫,对肌表有温煦、保卫及司开合等功能。故凡六淫邪气外袭,太阳最易受邪,病发太阳表证。太阳病以"脉浮,头项强痛而恶寒"为提纲证。

【阳明病】

阳明,有"两阳合明"之谓,故有阳热最多最盛义。阳明气化主燥,燥热相合,故阳明为病多以燥化热化为病理特征。阳明属胃肠,乃传导之腑,邪从燥化热化,则热邪炽盛,胃肠干燥,糟粕内结,传导失常,故阳明病以大便结硬的"胃家实"为提纲证。

【少阳病】

少阳，亦称"嫩阳"，有阳气较少之义。少阳为胆，内寄相火，半表半里，主枢机。少阳既是少火，又为游部，必须条达通畅、不郁不结才能发挥正常作用。一旦受邪，少阳不是郁就是结，郁则化火，结则烦满痞硬。这就是少阳受邪后出现的两大病理特点，也是少阳病分类辨治的依据。主要表现为少火郁而上炎，邪结而枢机不利。少阳病以反映胆火上炎的"口苦，咽干，目眩"为提纲证。

【太阴病】

太阴，亦称"至阴"，乃阴气较多之义。太阴气化主湿，在脏为脾，脾主运化。邪入太阴，脾阳虚衰，运化失职，寒湿内盛，升降失常。故太阴病以"腹满而吐，食不下，自利益甚，时腹自痛"为提纲证。

【少阴病】

少阴，有阴气较少之义。少阴主心、肾，心属火藏神，主血脉，为君主之官；肾属水藏精，内涵元阴元阳，为人身之本。邪入少阴，损及心肾，心肾虚衰，水火失调，表现为全身性、整体性虚衰的病理特点。故少阴病以"脉微细，但欲寐"为提纲证。

【厥阴病】

厥阴，有"两阴交尽"之谓，故有阴气最少义。厥阴为风木之脏，内寄相火，主疏泄，喜条达，又具阴尽阳生、弱阴弱阳、阴中有阳的特点，故厥阴为病极为复杂。厥阴病以"消渴，气上撞心，心中疼热，饥而不欲食，食则吐蛔"的寒热错杂证为提纲证。

六经病之提纲，实际上反映了外感疾病对人体产生作用时，人体中三阴三阳又对疾病做出特异性反应。故《伤寒论》提纲证条以太阳"之为"病、阳明"之为"病等释之，表明这是确诊六经病的关键。

二、病生寒热

不论内伤疾病还是外感疾病，寒热是重要的指标，外感病的寒热症尤为明显。《伤寒论》把伤寒分成六经病，每一经病都是各有特点的，但是各经病特点的出现是在感受外邪以后，随着时间的进展而逐渐明朗化，并非一得病就能清清楚楚看出是哪一经病。最初所能看出的，只是有的人发热恶寒，有的人无热恶寒。这说明伤寒发病的初期，就以寒热之症分出阴阳两种不同的属性，但还不能分清是六经中的哪一经病。可以肯定的是，发热恶寒的病人，是阳盛体质，将来多发展成三阳病；而无热恶寒的病人，是阳虚体质，将来多发展成三阴病。所以第7条说："病有发热恶寒者，发于阳也；无热恶寒者，发于阴也。"寒热是六经病始生的特异性表现，寒热之症的特异性变化也是六经病变化之重要特征。

（一）三阳病之寒热症

伤寒一日，太阳受之。（4条）

这是说，太阳的形层在最外，如果太阳肤表受邪而发为太阳病，太阳病典型的奇症——头项强痛出现，必在受邪的当天。太阳受之，就是肤表受之。但是肤表受邪却不一定都发为太阳病。这一点对于初学《伤寒论》的人来说是非常重要的。临床除太阳病之外，还有不少疾病，初起时会发热恶寒。《素问·皮部论》说："百病之始生也，必先于皮毛。"既然百病都可以从皮毛开始，岂可一见到发热恶寒就贸然认为是太阳病？要知道，凡要定名为太阳病，除了要有发热恶寒这样的表症以外，还必须兼有太阳病的特点"头项强痛"（至少得有头痛）。如不兼有头项强痛，只是发热恶寒，就不能称之为太阳病，至少是暂时还不能称之为太阳病。因为这时的发热恶寒只能说"发于阳"，仅仅是一个症状，将来究竟会是三阳病中的哪一个，还得继续观察。因此，早期发热恶寒只能算是肤表反应，不能说明是太阳病。只有过经之后（六七日之后）发热恶寒，才能说明病位在肤表（即使无头项强痛也可以说明病发于肤表），才可以确诊为太阳病。

发热恶寒的伤寒，可能有如下几种不同变化。如"始虽恶寒，二日自止"（184条），"伤寒三日，阳明脉大"（186条），定性为阳明病。又如"伤寒三日，少阳脉小者，欲已也"（271条），是说发热恶寒的伤寒，进入第3天，脉搏转小，小为邪衰，病不继续发展，就会自愈。"少阳脉小"，是说本来应当出现少阳典型症状之期而脉搏反小，间接说明如果伤寒三日不愈，脉搏不小，就有可能出现口苦、咽干、目眩等症状而定性为少阳病。

三阳病早期发病的共同关键症状是发热恶寒，但也有无热恶寒而发于阳。这只是暂时无热，随着阳气抗邪而浮，必有发热。寒热之变化不仅是三阳发病的奇症，也是三阳病随着时间进展而变化的奇症。阳明病始发热恶寒，随着时间推移可以出现不恶寒反恶热或日晡潮热症；少阳病始发热恶寒，随着时间推移而产生头痛、发热、脉弦细等热性或寒热往来的柴胡证。症状出现的先后顺序为一日太阳，二日阳明，三日少阳。

（二）三阴病之寒热症

至于无热恶寒，发于三阴经的伤寒，其定性的时间都比三阳病晚，是在三日以后，无热恶寒的变化就是三阴病早期的奇症。

"伤寒四五日，腹中痛，若转气下趣少腹者，此欲自利也"（358条），定性为太阴病；"五六日，自利而渴者，属少阴也"（282条），定性为少阴病。这足以证明太、少二阴病定性的先后次序是继三阳之后，四日太阴，五日少阴。最后是厥阴病。其典型症状出现于何时，论中并无明文，但厥阴是三阴之最后，再据《素问·热论》"六日厥阴受之"推测，其定性的日期当比少阴病更晚，应在伤寒的第六日。

三阴病以"无热恶寒发于阴"的寒热症为主。"无热"当从无症处认识，并不是绝对不发热。太阴病表证脉浮（阳浮者热自发），少阴病表证也"反发热脉沉"。三阴病阳虚者总以恶寒为主。至于后期发热，往往是格阳于外之热。厥阴病后期发热，往往又是阳复而发热，或转属少阳而发热，如"呕而发热者，小柴胡汤主之"。

附带提出，六经病之始生，除了发热恶寒或无热恶寒的寒热症外，还会有哪些奇症呢？将第270条研讨一下，就可以得到比较完整的答案。"伤寒三日，三阳为尽，三阴当受邪"，提示凡三阳病定性当在三日以内，如果三日之内形不成三阳病，过了三日就得考虑三阴当受邪，会形成三阴病。"其人反能食而不呕，此为三阴不受邪也"，又反推提示凡三阴受邪者，除无热恶寒外，还必有食不下或呕吐等症状。体现出脾胃也是疾病早期表现的部位，说明脾胃在发病过程中的重要性。"四季脾旺不受邪"及"胃气者正气也"是重要的发病学理论。

三、病变风寒

疾病传变也有阴阳变化之趋势，《伤寒论》称之为中风与伤寒（中寒）。中风与伤寒的意义有两种：一种是取风性疏泄、寒性凝敛之义，以之分类太阳病型；一种是取风为阳邪、寒为阴邪之义，证候偏阳热者称中风，偏阴寒者称伤寒。

一般而言，凡是具有风性疏泄特性者称中风，凡是具有寒性凝滞特性者称伤寒。但在《伤寒论》中，除太阳病桂枝证之中风与麻黄证之伤寒具有这种特征外，其他都是相对而言。不论哪一经病，症状相对属阳者为风变，俱称中风；相对属阴者为寒变，俱称伤寒。因此认识病因要以临床症状为依据，体现辨证求因的整体思维。也提示风与寒的分类关键在于人的内在反应，六经皆有中风与伤寒（或中寒）两大类偏阴偏阳的症状特征。

六经之风变与寒变体现如下。

【太阳病】

太阳中风，脉浮紧，发热恶寒，身疼痛，不汗出而烦躁者，大青龙汤主之。（38条）

伤寒脉浮缓，身不疼但重。乍有轻时，无少阴证者，大青龙汤发之。（39条）

不汗出而烦躁对比身重不烦躁，前者属阳，为中风；后者则相对属阴，为伤寒。正因如此，为表实烦躁的大青龙汤证之中风。

【阳明病】

阳明病，若能食，名中风；不能食，名中寒。（190条）

阳明中风，口苦咽干，腹满微喘，发热恶寒，脉浮而紧，若下之，则腹满小便难也。（189条）

阳明中风是指阳明经证或腑证还尚未定性之前，化热化燥的一段过程。在这段过程中所出现的症状和治则与经、腑证都有所不同，而且也不一定是所有的经证和腑证所必须经过的。所以阳明中风证也在腑证、经证之后专门提出来讨论。阳明病化热化燥的迟速和最后达到里热里实的程度，取决于病人胃阳的盛衰。胃阳素盛，化热化燥迅速，即为阳明中风；胃阳不足，化热迟缓，化燥费力，则为阳明中寒。

【少阳病】

少阳中风，两耳无所闻，目赤，胸中满而烦者，不可吐下，吐下则悸而惊。（264条）

伤寒，脉弦细，头痛发热者，属少阳，少阳不可发汗，发汗则谵语，此属胃，胃和则愈，胃不和，烦而悸。（265条）

少阳中风胸中满而烦，易误诊为胸中实，故论中提出"不可吐下"。其实也不可发汗。少阳伤寒头痛发热易误诊为太阳病，故提出"不可发汗"，其实也不可吐下。两者合参，治疗少阳病有汗、吐、下三禁。少火被郁既然有汗、吐、下三禁，那么只有"火郁发之"，即升散郁火，才是正确的治法。方剂以小柴胡汤为主，用原剂量的二分之一即能达到目的。方中柴胡散郁、黄芩清火。

【太阴病】

太阴中风，四肢烦疼，阳微阴涩而长者，为欲愈。（274条）

伤寒脉浮而缓，手足自温者，是为系在太阴。（187条）

伤寒脉浮而缓，手足自温者，系在太阴。（278条）

太阴中风的症状是四肢烦疼，至于脉象，论中未提出，但我们可以从脉"阳微阴涩而长者，为欲愈"推想其不愈时的脉象——一定是阳脉不微，阴脉涩而不长。阳脉不微当是浮脉，浮为风，涩主湿。这样的浮涩之脉，正好说明是风中夹湿。按太阳篇的风湿证，太阴病伤寒表证的四肢表现是手足自温。太阴病表证，有中风、伤寒之别，在四肢的表现亦不同——中风者四肢烦疼，伤寒者手足自温。以症推理，四肢烦疼与手足自温，一则偏于阳邪，属于太阴中风；一则偏于阴邪，属于太阴伤寒。

【少阴病】

少阴病，得之二三日以上，心中烦，不得卧，黄连阿胶汤主之。（303条）

少阴病，八九日，一身手足尽热者，以热在膀胱，必便血也。（293条）

少阴本具水火二气，且感邪又有风、寒之异，故其发病也有寒化证、热化证两种。少阴寒化证是典型的少阴病，属于火虚证。因为火虚，脉象必微细、沉迟或沉紧。吐利、厥逆、恶寒等为常见的症状。《伤寒论》中原无"寒化证""热化证"这样的名词，少阴热化证本名少阴中风，在少阴病中属于水虚证。它是风邪从火化热，热扰神明，所以主证是心烦。由于心烦，因此不是但欲寐，而是不得卧、不得眠。由于水亏火炽，因此脉象必沉细而数，舌质赤而少苔。心烦一症，也常见于少阴寒化证。但寒化证的心烦多与但欲寐并见，其烦较轻，尚可忍耐。它是阴寒上逆，心阳不耐邪扰所致，其脉象必沉微或沉紧，舌淡苔滑。而热化证的心烦，其烦较重，常辗转反侧，卧不安席，且多见于二三日以后外邪入里化热时。少阴热化证的心烦不得眠，虽然属于里热，但不是阳明实热，并且兼有水虚的因素，所以不可泻下，只可育阴泄热，以黄连阿胶汤主治。方中黄连清心热，鸡子黄补心阴，阿胶、芍药滋水以济火。使水升火降，心烦自愈。

少阴病是里病，热化证也是里热，不当有表热，但有的热化证却在八九日之后一身手足尽热，脉沉细数，舌赤少苔，这是少阴移热于膀胱所致。膀胱主一身之表，热势外燔，所以一身手足尽热。另外，热入膀胱，血为热迫，还必出现下血的变证。本证属于少阴热化证，故仍可以黄连阿胶汤主治。

【厥阴病】

厥阴之为病，消渴，气上撞心，心中疼热，饥而不欲食，食则吐蛔，下之利不止。（326条）

厥阳中风，脉微浮，为欲愈，不浮，为未愈。（327条）

厥阴病，渴欲饮水者，少少与之愈。（329条）

本证也有不治自愈的，其愈与不愈，可从脉象上来观察。当相火内郁时，张卿子说是"脉微"。微是沉微，必不浮。如果脉由微转浮，是风邪出表，其饮不解渴的消渴，必变为较轻的渴欲饮水或不饮亦可的轻证。而且将愈的时间，又多在丑至卯。因为这时太阳即将升出地面，人身的阳气也随着天阳之将升而呈现由里出表之象，脉之所以由微转浮，也是由内达外的表现。

327条属于厥阴中风，后世对三阴中风多称热化证。病在三阴，均以有阳为可贵。风为阳邪，故无死证；脉浮为风火出表，故为欲愈。如果脉不浮，论中也告诉我们，不过"为未愈"而已。

手足厥寒，脉细欲绝者，当归四逆汤主之。（351条）

平素阴血不足，必脉中血少，再感受表寒，气血被表寒外束，能使脉细欲绝，手足厥冷。脉细欲绝和脉微欲绝不同。

四、病可转属

六经是仲景及历代伤寒学家在全面继承《内经》六经认识的基础上，不断深化和发展而来的高度抽象的生理概念。具体而言，六经应为人体生理结构、功能、相互关系及人体与自然相应关系的高度概括，即脏腑、经络和气化的综合。在这一整体系统内，根据人体结构、功能、关系之不同特性，又划分出太阳、阳明、少阳、太阴、少阴、厥阴6个子系统。子系统之间既互相独立，又相互联系。三阴三阳以阴阳之气的多少而分，若在功能上没有意义的话，这种分类肯定也无意义。因此三阴三阳肯定在功能上有其特殊的差异性。太阳与少阴以人体阳气的开合功能为主要表现。太阳主要以肤表、营卫为气化主体，以卫气的开合为主要表现，应太阳经络及膀胱、小肠之腑。少阴以里、精气为主体，以支持卫气的开合为主要表现，应少阴心肾。阳明与太阴以人体阳气的温热功能为主要表现。阳明主要以肠胃、水谷为主体，以阳气的温热、腐熟水谷功能化生营卫，热能最大，又堪称盛阳，应胃、大肠、小肠（皆属于胃）。太阴以里、营气为主体，以支持阳明阳气的温热功能为主要表现，应脾与肺。少阳与厥阴以人体阳气出入游行的运动为主要表现。少阳以半表半里、相火为主体，以阳气出入游行的运动为主要表现，应胆与三焦。厥阴以半表半里、精血为主体，以支持阳气的出入游行运动为主要表现，应肝与心包。

疾病可由本经病转变成另一经病。如以太阳病为例，既能转属阳明，也能转属少阳。误治之后，如果伤阳，会转入少阴；误下邪陷，还能转属太阴而腹满时痛。此外，少阳病能转属阳阴，也能热深厥深转属厥阴；太阴病化燥，可转属阳明；厥阴病呕而发热，即外出少阳等。从本经病转为另一经病的变化，论中叫作"转属"。

"传"是发展变化，"转属"也是发展变化。不过传是同一经病自身深化变化，不妨说是病在向纵深发展；而转属却是变成了另一经病，对比传来说，可以算作伤寒的横向发展。另一方面，伤寒由前驱期进入定性期之传，由于前后是一个病，因此其病位在发病的第一天就已经确定了，不过定性之前病位不容易看出罢了；而转属何经没有预先的定位，由于体质条件不同，更多的是由于医疗失当，疾病既可能转属这一经，也可能转属那一经。譬如太阳病，可因发汗利小便伤津化燥而转属阳明，也可因下后邪陷而转属太阴。又如少阳病发汗则谵语，此属胃，都属于此种情况。

三阳病的传，除太阳病的发热恶寒症状会持续存在一段较长的时间以外，其余如阳明病和少阳病，恶寒症状在定性后即不复存在。而由这一经病移位于另一经病的转属，移位还没有完成之前，发热恶寒可仍不消失而成为二阳并病。传，是不存在这种情况的。此外，各经病尚未定性之前的早期症状是各经病暂时的体表反应，病位有高下远近的不同，所以前驱期会有一二日甚或五六日等长短不同的差别。而转属是病已定性之后进入变化期，病既然要变化，就得有一个内在条件成熟的过程。通过《伤寒论》的内容来看，除误治而转属者外，其余自然演变而转属的，如太阳病转属阳明、太阳转属少阳、少阳转属阳明等，都在六七日这一段时间，快的可能是五六日，慢的则可能是七八日，三日之内是没有的。这就看出，"传"和"转属"不是一回事。

伤寒六经病定性后何时进入变化期，古人从临床上总结出大致需要六天，因此把六日作为一经。"经"，就是过程、阶段的意思。如第8条："太阳病，头痛至七日以上自愈者，以行其经尽故也。若欲作再经者，针足阳明，使经不传则愈"。这是说，太阳病六天已经过去，第一过程已经终了，到七日以上可能自愈。若不愈而进入第二过程，叫作再经。为了使病程不再迁延下去，可针足阳明三里穴。这个穴有发汗退热的作用，太阳病行尽一经之后，将愈未愈之际，针此穴，使汗出，热退了，疾病就不会进入下一过程，人便自愈了。

通过上述分析可见，《伤寒论》中"传"和"转属"是绝对不同的两种概念。这两种概念对于各经病理、部位的认识，对指导临床，对《伤寒论》理论体系的完整性，都有非常重要的意义。为了进一步研究伤寒的内在规律，根据《伤寒论》中传与转属的基本含义，把在一经病中的变化称为伤寒之传变，包括定性期前后之变化；把一经病转变为另一经病或转变为脏腑、气血、阴阳等具有内伤杂病性质的变化概之为伤寒之转属，如太阳病变为蓄水、蓄血、结胸等。六经转属是《伤寒论》的重要内容，下面以太阳病转属为例分析转属过程中的一些奇异症状，从奇异症状认识转属的意义。

（一）转属阳明

问曰：何缘得阳明病？答曰：太阳病，若发汗，若下，若利小便，此亡津液，胃中干燥，因转属阳明。不更衣，内实，大便难者，此名阳明也。（181条）

本太阳，初得病时，发其汗，汗先出不彻，因转属阳明也。伤寒发热，无汗，呕不能食，而反汗出濈濈然者，是转属阳明也。（185条）

伤寒转系阳明者，其人濈然微汗出也。（188条）

太阳病发汗不当，或误下，或利小便，均可伤津致胃肠干燥，病邪入里化热成实，转属阳明，形成不更衣、内实、大便难的阳明病。太阳转属阳明的特点，在病机上，一方面伤津致胃肠干燥，另一方面促使热聚胃腑；在症状上往往表现为"呕不能食""汗出濈濈然"的奇症。

（二）转属少阳

本太阳病不解，转入少阳者，胁下鞕满，干呕不能食，往来寒热，尚未吐下，脉沉紧者，与小柴胡汤。（266条）

太阳病不解，未经吐下，症状由发热恶寒变为往来寒热，脉由浮紧变为沉紧，同时又有胁下硬满、干呕、不能食等症出现，说明病邪已由太阳进入少阳半表半里，故治宜枢转少阳。

（三）转属太阴

本太阳病，医反下之，因尔腹满时痛者，属太阴也，桂枝加芍药汤主之。大实痛者，桂枝加大黄汤主之。（279条）

太阳病本不当下而下之，故曰"反"。误下致表邪内陷，气血凝滞于脾络，因而腹满时痛。轻者，脾络郁滞不重，时通时阻，故腹满时痛；重者，脾络瘀滞较重，闭阻不通，腹部持续作痛，且痛而拒按，即"大实痛"。

"腹满"而又"时痛""大实痛"就是转属的奇症，极似承气汤证。但诸承气证之腹痛是肠胃中有宿食、粪便、燥屎等，多有不大便之症状。而本证腹痛是太阳病下之后出现的，并有"续自便利"（280条）等非阳明之症，故排除承气证，而属太阴也。可见，腹满又"时痛""大实痛"是下后外邪内陷脾络使太阴脾络不通，气血壅滞所致。二者腹痛的特点亦必不同。承气证的病变部位在肠胃之内，故腹皮可以揉捏提按，不重按及肠则不痛，痛亦是绕脐痛。而太阴腹痛病变部位在肠胃之外的脉络间，其痛必然是全腹弥漫性疼痛，故不可与承气汤，而以桂枝加芍药汤调营卫、畅血行，重用芍药破阴结，通脾络。"大实痛"是痛的程度较大，不可触按，其气血壅滞较甚，故又少佐以大黄破血行瘀，以助芍药破阴结、通脾络之力。

（四）转属水证

蓄水证主要是水的排谢有问题。三焦是行水之道，膀胱是贮水之器，水的排泄通过上、中、下三焦，进入膀胱贮存起来，到一定程度再排出体外，即《内经》所言"通调水道，下输膀胱"。由此推知：如果三焦不利，水道不畅，水不仅会郁在下焦，而且还会郁滞在人体上、中、下三焦的任何部位，使上焦不能如雾，中焦不能如沤，下焦也不能如渎。如太阳病典型的蓄水证——"脉浮，小便不利，微热消渴"（71条）。"消渴"是蓄水证的主要症状，水饮停蓄致使正津不布，也就是上焦不能如雾，水的代谢异常。74条论述"水入则吐"的水逆现象，水的逆吐自然吐自中焦胃脘，说明此是中焦蓄水太多、不纳新水所致。125条云："太阳病，身黄，脉沉结，小腹鞕，小便不利者，为无血也。"太阳病蓄水下焦症也有小腹满与小便不利，这是水蓄在膀胱。

蓄水变成水饮痰饮出现的奇异症颇多，如141条、156条水饮停蓄胃中之"水痞"证。此外，《金匮要略》中有"假令瘦人脐下有悸，吐涎沫而癫眩"的五苓散证；脾虚水停的心下逆满、气上冲胸、起则头眩等苓桂术甘汤证；心阳虚水逆的脐下悸动、欲作奔豚的苓桂甘枣汤证；胃阳虚停水的心下悸动、四肢不温、短气不渴的茯苓甘草汤证；肾虚水泛，发热、心下悸、头眩、身𥆧动、振振欲擗地的真武汤证等奇异症。

（五）转属血证

太阳之热随经传入膀胱或波及下焦各脏腑之脉络致成络瘀，从而形成下焦各脏腑不同的蓄血证。会出现神志失常之奇症。

太阳病不解，热结膀胱，其人如狂，血自下，下者愈。其外不解者，尚未可攻，当先解其外。外解已，但少腹急结者，乃可攻之，宜桃核承气汤。（106条）

太阳病六七日，表证仍在，脉微而沉，反不结胸，其人发狂者，以热在下焦，少腹当鞭满，小便自利者，下血乃愈。所以然者，以太阳随经，瘀热在里故也。抵当汤主之。（124条）

太阳病身黄，脉沉结，少腹鞭，小便不利者，为无血也。小便自利，其人如狂者，血证谛也。抵当汤主之。（125条）

"热结膀胱""热在下焦"都是太阳随经、瘀热在里。蓄血在下反而出现其人如狂、其人发狂之神志异常奇症。此中有血热搏结于下，也能瘀热上扰心神之理，故神乱而狂。

另外，血蓄膀胱反而"小便自利"也是奇症，说明在血不在气，也是蓄血与蓄水鉴别之关键。

蓄血入下焦，对妇人而言又有热入血室。

妇人中风，发热恶寒，经水适来，得之七八日，热除而脉迟身凉，胸胁下满，如结胸状，谵语者，此为热入血室也。当刺期门，随其实而取之。（143条）

妇人中风，七八日续得寒热，发作有时，经水适断者，此为热入血室。其血必结，故使如疟状，发作有时，小柴胡汤主之。（144条）

妇人伤寒，发热，经水适来，昼日明了，暮则谵语，如见鬼状者，此为热入血室，无犯胃气，及上二焦，必自愈。（145条）

热入血室也出现寒热如疟状、经水适来适断、"昼日明了""暮则谵语""如见鬼状"等奇异症状。谵语是热入血室证的主症，其属心病谵语还是肝病谵语呢？《伤寒论》143条与145条皆论述了热入血室证谵语的特点，尽管古今医者对何为"血室"争论不休，但热入血室证与肝有关，则无疑问。其一，肝为血脏，经脉环绕阴器；其二，症见胸胁下满与往来寒热；其三，治有刺期门与小柴胡汤。综观之，病机、症状、治法均证明此证与心无甚关系，所以，谵语如见鬼状归属于心神是讲不通的。热入血室的谵语，是血室之热循经上扰肝魂，魂乱则语亦乱，这就是《灵枢》"肝主语"

的内涵所在。

心病谵语与肝病谵语虽均是胡言乱语，但病涉脏腑不同，临床上终有差异。其一，就证候表现而言，心病谵语多属热扰心神所致，故而每见于高热重病危症中，常伴昏迷，甚至循衣摸床、撮空理线、直视喘促等动风、精竭、气脱之象。阳明病之谵语即属此类，如212条云："伤寒若吐若下后不解，不大便五六日，上至十余日，日晡所发潮热，不恶寒，独语如见鬼状。若剧者，发则不识人，循衣摸床，惕而不安，微喘直视，脉弦者生，涩者死。"而肝病谵语一般无热，或虽有热病但病情较轻，不表现为神志昏迷，而多是精神失常，也不会出现动风、精竭、气脱之危候。其二，就发病原因而言，心病谵语多与高热有关，亦关乎痰蒙或精神刺激；而肝病谵语则多与精神刺激有关。其三，就谵语本身而言，心病谵语，或高声狂言，或低声呢喃（称郑声），语无伦次，无边无着；而肝病谵语则多如见鬼状，虽属胡言，但状若对话，貌似条理。其四，就其治疗，心病之谵语以清心泻火为主，而肝病之谵语以疏肝解郁为主。

可见，热入血室证之谵语的病机、症状、治法诸方面均与心病之谵语不同，也证明了热入血室证之谵语与肝脏相关。五脏皆与人的情志活动有关，非独心也。肝主疏泄，所谓疏泄，影响最大的就是对情志和精神活动的调节。况且肝本主魂，血室之热循经上扰，至肝魂迷乱，焉有不语言错乱者？所以谵语当辨心与肝。分清心病谵语与肝病谵语，对于谵语的治疗用药有直接的指导作用。

六经病转属杂病内容颇多，以上仅以水病、血病为例，不同的奇异症状需要细致入微地辨析。除此之外，转属里热证的虚烦、结胸、痞硬、协热利等都有值得研究的转属内在疾病之奇症，可为临证认识复杂病症提供价值。

五、病有合并

伤寒发病，有时能具有两经或两经以上的症状，即所谓"合病"或"并病"，治疗时是应当专治一经，还是诸经兼治；应当先治何经，后治何经，必须分析清楚才能取得圆满的疗效。因此，对于合病、并病的治疗，有进一步阐述的必要。

（一）合病

两经或三经症状同时出现，不分先后，叫作"合病"。合病虽然是诸经症状同时出现，但诸症之中总有主次。

1.太阳阳明合病

太阳主表，阳明主里（肠胃），太阳阳明合病则突出表现利或呕的肠胃特异症状。

太阳与阳明合病者，必自下利，葛根汤主之。（32条）

太阳与阳明合病，不下利但呕者，葛根加半夏汤主之。（33条）

太阳阳明合病，或下利，或不下利，俱呕，其关键在于太阳肤表郁闭，表邪郁闭过重，使胃中津液不能由脾输肺，外散皮毛，而被迫于阳明。下趋大肠，则作下利。故此下利既非寒利又非热利，而是轻度的水。迫于胃则不下利但呕，呕出物也主要是少量水液，不是谷食，不太频繁，也不太严重，和脏有寒的太阴病不同。因此治疗时应当以解太阳之邪为主，方用葛根汤。方中桂枝汤加麻黄，开太阳之表，葛根于解表之中又能升津止利。若不下利但呕，须再加半夏以止呕，名葛根加半夏汤。

太阳与阳明合病，喘而胸满者，不可下，宜麻黄汤。（36条）

冠首"太阳与阳明合病"，示太阳、阳明两经的症状同时出现，述症只突出"喘而胸满"之特异症状，揭示病变的重点在于太阳。胸中下接阳明，外连太阳，是两经皆能影响的部位。喘有因腑气不降的，有因表邪外来的，也是两经都可能有的症状。但如果喘而胸满，腹部不满，同时又表实无开，那么关键即在太阳，不在阳明，不可用下法。治以解表宣肺平喘，方用麻黄汤，表邪解则喘满自除。

2.太阳少阳合病

太阳与少阳合病，自下利者，与黄芩汤。若呕者，黄芩加半夏生姜汤主之。（172条）

太阳与少阳合病，也表现出肠胃之下利与呕的特异症状。太阳与少阳合病，但太阳证罢而独少火内郁，故病机以少阳为重点。少阳郁火，内迫阳明，下趋大肠，自利乃发。此属热利，当见大便黏秽，腹痛后重，肛门灼热，发热口苦，烦渴尿赤，舌红苔黄，脉象弦数等脉症。

太阳之肤表发热，同时少阳的少火又内郁，叫作"太少合病"。太阳之热实质来自少阳，所以太少合病治疗的重点应是少阳。不下利的可用小柴胡汤。如果少火迫而向内，影响肠胃，出现下利，即不宜以柴胡升提。本证的下利是胆火下注，属于热利，不同于太阳阳明合病的下利，所以必须清热坚阴，用黄芩汤治疗。黄芩汤即小柴胡汤去掉解半表的柴胡、补气的人参和辛热的生姜、半夏，留取清半里的黄芩、和中的甘草、大枣，再加泄热坚阴的芍药成。若兼呕，半夏、生姜能宣胃止呕，这就是黄芩加半夏生姜汤。服汤后胆火一清，呕利俱止，表热随解。

3.阳明少阳合病

阳明少阳合病，必下利。其脉不负者，为顺也。负者，失也，互相克贼，名为负也。脉滑而数者，有宿食也，当下之，宜大承气汤。（256条）

阳明少阳合病，是胃肠有郁滞，又兼少火内郁，有两种情况。一是胃中先有宿食，土实侮其所胜，致使少火郁而不宣，伴有口苦咽干等症，其脉必滑数。重点在阳明，可用大承气汤下之。宿食一去，少火宣达，利亦自止。少阳虽禁下，但脉象不相克贼，还是比较顺而易治的。故曰"其脉不负者，为顺也"。一是木火偏胜，少阳主病，木来克土，木胜土负，胃失传导，致宿食内停，热结旁流。重点在少阳，其脉必弦数。宿食当下，而脉弦，少阳脉胜，阳明脉负，又不可下，施治较前者困难。故曰"负者，失也"。阳明少阳合病，其重点是从脉象特异变化的顺逆推断治疗的难易。

4.三阳合病

三阳合病，腹满身重，难以转侧，口不仁，面垢，谵语遗尿。发汗则谵语，下之则额上生汗，手足逆冷。若自汗出者，白虎汤主之。（219条）

三阳合病，详析其证，病变重心在阳明里热炽盛，充斥内外，涉及太阳与少阳，因此以阳明之所主为主要表现。热壅阳明，气满于中，则腹满；伤津耗气，热蒸肌肉，则身重；口为胃之外窍，胃热炽盛，浊热上攻，则口不仁；足阳明经脉布于面，热浊之气熏蒸于上，故面垢。热扰神明则谵语；热盛神昏，膀胱失约，则遗尿；邪热波及少阳两胁之经脉，则难以转侧。三阳合病，其病变重心在阳明，若再自汗出，是热盛于里，蒸腾于外。故治当以白虎汤清其里热。

三阳合病，脉浮大，上关上，但欲眠睡，目合则汗。（268条）

浮为太阳之脉，大为阳明之脉，故脉浮大者是太阳与阳明同病之脉。上关上者，言脉势有余，长直有力，与少阳之弦脉同矣。可见脉浮大，上关上，为三阳合病之脉。从症状看，"但欲眠睡"是三阳合病，热邪嚣张，神昏耗气所致，与少阴病阳虚阴盛而"脉微细，但欲寐"判然有别，故不可混淆。目合则汗者，盗汗之属。三阳合病何以目合则汗？盖以入寐则阳入于阴，表阳稍减，里热转盛，蒸迫津液外泄，故有斯症。

脉从关上直出寸部，浮大而不是洪大；不是自汗，而是合目才盗汗；尚未谵语，而仅是但欲睡眠，这又是三阳合病之奇异症状。说明里热尚未甚盛，表证尚在将解未解之间，便不可用白虎汤。当于清里之中兼以逐表之法。论中虽未出方，但似以栀子豉汤为宜。当然，若用后世方，则三黄石膏汤之类更为理想。

从以上可以看出，太阳阳明合病，用麻黄汤、葛根汤，重点是治太阳；太阳少阳合病用黄芩汤，重点是治少阳；少阳阳明合病用大承气汤，重点是治阳明；三阳合病用白虎汤或栀子豉汤，一则独清阳明，一则清里兼透表。

不但阳经与阳经能合病，阳经与阴经、阴经与阴经也能合病。例如下利腹胀满，又身体疼痛，是太阳与太阴合病；头痛发热，脉不浮而反沉，是太阳与少阴合病；少阴病脉微细，但欲寐，呕吐而利，四肢厥逆，是少阴与太阴合病；厥回利止，见厥复利，是太阴与厥阳合病等，散见于六经病中。但阳经与阴经合病治则只有一个，即先温里，后解表。阴经与阴经合病治则也只有一个，即"当温之，宜四逆辈"。

（二）并病

先发病的一经，症状尚未消失，又继续出现另一经症状的，叫作"并病"。并病诸症的出现，必有先有后。

1.太阳阳明并病

二阳并病，太阳初得病时，发其汗，汗先出不彻，因转属阳明，续自微汗出，不恶寒。若太阳病证不罢者，不可下，下之为逆，如此可小发汗。设面色缘缘正赤者，阳气怫郁在表，当解之熏之。若发汗不彻，不足言，阳气怫郁不得越，当汗不汗，其人躁烦，不知痛处，乍在腹中，乍在四肢，

按之不可得，其人短气但坐，以汗出不彻故也，更发汗则愈。何以知汗出不彻？以脉涩故知也。（48条）

太阳病初，因发汗不透彻，不唯太阳表证未解，又出现阳明里证，便成二阳并病，出现了"面色缘缘正赤""其人躁烦，不知痛处，乍在腹中，乍在四肢，按之不可得，其人短气但坐"的奇异症状。太阳病发汗不彻，不唯太阳病症不罢，且兼入阳明，或见目赤、鼻干等，是二阳并病。"面色缘缘正赤者"是太阳病证不罢，"阳气怫郁在表"；"其人躁烦，不知痛处，乍在腹中，乍在四肢，按之不可得，其人短气但坐"是邪在表欲汗不能，又热入阳明而欲聚胃腑，出现不典型的阳明症状。若二阳并病，是在太阳病未罢之时即已出现阳明里热实证，如220条："二阳并病，太阳证罢，但发潮热，手足漐漐汗出，大便难而谵语者，下之则愈，宜大承气汤"。

二阳并病治当表解后方可攻下，这就是48条"若太阳病不罢者，不可下，下之为逆"的原则。但发潮热，是表证已罢，热聚胃腑，且随日晡阳明气旺之时炽张外达，是里实已成之征。手足漐漐汗出，为热盛伤津，胃腑已燥，无足够津液达周身作汗，仅能蒸发于四肢，是大便已硬之征。大便硬而阻滞腑气不通，浊热上扰神明则谵语；热结腑实，故大便硬而难下。阳明实证潮热、谵语、手足汗出并见，非大承气汤不足以攻之。

2.太阳少阳并病

太少并病，先病太阳，后病少阳。太少俱病而有先后次第之分。

太阳与少阳并病，头项强痛，或眩冒，时如结胸，心下痞鞕者，当刺大椎第一间，肺俞、肝俞，慎不可发汗。发汗则谵语，脉弦，五日谵语不止，当刺期门。（142条）

太阳少阳并病，心下鞕，颈项强而眩者，当刺大椎、肺俞、肝俞，慎勿下之。（171条）

头项强痛为太阳经脉受邪，气血运行受阻的特异症状。头目昏眩为胆火沿少阳经脉上干空窍的特异症。邪郁少阳，经气疏泄不利，故心下痞塞硬满，时轻时重，重则可有疼痛，"时如结胸"状是太少并病出现的奇异症。"如结胸"者，实非结胸，说明本证与结胸虽有某些相似之处，但两者在本质上不同。本证病变重在太少两经经脉。

太阳病应当发汗，但兼有少阳病又不可发汗，因此要改用刺法，可刺大椎、肺俞、肝俞等穴。因为大椎是手足三阳经交会之处，主外感风寒、项强、发热等症状；刺肺俞可退肌表之热；刺肝俞可以泻少阳之火，二穴又都属于太阳膀胱经，故可解太阳之邪，且兼有宣肺畅肝的作用。

切勿以头项强痛而纯予汗剂。因少阳禁汗，若误汗，非但不能祛邪，反而徒伤津液，使少阳木火更为炽烈。木盛侮土，火热乘胃，胃燥不和则生谵语。这种谵语与阳明谵语不同，其鉴别要点是伴见脉弦。谵语、脉弦并提，说明少阳之邪未解，木火正炽。故虽有阳明里证，亦不可下，因少阳亦禁下法。是以刺期门以泻肝胆之火，则谵语自止。

太阳病未解，又见少阳之证，为太少并病，治当和解兼表散之法。此邪虽内陷，但无里实之候，断不可攻下，以免引邪深入。但医者反下，遂致太少两经邪气内陷，与体内痰水实邪相结，形成结胸证，故心下硬满。

太阳少阳并病，而反下之，成结胸，心下鞕，下利不止，水浆不下，其人心烦。（150条）

邪气内陷，损伤脾胃，胃气受损而水浆不入，脾气受损而下利不止，脾胃之气行将败绝，而邪结不去，正虚邪扰，故致心烦，此为结胸正虚邪实之危候。治之欲攻其邪，则伤其正；欲扶脾胃，必助其邪。攻补两难，预后不良。

171条和142条的主症和治法基本是相同的，但142条是"或眩冒""时如结胸"，"或"和"时如"，都意味着这些症状并非固定的，而是时有时无，或隐或现。和171条的正式"心下鞕"，正式"颈项强而眩"相较，前者是太阳初并少阳，后者的症状已很固定了。至于治法，初并时重点仍在太阳，故重点指出禁汗。171条重点已转移于少阳，心下已硬，故特别提出禁下。其实二者都既禁汗，又禁下。

误犯汗、下二禁后会产生变证，通过这些变证可以进一步体会少阳病的病理。发汗则谵语、脉弦，五日以后可能谵语自止，不止者刺期门。为什么？因为少阳属火，火性就燥，又发汗伤津，所以胃不和而谵语。五日（一候）之后，胃津能自然恢复，故谵语亦可自止。如仍不止，就不仅仅是伤了胃津，而且也劫夺了肝阴。肝阴被劫，肝阳偏亢，肝魂不安，故谵语、脉弦。刺期门正是为了泄肝气之实。150条是171条误下后变证的说明。心下硬一症，本来有可用下法者，但与少阳并病之心下硬则慎勿下之。因为这是太阳衰邪外来，又兼少阳少火内郁，如不用刺法而用下了法，则少火内陷，就会心烦。且胃本不实，下后又转虚，就会邪结于上，正脱于下，水浆不下，下利不止，成为难治的坏病。

六、病坏犯逆

纵观《伤寒论》全文，其大部分内容着力论述了坏病的形成及救治。在临床上，伤寒坏病数量之多、范围之广，也越来越引起人们的重视。所以，深入研究大论中的坏病，明确坏病形成的原因及后果，尤其是着重研究坏病的内在因素、辨治及在此过程中出现的奇异症状，对提高临床效果有重要的意义。"观其脉证，知犯何逆"，显然，"犯""逆"就是疾病已不按其本来的变化规律发展，而变生为坏病。

（一）误治坏变

太阳病三日，已发汗，若吐，若下，若温针，仍不解者，此为坏病，桂枝不中与之也。观其脉证，知犯何逆，随证治之。（16条）

若已吐下、发汗、温针、谵语，柴胡证罢，此为坏病。知犯何逆，以法治之。（267条）

从"桂枝不中与"和"柴胡证罢"可知，坏病就是原发病经过误治之后，病情发生了变化，不能再根据原发病遣方用药者。当然，既然是由误治引起病情变化，不言而喻，病情变得复杂，属难辨难治一类病证，否则也就无从称"坏"了。观其脉证变化之奇，知其犯逆之奇，是坏病"随证治之"之关键。

坏病是"为医所坏"，历代医家的认识颇为一致。成无己指出："太阳病，三日中，曾经发汗、吐、下、温针，虚其正气，病仍不解者，谓之坏病，言为医所坏病也。"高学山的论述则更为形象："坏病……若不相病情，不知经络，乱用汗、吐、下、针，将病情冲突，惊惶如窜贼之状，不成片断，故曰坏也"。"坏病"是误治所致的变证。从《伤寒论》中变证的条文来看，治疗失误确实是导致坏病的主要原因，但是治疗失误并不一定都成为坏病，原证已变也不一定都是"坏病"。把误治作为"坏病"的唯一成因，未免片面。相反，有些证候复杂的条文，虽然未联系到曾用治法，但病情确实疑似难辨，实际也属"坏病"范围，例如148条。又如237条"阳明蓄血"，虽然未冠"坏病"名称，无疑也记于"坏病"，皆是"随证治之"的具体实例。所以，不必拘泥是否误治。伤寒坏变，其病情已变得复杂，既然是疑似难辨病症，难免药石乱投，误治又是意料之中的。

误治之中，必然有"药坏"之内容。药坏是服药后的脉证变化，和服药前完全不同，是药物误用而引起的病症。如仲景所谓"丸药"下之，就有药坏而出胸中痛、下利、潮热之奇异坏症。

（二）病自坏变

未经治疗，因人体内在因素而自然演变为坏病，即"自坏"。王玉玺将坏病的成因分为"误治"和"自坏"两类；殷德燧在坏病的分类中列有"一病未解，或解而未透，复加异气，病情变化者"。另如王意庵在《意庵医案》中提到一例伤寒坏症，也属于"自坏"。案云："礼部尚书铎斋温公，第二公子伤寒二十余日，闷乱不宁，已成坏症。予视之，左腹胀硬至胸，脉滑有力，舌黑……当投桃核承气汤。一剂下黑血三升许"。

"自坏"，并不等于"无病不坏""凡病皆坏"，因为任何疾病都是不断变化的。如果说伤寒表证发展至桃核承气汤证即为坏病，那么，从初起时的轻微表证逐渐发展至重一些，如"始虽恶寒，二日自止""三日阳明脉大"，算不算自坏呢？再如从太阳病转属阳明或少阳，是否也算作自坏呢？《伤寒论》的坏病中显然不包括这些。但由于机体内虚或有宿疾等内在因素，伤寒病也会演变为病情复杂、疑似难辨之病，也属坏病。

仲景之所以把某些属于"自坏"的疾病归于误治坏病，是有原因的。对这类问题，有必要提出来，重新加以认识。

譬如131条的结胸证，仲景把其成因简单地归结为"下之太早"。但从135条看，也有未经误下而自然演变者。若从137条临床表现"从心下至少腹鞕满，而痛不可近"及使用泄热逐水的大陷胸汤治疗来看，此病似是弥漫性腹膜炎。腹膜炎早期使用下法固然不当，但要说一般的外感病误下引起此病，则尚有推敲余地。131条、134条的"病发于阳""太阳病，脉浮而动数"及所谓的"表未解"，很可能是这种感染性疾病早期的反应。当然，也有可能是在患太阳病的同时腹膜炎已存在。如此看来，此证之"表未解"，即使不经误下，也极有可能发展成结胸。仲景将其归之于药坏，显然带有臆测成分。

近人陆渊雷氏对此问题颇有见地，其指出，结胸即浆液性胸膜炎之兼胃实者，本是原发病，141条、142条皆是。而140条、143诸条以为误下太阳所致。可见，陆氏认为结胸属于原发病，对于误下能导致结胸持怀疑态度。

太阳中风，下利呕逆，表解者，乃可攻之。其人漐漐汗出，发作有时，头痛，心下痞鞕满，引胁下痛，干呕短气，汗出不恶寒者，此表解里未和也。十枣汤主之。（152条）

文中以汗出不恶寒为表已解，并称表未解为太阳中风。其实，所谓的"太阳中风"并不是独立于十枣汤证之外的外感表证，而是十枣汤证的早期表现。"心下痞鞕满""引胁下痛""短气"等症状，结合《金匮要略》"病悬饮者，十枣汤主之""饮后水留在胁下，咳唾引痛，谓之悬饮"来看，十枣汤证实际相当于渗出性胸（腹）膜炎。本病早期多有发热，或伴有恶寒，大概就是文中所说的"太阳中风"。

（三）坏变特征

凡是非典型的、疑似难辨的证候，均属于"坏病"范畴。仲景正是通过对这些证候的分析探讨，去伪存真、执简驭繁，不仅示人以规矩，而且示人以灵活运用之巧。

伤寒坏变有真寒假热、真热假寒、真实假虚、真虚假实、寒热虚实夹杂。

1.真寒假热

120条中"自汗出""关上脉细数""腹中饥""欲食冷食"等脉证，一派热象，最易误认为热证。但腹中饥不应口不能食，欲食冷食不应朝食暮吐。然而，这些不当见而见的病情，正是虚寒证的真病情，所以才断定证属真寒假热。既然抓住虚寒，那么自汗出、关上脉细数也就不难判断为假热了。

2.真热假寒

白虎加人参汤证，168条不是恶热，而是"时时恶风"；169条不是大热、恶热，而是"无大热""背微恶寒"，颇似寒证。但寒证不会烦渴舌燥，因此，据"大渴，舌上干燥而烦，欲饮水数升"，就可断定时时恶风不是表阳虚，而是汗出肌疏的缘故。同样，根据"口燥渴"，也就不难断定无大热、背微恶寒是阳郁于里的假寒现象。又如350条"伤寒脉滑而厥者，里有热，白虎汤主之"，脉证合参，据脉断证，寒厥脉应当微细，今脉不微细，而是圆转流利的滑脉，因知手足厥冷乃里有郁热所致，所以治用白虎汤。

3.真实假虚

148条的脉证一派虚寒之象，独有"头汗出"一证与虚寒相悖，于是根据这一特殊表现，将虚寒假象一一排除，终得"阳微结证"的正确诊断。

4.真虚假实

332条虚寒厥利反而能食的疑似除中证，采用"食以索饼"来进行判断，根据食后"暴热来出而复去"断为"除中"危候。又如158条甘草泻心汤证的心下痞硬而满，根据再次下后而"其痞益甚"，断为属虚而不属实，所谓"此非结热，但以胃中虚，客气上逆，故使鞕也"。皆是对"真虚假实"机制的说明。

5.寒热虚实夹杂

357条麻黄升麻汤证，柯韵伯主张为下厥上竭，阴阳离决，生气将绝于内之候，并力诋用麻黄升麻汤是"以治阳实之品治亡阳之证，是操戈下石矣"，尤嫌武断。唯高学山明确指出"此亦太阳误下之坏病，而非厥阴之证"，堪称卓见。临床上遇到特别复杂病情，贵在寻出病情矛盾的主要方面。357条所述病情固然极其复杂，寒热疑似，虚实混淆，正伤邪陷，肺热脾虚，但毕竟以邪陷阳郁为主，故用麻黄升麻汤，重在发越郁阳，略佐滋营清肺温脾。药味虽多，仍是主次分明，杂而有章。

七、病之类症

病之类症，就是类病。辨类病是一些杂病奇症类六经病的辨析过程，亦属辨病之范畴，也是《伤寒论》重要内容。

（一）类太阳病

1.肝木乘脾类太阳

伤寒，腹满谵语，寸口脉浮而紧，此肝乘脾也，名曰纵，刺期门。（108条）

此条为肝邪克犯脾的类太阳伤寒之变。病人素性急躁，易动怒。偶感风寒即腹满谵语，二便正常，寸口脉浮而紧。

腹满谵语，看似阳明病，但没有里热症状，二便也正常，所以不是阳明病。脉浮而紧，看似太阳病，但没有头痛、项强等症状，所以也不是太阳病。因此推想，脉浮而紧，是《伤寒论·辨脉法》"脉浮而紧者，名曰弦也"。弦为肝脉，肝气盛实，侮其所胜，脾土受制，不能运化，所以腹满。所以这不是麻、桂发汗证。可刺肝的募穴期门，使肝气不实，不能凌脾，病即痊愈。

脾属阴土而主大腹，今肝木邪盛，横逆犯脾，据五行而言，是为克而太过，致脾气不伸而大腹胀满；谵语乃木邪化火，上扰心神之征。至于浮紧之脉，实属弦脉之象，为肝木偏盛之外兆。其病既属肝郁克脾，木火扰心，其治理当疏泄肝邪，刺期门为根本之图。

腹满谵语，颇类阳明腑实，然脉非沉实，满非硬痛，则两证之辨，自无疑难。至于脉浮而紧，虽似伤寒表实，但寒热头痛、无汗身疼诸象并无所见，况弦、紧相类，难以定论，如是则可排除表证诊断，非伤寒病也。

2.肝逆侮肺类太阳

伤寒发热，啬啬恶寒，大渴欲饮水，其腹必满。自汗出，小便利，其病欲解。此肝乘肺也，名曰横，刺期门。（109条）

本条依据五行生克原理，讨论了肝邪上逆侮肺的类伤寒证。

素性急躁，易郁善怒，外感后发热恶寒，大渴欲饮水，腹满，无汗，小便不利，常常未经治疗小便自行通利，周身自行汗出，即能自愈。

发热恶寒，似伤寒表证，当解表，但表病不应当大渴。大渴且腹满，像是阳明病，但阳明病不应当小便不利，也不会因自汗出和小便利而减轻。从以往自汗出，小便利，病即能好转这一特点来看，腹满是由大渴引饮所致。大渴欲饮水结合啬啬恶寒来看，又都与肺脏有关。因为肺主皮毛，肺气不能外达皮毛，所以恶寒无汗。肺又为水之上源，主通调三焦水道以下输膀胱，肺气失职，不能通调水道，则小便不利。津液不能上承则口渴。这一系列症状的产生，是因肝气横逆，侮所不胜，致使肺气失调。治法仍是刺期门，泻肝气之实使其不凌肺，肺功能恢复正常即愈。

以上二例的脉浮而紧，发热恶寒，好都像应当发汗，但实质是外感引起脏腑失调，往往是素性暴躁之人生气动怒之后又加外感引发的。前者因脾脏不健，肝气乘脾；后者因肺脏不健，肝气乘肺。乘脾是侮其所胜，医学术语叫作"纵"；乘肺是侮其所不胜，医学术语叫作"横"。无论"纵"与"横"，发汗都不能解决问题。因为病机在肝，所以只有刺泻肝的募穴期门，才能效速而可靠。如不善刺而使用汤剂，柴胡诸方可以酌用。

（二）类阳明病

潮热是阳明病热聚胃之特征，临床上有类潮热，如疟似阳明病的情况，当辨之。

病人烦热，汗出则解，又如疟状，日晡所发热者，属阳明也。脉实者，宜下之；脉浮虚者，宜发汗。下之与大承气汤，发汗宜桂枝汤。（240条）

阳明病之潮热，发作有时；太阳病邪衰而未尽者，有时也会有不定时的烦热出现。二者类似，须鉴别。太阳病汗后余邪未尽，出现烦热，这是将要作汗的先兆，脉必浮而不实。汗出之后，烦热即解。若不出汗，则用桂枝汤发汗。阳明病之潮热是日晡发作，热在胃腑，脉必沉实，故不可发汗，须考虑用大承气汤下之。

（三）类少阳病

喜呕、渴、腹痛是少阳病的常见病症，但其他杂病也常常出现。

1.渴而呕类少阳

得病六七日，脉迟浮弱，恶风寒，手足温，医二三下之，不能食，而胁下满痛，面目及身黄，颈项强，小便难者，与柴胡汤，后必下重。本渴饮水而呕者，柴胡汤不中与也，食谷者哕。（98条）

脉浮弱、恶风寒，是表证表脉；脉迟、手足不热而温，是脾阳不足。

这是病人素应感受外邪，邪入里而表未解，即"伤寒系在太阴"。本当根据"太阴病，脉浮者，可发汗，宜桂枝汤"的原则，用桂枝汤发汗，这时即使兼有腹满也只宜温而不宜下，但医者却屡用攻下，致使太阴更虚而出现一系列变证。太阴虚不能运化水谷，故不能进食，稍一进食则热食与内寒相搏而作哕；因脾虚不能消水，故饮水则呕；脾虚不能散精，水饮内停，故小便难而口渴；太阴虚则神色外现，故面目及身发黄；下后气血僵滞，故胁下满而脾虚津亏不能濡养筋脉，颈项强。

以上诸种变证是素虚误下后出现的，其中许多症状与柴胡证相似。譬如呕、胁下满、不能食似乎是柴胡证，颈项强似乎是邪入少阳经络，渴、小便难又似乎是小柴胡汤的或然证。须详加辨析，以免造成诊断上的错误。"本渴饮水而呕""食谷者哕"是本证的辨证关键。柴胡证之呕是喜呕，是木火犯胃所致，与饮水毫无关系；而本证之呕是饮水始呕，不饮不呕。这就充分说明是脾不健运、内湿停留，而不是柴胡证。渴、哕、小便难、颈项强、身黄等症都是太阴虚所致，治疗只可温运太阴，而不是枢转少阳。如果分析不清而误用小柴胡汤，就可能因柴胡的升提导致下焦阳气更虚，黄芩的苦寒使中焦更寒，最终成脾虚气陷，必大便泻而不爽，出现重坠急迫的症状。

从以上分析得到启示——虚证忌用小柴胡汤。小柴胡汤既然是枢转阳气外出，故也和发太阳之汗一样，必须中焦不虚，如果中焦虚就要先温补、后枢转，这一点必须牢记。

2.腹痛欲呕类少阳

伤寒胸中有热，胃中有邪气，腹中痛，欲呕吐者，黄连汤主之。（173 条）

胃阳素虚的人患伤寒后影响胃的运化，则胃寒生浊，胃中有寒浊，胸阳不能由心包下达，又兼表邪外束，致使胸阳不宣，故胸中烦热。寒独郁滞，气机不畅，故腹痛。每痛时都使胃中寒浊上逆，故有泛泛恶心欲呕的感觉。

本证胸中有热，颇似少阳中风的胸中烦满欲呕吐，又颇似柴胡证的喜呕，腹中痛又似柴胡汤的或然证，二者须鉴别清楚。少阳中风的胸中烦满是风火被郁于膻中；而本证的胸中有热，表邪外束是一方面，更重要的是寒格于下，胸阳不能下达。柴胡证的喜呕是半里之邪迫近干胃；而本证的欲呕是寒浊上泛频频恶心，与吴茱萸汤证的食谷欲呕颇相似。柴胡证的腹痛是脾络不通。而本证的腹痛是胃中寒邪。尤其是腹一痛就想呕，与邪在少阳大不相同。所以不是柴胡证。

173条首揭病机，"胸中"是与"胃中"相对而言。前者指上部，包括胃之上脘及胸膈；后者指下部，包括胃之下脘及脾、肠。胸中有热，言热邪偏结于上，热结则气机不调，气机上逆则欲呕吐。胃中有邪气即寒邪偏结于下，寒凝则脾络不通，脾络不通则腹中疼痛。本证是胸中有热，胃中有寒邪，所以当用清上温下的黄连汤治疗。黄连汤即半夏泻心汤去黄芩加桂枝而成。因寒邪腹痛不宜用苦寒凝敛的黄芩，故去之；外有表邪，阳不宣通，故加桂枝宣通阳气，清除寒热格拒；黄连苦寒以清上热，兼以降逆，干姜辛热以温下寒，兼以止痛；半夏辛开结气，降逆止呕；人参、大枣、炙甘草补益脾胃扶正祛邪，以调升降。

（四）类少阴病

呕吐、下利、腹痛、四逆是少阴病阳虚寒盛的常见病症，但在其他杂病中也有其症。

1.吐利而逆类少阴

少阴病，吐利，手足逆冷，烦躁欲死者，吴茱萸汤主之。（309条）

本条虽冠以少阴病，实为少阴病的类似证，须与少阴病四逆汤证相鉴别。

少阴病，心火不能下交则烦，肾水不能上济则躁。但烦躁一证既能出现于心肾两虚，水火将竭；也有并非少阴病本身所致，而是邪壅三焦，水火被阻者。本条吴茱萸汤证即是此类。

309条提到吐利、手足逆冷、烦躁，都是少阴病的常见症状。尤其是烦躁一症，往往是少阴病阴阳离决之征，死亡先兆。但仔细分析一下，如果是阴阳离决的烦躁，必出现于重病的后期，病人生机已绝，阳光欲熄，必精神萎靡，重病面容，而且只有烦躁的表情，绝没有呼叫的能力。痰浊壅塞中焦的病人虽然也能出现吐利厥冷等症，但其烦躁并非纯虚证，而是寒痰浊饮为患，属于虚中有实。尤其是烦躁下加有"欲死"二字，足见不堪忍受，声壮气粗，呼叫欲死。这决不同于阴阳离决之烦躁，临床一看便知。

有的旧注不从"欲死"这一形容词上找出其临床特点。

少阴虚寒，多呕吐清谷；而吴茱萸汤的呕吐常兼有黏液丝，吐不尽也扯不断。这是胃寒生浊，所以必须温胃止吐，以吴茱萸汤主治。吴茱萸苦温滑利，温胃降浊，使寒浊一开，阳气畅达，清升浊降，水火相交，吐、利、厥冷、烦躁等症自愈。

少阴病的吴茱萸汤证和阳明中寒"食谷欲呕"的吴茱萸汤证虽然是一种病因，却是两种反应，所以分经不同。这也可以看出，张仲景编著《伤寒论》有症状分经法的存在。

吴茱萸汤证之所以出现吐、利、厥冷、烦躁等类少阴症，就是由于肝胃虚寒，浊阴上逆，寒浊中阻，升降失司。中阳本虚，加之浊阴阻塞，阳不外达，故亦可见手足逆冷。气机逆乱，吐泻交作，病人极度烦乱不安，即所谓"烦躁欲死"。这绝非少阴亡阳，神识不清状态下因虚阳脱散而出现的躁扰不宁。治当温胃降浊，用吴茱萸汤。服后寒浊一开，升降正常，诸证悉愈。

本证历代多数医家认为是少阴寒化证之一，但从吴茱萸汤的药物配伍、归经分析其主治证候和病机，其显然非少阴心肾阳气虚衰之证。这里须用常变观看待之。吐利、手足逆冷，虽多见于少阴寒化证，但肝胃虚寒，脾胃升降功能失常亦可致吐利；中阳不足，四末失温，亦见手足逆冷。另外，关键是对"烦躁欲死"的理解，少阴阴盛亡阳证常有烦躁或躁烦之症，注家常将309条与296条"少阴病，吐利，躁烦，四逆者死"等同视之。两条症状虽然非常相似，但一者可治，一者曰死。为什么？关键要结合临床和方药功用分析。少阴亡阳，虚阳脱散，神气浮躁的死证，病人一定处于欲寐嗜卧、神识不清的状态，且表现以躁为主。躁是指手足躁扰不宁。而本证非少阴亡阳证，吴茱萸汤亦非回阳救逆治少阴亡阳之方，所以本条的烦躁"欲死"只是因吐利交作，病人极为难受的一种状态描述。

对此，李克绍有详尽的分析：两条都有吐利，都有四逆，都有烦躁，却一是可治的吴茱萸汤证，一是严重的濒死之证。为什么呢？周禹载认为关键在于"四逆"重于"厥冷"。吴茱萸汤证是"厥冷"，厥冷只是手足发凉，凉不过肘膝。而296条是"四逆"，是已凉过肘膝，所以前者可治，而后者则是死证。程郊倩认为应从躁、逆的先后上找问题。从文字上看，309

条厥冷写在烦躁之前，是由吐利、四逆转为烦躁，这是由阴转阳，所以可治，用吴茱萸汤。而296条的四逆，写在吐利躁烦之后，是由躁烦转入四逆，是脾阳已绝，所以是死证。就连名家柯韵伯、张路玉，也都未离开上述认识。以上这些解释，就是撇开临床，死抠字眼。这两条，如果结合临床来看，病理不同，其临床表现也并不相同。吴茱萸汤证是寒浊阻塞在胸膈，阴阳被阻，不能相交，所以烦躁难忍、呼叫欲死是主症。用吴茱萸汤温胃降浊，寒涩一开，烦躁即解，阴阳相交，厥冷、吐利等症都可好转。而296条是阳气衰亡，四肢逆冷是关键，并且重病面容，濒死状态。其烦躁也是阴阳离决，绝不呼叫，也无力呼叫，与前之"欲死"者大不相同。这样的"可治"与垂死的差别，稍有临床经验的人都可一见了然，又何必从烦躁的先后和厥冷的轻重来做这些似是而非的文章呢？

2.腹痛下利而逆类少阴

少阴病，四逆，其人或欬，或悸，或小便不利，或腹中痛，或泄利下重者，四逆散主之。（318条）

本证主要病机为阳被湿郁。湿阻气滞，湿邪内郁，阻遏阳气的升举，能使病人四肢逆冷；湿滞小肠，不能泌别清浊以入膀胱，能使小便不利；湿滞大肠，传导不畅，能使腹中作痛，或泄利下重。湿重形成水气，又能犯肺作咳，凌心作悸。这些症状都极似少阴虚寒。但是少阴虚寒一般是小便当利，其下利是水谷杂下，腹痛是痉挛拘急。而湿郁的病人常见小便不利，尤其不同的是湿性黏着，下出不爽，所以其腹痛是绵绵下坠，其下利是重坠难出，都与真正的少阴病不同。治宜升阳导滞，以四逆散主之。方中柴胡微苦微寒，气质轻清升散，善发散郁阳，达阳于表，且有疏肝解郁、通达气机之功；枳实导滞行气化痰；芍药苦泄破结；甘草调和诸药。气机畅，湿气去，阳气通，则四肢厥逆解除。

阳被湿郁，其见证不一，所以用四逆散方当随证加减。小便不利的，加茯苓淡渗利小便；咳，加干姜、五味子温肺敛肺，二药又能温脾固肾，所以下利者亦可酌用；悸加桂枝，壮心阳以镇水；腹中痛加附子助阳化湿；泄利下重加薤白通阳。

四逆散的见证虽多，但是以腹痛和泄利下重为主症，二者必见其中之一。小便不利虽亦常见，但有的病人并不明显。其余四逆，咳、悸等症，或见或不见，都不是四逆散的主要依据。"腹中痛"与"泄利下重"，反映湿郁阳陷、肝郁气滞的病机。由于本证阳郁欠通，易致四肢厥逆，故在此以"四逆"为主症，为指征，目的在于与少阴寒化证类证鉴别，以揭示四逆散证与四逆汤证所治"四逆"的本质不同。二者虽同治"四逆"，但病机一为阳郁属实，一为阳虚属虚；虽同名"四逆"，但一方名"散"，一方名"汤"，旨在说明证治的原则区别。

（五）类厥阴病

厥阴病临床表现上热下寒、厥、下利、呕哕等症，但这些症状也常见于其他伤寒杂病，形成类厥阴病。

1.上热下寒类厥阴

人体正常生理是身半以上，阳气主之；身半以下，阴气主之。也就是说，心主热，距心近处则热，属阳；距心远处则寒，属阴。这也就是上火下水的道理。

上热下寒虽属于正常生理，但在无病时水火相济，没有病理症状出现。一旦受邪，心包失于敷布，就会明显出现症状。如厥阴病提纲证中的消渴，心中疼热，就是上热；饥而不欲食，食则吐蛔，就是下寒。除了上述自发的厥阴病以外，还有见于蛔厥、久利、寒格、泄利唾脓血等，分别论述于下。

【膈热脾寒】

伤寒本自寒下，医复吐下之，寒格更逆吐下，若食入口即吐，干姜黄芩黄连人参汤主之。（359条）

本证指的是寒盛于下，热在膈上，以致饮食难下，入口即吐。本证的出现，多是病人素有里寒，患有虚寒腹泻，患伤寒后，不先温里后解表，竟孟浪地误用吐下等法，以致里寒因吐下而更重，表热因吐下而内陷膈上，下寒与上热相格，入口即吐。热在上，气逆不降，故食入口即吐；寒在下，脾阳失运，故下利益甚。治当清上温下，用干姜黄芩黄连人参汤。"若食入口即吐"，是补充上热的临床辨证特点。胃虚寒则朝食暮吐，胃中热则食入即吐，故不得以"寒下"片面认为此属纯寒证。方中黄芩、黄连清上热，以除呕吐；干姜温下寒，以治下利；吐下伤脾，中气必虚，人参、甘草扶助正气，中焦乃气机之枢，人参之补尚有温健中气，恢复升降，以消除格拒的功用。本方干姜、黄连并用，与半夏泻心汤之姜连并用不同。半夏泻心汤是取干姜之辛、黄连之苦，苦辛散结，攻于一处，故去渣再煎；而本方是取干姜之热、黄连之寒，寒热异气，分走上下，取气不取味，故只煎一次，不必去渣再煎。

本方与黄连汤均治脾胃升降失常、寒热上下格拒的上热下寒证。黄连汤以欲呕吐和腹中痛为主，是未经误下自然演变的上热下寒证，故其治也缓，其药较多；而本证属误下形成，发病骤急，故其治也急，其药也简，突出急治救误的组方治疗思路。

【肺热肠寒】

伤寒六七日，大下后，寸脉沉而迟，手足厥逆，下部脉不至，喉咽不利，唾脓血，泄利不止者，为难治，麻黄升麻汤主之。（357条）

此证亦属误治所致的上热下寒证。伤寒当汗，误下之后，表邪陷于上，胸肺郁热；里阳伤于下，脾肠虚寒。阳郁膈上，故寸脉沉迟艰涩；热邪闭阻，则喉咽不利疼痛；热伤肺络，则唾脓血。阳气下伤，阴气下泄，阴阳两虚，故下部脉不至；脾虚肠寒，故泄利不止。手足厥逆，是因上阳郁而不宣，下阳虚而失温。本证非但上热下寒，亦虚实兼夹；非但病在气分，亦伤及血分，已成为难治的坏病。但温其下，必伤其上；但补其阴，必伤其阳。应温上清下，与麻黄升麻汤。寒热错杂，虚实并见，但病机之要在于邪陷阳郁，故治法之要在于发越郁阳，麻黄升麻汤就体现了此种治疗思路。

本证与干姜黄芩黄连人参汤证，虽同为上热下寒，却非属厥阴本病。一者为肺热肠寒，一者为胃热脾寒。而厥阴提纲证的上热下寒乃肝火抑郁、肝气冲逆所致，病本在肝，故为厥阴病。厥阴病篇列出此二证，乃属厥阴病类似证，目的是与厥阴本证的寒热错杂证相类而鉴别。本方麻黄、升麻为君，发越郁阳；当归为臣，温润补血。三药用量最重，故为主药。其他药用量极小，分作两组：一组清热滋阴，主治喉痹脓血，药有知母、黄芩、萎蕤、天冬、石膏、芍药；一组温阳补脾，主治泄利不止，药有茯苓、桂枝、白术、干姜、甘草。本方药物虽多，但杂而不乱；寒热并用，却主次分明；攻补兼施，且井然有序，与阳郁邪陷、上热下寒、虚实杂夹的病机正相适宜。

以上上热下寒之格变，其上热是表热因误治内陷之热，不同于厥阴病的相火郁而上炎之热。但也有平素就有上热下寒体质者，或因下利日久伤阴而致者。

【膈热蛔变】

伤寒脉微而厥，至七八日肤冷，其人躁，无暂安时者，此为脏厥，非蛔厥也。蛔厥者，其人当吐蛔，今病者静，而复时烦者，此为脏寒。蛔上入其膈，故烦，须臾复止，得食而呕，又烦者，蛔闻食臭出，其人常自吐蛔。蛔厥者，乌梅丸主之。又主久利。（338条）

蛔厥是指因蛔致厥，是蛔虫上扰胸膈致气血紊乱而出现的手足厥冷证。蛔虫是喜温恶寒的，蛔上入膈就标志着病人是上热下寒的体质，所以也应当用清上温下的乌梅丸主治。

蛔厥的治疗并不困难，不过对于蛔厥的诊断有时容易和内脏虚寒的脏厥混淆，因为二者都有手足厥冷之症。蛔厥能使人烦躁不安，脏厥到了阴阳离决将死的时候也会烦躁不安，二者必须鉴别。两者都手足厥冷，但是脏厥伴有脉微，其烦躁出现于阴寒证的后期，是阴阳离决的死亡征兆，其烦躁是持续性的，无暂安时。由于阳气欲绝，所以不仅四肢发凉，而且通体肤冷。而蛔厥则与此不同。蛔厥也能出现烦躁，但不是持续性的，而是阵发性的，病人"静而复时烦"。其所以阵发烦躁，多因蛔虫闻到食臭而上窜入肠。由于时静时烦，脉象也变动不居，不一定脉微。而且蛔厥的病人常有吐蛔史可供参考。这些都与脏厥不同。

治疗上，脏厥灸厥阴的穴位，如行间、章门等。灸后厥仍不还者，便是死证；蛔厥则以乌梅丸主之，蛔虫得安则烦躁自止，厥亦自回。乌梅丸治蛔厥，不但有清上温下的治本作用，也有安蛔的作用。因为虫遇酸即软，而方中就有乌梅之酸；虫遇苦即下，方中就有黄连、黄柏之苦；虫遇辛即死，方中又有姜、椒、附子、细辛之辛。再以人参、当归安气血，是治蛔厥的理想方剂。

针对上热下寒及蛔虫得酸则静、得苦则下、得辛则伏的特性，当用寒热之品及酸、苦、辛诸味。本方分为四部分：乌梅重用，以酸制蛔，为方中主药；蜀椒、桂枝、干姜、附子、细辛，一者辛以制蛔，一者兼温下寒；

黄连、黄柏，一者苦以驱蛔，一者兼清上热；当归、人参、白蜜、米粉，调补气血。如此则上热清、下寒祛、气血调、蛔虫安，厥逆自然得愈。此方被后世奉为治虫之祖方。

【久利格变】

338条仲景指出"又主久利"，故切不可把乌梅丸视为治虫专剂。所谓久利，乃慢性长期泄利，不但气血双虚，且易致阴阳紊乱，寒热错杂。乌梅丸中，乌梅味酸，一者滋补阴液，一者酸敛固脱；热性药温阳散寒以止利，寒性药清热厚肠以止利；当归、人参气血双补，扶正祛邪。可知此方清、温、补、涩诸功俱全，且剂型为丸，尤善治慢性之疾，故为治久利之良方。

2.手足厥逆类厥阴

手足逆冷是厥阴病的临床特征性证候，亦是临床杂病常见奇症。

凡厥者，阴阳气不相顺接，便为厥。厥者，手足逆冷者是也。（337条）

厥阴为阴尽阳生之脏，主一身阴阳气的交接转换，故厥逆一证最能体现厥阴病的本质及特点。

厥的病因和病理主要是阴阳气不相顺接。所谓顺接，是针对阴阳的出入消长而言。两阴交尽，接着一阳又生；或阳入里，接着又能出于外，便是阴阳气相顺接。反之，若寒邪深重，阳气只消不长；或热邪内结，阳气内而不外，便是阴阳气不相顺接。阴阳气不相顺接就会手足厥冷，这就叫作"厥"。

发热而厥，七日下利者，为难治。（348条）

本条言简而意广。发热、厥逆、下利并见者，可见于寒厥，亦可见于热厥。见于寒厥者，发热则为阳气浮越，厥利则为阴寒内盛，故病情危重而难治。见于热厥者，发热为邪热内炽；厥逆为阳盛于内，格阴于外；下利或为热结旁流，或为湿热下迫，病情亦危重而难治。既言难治，故辨证尤须仔细，除须鉴别寒厥与热厥之外，还应分辨寒利与热利。

关于厥证危重证，其临床表现有厥逆、发热、下利、大汗出、脉微、烦躁等，或一二症为主，或数症并见，总的病机乃寒盛于内，格阳于外，阳亡阴竭，阴阳离决，故见厥不还或厥不止，或下利至甚，或汗出不止，或躁不得卧等难以救治的死证。

但须注意的是，上述危重证多为虚寒之厥，且发热与厥利同见，此发热乃阳气外脱之候，故知寒厥多死证。本条虽热、厥、利同见，却未拘寒厥热厥，故曰"难治"。若为寒厥则死，若为热厥或可挽救，可见仲景审证度势，用词非常严谨。

【热结而厥】

伤寒，一二日至四五日厥者，必发热，前热者，后必厥；厥深者，热亦深；厥微者，热亦微。厥应下之，而反发汗者，必口伤烂赤。（335条）

伤寒脉滑而厥者，里有热，白虎汤主之。（350条）

伤寒一二日，热病初期，发热不厥。至四五日，发为厥逆，则多属热厥。热厥临床有3种证候特征：一是厥热并存，即原文"厥者，必发热"；二是先发热渐至厥冷，即原文"前热者，后必厥"；三是由热转厥需要四五日的发展过程，即厥是热的深化。热厥是热邪内闭，阳郁不达四肢所致。所以热厥病机的特点是热闭程度越深重，则肢体厥冷越甚；热闭程度越轻浅，则肢体厥冷越轻，即原文"厥深者，热亦深；厥微者，热亦微"。热厥除上述临床特征外，尚有手足虽冷但身体灼热，胸腹尤甚。治疗上即使要宣散透达郁热，也不可治以辛温，否则必助热伤阴，火邪炎上，而致"口伤烂赤"。

脉滑乃辨证之眼目。因厥有寒热之别，寒厥阳虚，脉必沉微，而今脉滑，滑属阳脉，主热主实，证明此厥必为热邪郁遏，不达四肢所致，故云"里有热"。真热假寒证，治当寒因寒用，宜白虎汤清透热邪，热清阳通，厥逆可愈。

350条属阳明热证，可与168条、169条的无大热、时时恶风、背微恶寒相参。四症的病理均为阳热内郁，只是随着热邪郁结程度的轻重不同，依次表现为无大热、恶风、恶寒、厥逆，体现了"热深厥亦深，热微厥亦微"的特点。

本证与四逆散证之厥均属热厥，所不同的是，本证属阳明热证，且热邪重；四逆散证属肝胃气滞，阳郁较轻。所以其治，本证偏于清透，四逆散证主在宣达。临床见到热厥证，当清宣结合，则疗效更为突出。

【痰结而厥】

病人手足厥冷，脉乍紧者，邪结在胸中，心下满而烦，饥不能食者，

病在胸中，当须吐之，宜瓜蒂散。（355条）

胸中乃宗气所聚，若痰邪郁阻胸膈，阳气被遏，宗气不宣，难以通达四肢，则会导致手足厥冷。心下满而烦与饥不能食皆痰食内积中焦，气机内外不通之故。痰结气滞，血行不畅，故脉乍紧。邪结胸脘，病位偏高，故用瓜蒂散吐之。痰食涌出，阳气得通，宗气得宣，厥冷自止。

本条与166条均为痰阻胸脘的瓜蒂散证，但用意有所不同。166条以"病如桂枝证"为太阳病的类似证而论述，而本条以"病人手足厥冷"为厥阴病厥证的类似证论述。

【水结而厥】

伤寒厥而心下悸，宜先治水，当服茯苓甘草汤，却治其厥。不尔，水渍入胃，必作利也。（356条）

厥与心下悸并见，辨证之眼目应为心下悸。心下悸属水饮为病的常见症，乃水气凌心所致。以此为辨，则知此厥为水饮内停，阳气阻遏，不达四肢所致。既属水饮厥证，治当温化水饮，用茯苓甘草汤温胃散水。水饮散，则阳气通；阳气通，则厥逆回。若以变为常，以厥为寒，不治其水，却治其厥，则治与病反，非但厥逆不回，反致水饮下渗大肠，发生下利的变证。

本条与73条均属胃内停水证，但73条以"不渴"为标志与五苓散证之三焦蓄水相鉴别，356条则以"厥"为标志与厥阴病的厥证相鉴别。

【虚家而厥】

诸四逆厥者，不可下之，虚家亦然。（330条）

厥证分寒热。335条论热厥时指出"厥应下之"；330条又提出"不可下之"，自然指寒厥。阳气衰微，阴寒之厥当急回阳，若误用攻下，则亡阳之变在所难免。"虚家亦然"是说凡正气内虚之厥证，不论气虚、血虚、阳虚、阴虚，均不可用下法。

【阳微寒厥】

病者手足厥冷，言我不结胸，小腹满，按之痛者，此冷结在膀胱关元也。（340条）

大汗出，热不去，内拘急，四肢疼，又下利厥逆而恶寒者，四逆汤主之。（353条）

大汗，若大下利，而厥冷者，四逆汤主之。（354条）

太阳病发汗太过，一则易致表邪不尽，二则易致阳气外亡。热不去而恶寒，即为表证仍在。厥逆下利，即为阳虚寒盛。四肢疼痛，腹内拘急，则为阳虚失温，阴虚失养所致。

虽表里兼病，急当救里；虽阴阳两虚，急当救阳。因厥逆已见，阳亡在即，故急以四逆汤温阳救逆。太阳与少阴相表里，太阳病过汗易转属少阴，故本证属少阴心肾阳虚厥证，与厥阴肝阳虚衰之厥证不同，必须用四逆汤急救少阴之阳。

大汗亡阳，阳衰阴盛，厥利并见，故当急温，四逆汤主之。下焦乃阳气生发之源，冷结在此，阳虚失温，亦可致手足厥冷。临床特点是手足厥冷必兼小腹满，按之痛，并可见小便清长，舌淡苔白等。其治当灸关元、气海诸穴，亦可内服四逆汤或当归四逆加吴茱萸生姜汤一类方剂。"言我不结胸"，是排除病在上焦，以揭示此厥病在下焦也。

【血虚而厥】

伤寒五六日，不结胸，腹濡，脉虚复厥者，不可下，此亡血，下之死。（347条）

伤寒五六日出现厥证，要考虑邪结胸中的痰厥，但胸中不满不烦，又将痰厥排除了。腹濡，又排除了冷结膀胱关元之厥。结合脉虚，知此厥属血虚不能温养四肢所致。血虚之厥，自然不可下，若误下，则犯虚虚之戒，甚至导致死证。本证治当养血通阳，宜当归四逆汤加减。

以上所述诸厥证，均属厥阴病厥证的类似证。之所以列述于厥阴病篇，是因为手足厥逆一证最能体现阴尽阳生、阴阳交接的病理特点，且又是厥阴为病的特征之一。但厥证并非仅见于厥阴一病，这就有了鉴别的必要。

3.下利病症类厥阴

【虚寒而利】

下利清谷，不可攻表，汗出必胀满。（364条）

下利清谷，里寒外热，汗出而厥者，通脉四逆汤主之。（370条）

下利腹胀满，身体疼痛者，先温其里，乃攻其表。温里宜四逆汤，攻表宜桂枝汤。（372条）

下利清谷为阳虚寒盛之症，本不当汗，如兼表证，应据"虚人伤寒建其中"的原则，先温其里，后解其表。若先攻表，汗出易使里阳更虚，寒湿壅滞更重，而成胀满等变证。372条旨在强调虚寒下利兼表，应先温里后解表，而不可先攻表的基本原则。

下利腹胀满是脾肾阳虚，运化失职，清气不升，浊阴中阻。身体疼痛者，属表邪未尽。表兼里虚，治当先里后表。下利清谷，与厥并见，乃脾肾阳虚之少阴寒化证，此时若发热、汗出，则为阴盛格阳，虚阳外浮，元气脱散之真寒假热证。病势极危，非大力破阴回阳而难救垂危，故主以通脉四逆汤。

【燥屎而利】

下利谵语者，有燥屎也。宜小承气汤。（374条）

谵语一症，多为热扰心神，故下利与谵语并见，知是热利。但厥阴热利多下利伴后重，而阳明热利则下利伴谵语。因胃络上通于心，故阳明热实最多谵语。阳明热实，本当便硬，此下利必为燥屎内结，津液旁流所致，下黑色臭秽黏液粪水。下利为假象，燥结是本质，故仲景称"有燥屎也"。治当通因通用，宜小承气汤通下里结以止利。

以上所述诸条下利证均非厥阴病本证，属厥阴病下利的类似证，应与类证相鉴别。

4.呕哕而厥类厥阴

【内痈而呕】

呕家有痈脓者，不可治呕，脓尽自愈。（376条）

呕家有痈脓，是言呕因内有痈脓而发。其内痈则因毒热内蕴，气血腐败而成。若脓毒从呕而出，则是邪毒自寻出路，治当因势利导，排脓解毒，脓尽则呕自愈。切不可见呕止呕，阻抑邪气出路。闭门留寇，必酿后患。

【虚寒而呕】

呕而脉弱，小便复利，身有微热，见厥者难治，四逆汤主之。（377条）

呕吐一症，本为胃气上逆，六经病均可见之。本证之呕，与脉弱并见，则属虚寒无疑。若更兼小便复利与手足厥逆，则属少阴虚寒无疑。小便复利，是遗溺失禁。肾主二便，肾阳大衰，失于固摄，故有此症。手足厥逆，乃阳虚阴盛，失于温煦。如此身有微热，则知非阳气来复，恐属阴盛格阳，虚阳外浮。而呕则为寒热格拒，气逆不降。故治以四逆汤回阳救逆。

少阴为病，呕非主症。本条之所以将"呕"标在条首，用意十分明确，即与厥阴寒呕证相类而鉴别。

【胃寒而呕】

伤寒，大吐大下之，极虚，复极汗者，其人外气怫郁，复与之水，以发其汗，因得哕。所以然者，胃中寒冷故也。（380条）

伤寒本当发汗，医者误用吐下，损伤里阳，故造成极虚。因表气怫郁，药汗不效，又复与水法作汗，结果更伤胃阳，于是导致胃中寒冷，升降失常，气逆作哕。

本证既为胃寒气逆，则可用吴茱萸汤温胃降逆。但不可以将其哕视为厥阴本证，因此条的哕仅病在胃腑，不涉肝脏。

【腹实而哕】

伤寒哕而腹满，视其前后，知何部不利，利之即愈。（381条）

哕有虚实，380条即为虚寒哕证。本条哕兼腹满，则属实证。邪气壅滞，气机不利，滞则腹满，逆则生哕。但对致哕之邪，又须做进一步分析，以便采取相应的治疗措施。其辨证的方法是"视其前后，知何部不利"。"前后"指前阴与后阴，亦即观察大便与小便。若哕而兼小便不利，则必是水饮之邪阻滞，气机不利而上逆，治当利其小便；若哕而大便不通，则必是宿食之邪阻滞，气机不利而上逆，治当通其大便。邪祛则气调，气调则哕止。

以上所述诸呕症，无论寒热虚实，均属胃肠疾患，无涉厥阴肝脏，故仍属厥阴呕哕症的类似症。

二 辨证

《伤寒论》中的各种证是指证候而言，如太阳中风证、少阴寒化证等，为伤寒病过程中某一阶段出现的各种症状、体征的概括。三阴三阳各病中，除表现基本特征的证型外，还包括其他多种复杂证型。以病位言，有表证、里证；以邪正盛衰言，有虚证、实证；以性质言，有寒证、热证，总体又不外阴证、阳证。每个病类中基本包括了八纲辨证的证型。证，表示疾病过程中某阶段一个方面的主要矛盾，包括病的共性和病人的个体特异性。病与证，既密切相关，又有区别。仲景在辨证过程中特别强调辨分证、辨变证、辨夹证、辨兼证、辨方证，通过分析关键症状把握不同之证型。

一、证之与病

《伤寒论》开宗明义地把"病脉证并治"列为篇名，明示辨病与辨证兼收并蓄。每篇都是先辨病后辨证，于病下设证，在同一疾病或同一类病中，用大量条文论及不同证型的辨治。如在太阳病篇，先指出太阳病的致病特点，列其临床主证；然后分个人体质、病程、宿疾的差别，根据不同脉证辨病分证。于太阳病下分中风表虚证、伤寒表实证、表郁轻证；其变证又分热证、虚寒证、阴阳两虚证、蓄水证、蓄血证、结胸证、痞证、上热下寒证等。《金匮要略》诸病中同样各有不同证型。例如《百合狐惑阴阳毒病脉证治》在论及百合病的诊治时强调，只要病人有精神、行为、饮食失调及口苦、溲赤、脉微数等表现，即可辨为百合病，责其病机为心肺阴虚，选用百合，专药治之。在此前提下，再根据其中是否兼有发热、口渴等症，以及是否使用过汗、吐、下等治法，进一步分不同的证型，从而分借不同的药味与百合组成不同的方剂，以灵活施治。证虽变，但病不变，即病的基本矛盾不变，故方中主药始终不变。由此可见，仲景论及的证，总是受病的制约。证是从属于病下的，诊断过程是辨病分证，先后有序，诊断模式是以病为诊断单元的辨病分证。

辨证就是辨清疾病的原因、性质、部位及发展趋向，从而将其概括、判断为某种性质的证候的过程。由于证候是疾病过程中某一阶段或某一类型的病理概括，只能反映疾病某一阶段和某一类型的病变本质，故在辨识证候时，要求同时辨明疾病的病因、病位、病性及发展变化趋向，即辨明疾病从发生到转归的总体病机。

辨明了疾病的原因、部位、性质及传变规律，则可认清疾病过程中某阶段或某类型的病机特点，从而对疾病、证候做出明确的诊断，为治疗提供依据。仲景在病下又分设若干证型，病证一体，充分体现了辨病分证的治疗思想。如阳明病，性质属里热实证，治以清下两法。阳明病下分阳明热证、实证和兼变证，并据不同证型而论治。热证，热盛中焦者，用白虎汤；热盛津伤者，用白虎加人参汤；热扰胸中者，用栀子豉汤；水热互结者，用猪苓汤。阳明实证又据"痞满燥实"程度的不同，分别选用三承气汤，湿热发黄用茵陈蒿汤，蓄血证用抵当汤。又如湿病，寒湿在表，表证重而无汗者，用麻黄加术汤；风温在表，表证轻而无汗，兼有化热倾向者，用麻黄杏仁薏苡甘草汤；风湿表虚，汗出恶风者，用防己黄芪汤等，均系辨病分证而治之例证。

辨病与辨证结合，是中医诊断的特点所在。辨病就是对疾病全过程的纵向认识，并在一般情况下对疾病恒守常法，进行治疗。但是，每一种病所表现的证常因地、因时、因人，或因治疗经过而异，倘若单纯辨病，则缺乏对某些具体情况的分析。因此，辨病要有动态观念，病下分证。辨证则是对疾病发展过程中某一阶段的横断面认识，能使立法用药切中肯綮。然而，单纯辨证只能认识某一阶段的病理，这样立法用药就没有原则性，朝令夕改，有被动应付之弊。临床上不同疾病过程中出现相同的证候是屡见不鲜的，但这种相同的证候必然受到不同疾病的影响而转归有所不同。辨病分证是仲景辨治体系的核心内容，仲景所确立的辨病分证的诊治思想体系以病作为诊断单元，病下分证，将辨病与分证置于同等重要的地位，使整体与局部、共性与个性、动与静有机地结合，扬两者之长，避其所短，从不同侧面揭示疾病的本质，从而为选择全面、贴切、有效的治法方药提供可靠的依据。

具体说来辨病分证有如下意义：①对辨证论治有整体指导意义，减少辨证论治的盲目性；②可以从整体出发，预测疾病发展，判断预后；③可提高临床疗效、使辨证论治得以深化；④有利于总结、发挥和推广中医诊治经验，推动中医临床科研，提高中医诊治水平。

二、证之变症

同一个证在疾病不同阶段，或在不同脏腑、表里上下，会有不同表现，一证可表现出不同的奇异之变症，当辨之。以胃中燥屎证和柴胡汤证表现不同变症举例如下。

（一）胃中燥屎证

1.汗出谵语之燥屎

汗出谵语者，以有燥屎在胃中，此为风也。须下者，过经乃可下之。下之若早，语言必乱，以表虚里实故也。下之愈，宜大承气汤。（217条）

谵语同时又周身汗出，为有燥屎。阳明的谵语，出现于大便硬或有燥屎这情况下。一般的大便硬是由于肠中燥所致，肠中既燥，必周身无汗，甚至皮肤干涩。如果谵语的同时又见全身汗出，这说明肠中尚不甚燥，不是一般情况下的大便硬，而是肠中有燥屎。燥屎，是未消化好的宿食停留变化而成，比一般的大便硬更顽固难下，也不一定完全是肠中水液干枯，时能和溏粪混杂在一起。正因为燥屎的形成不完全是肠中燥，所以谵语的同时又周身汗出，胃中有燥屎的诊断便可以成立。

2.谵语不食之燥屎

阳明病，谵语，有潮热，反不能食者，胃中必有燥屎五六枚也。若能食者，但鞕耳，宜大承气汤下之。（215条）

以能食与否来辨别燥屎与大便硬的差别。其证谵语、潮热并见，是肠中热而且实的外在反映。然肠中热实，有燥屎与硬便之别，当参考病人饮食情况做出判断。若恶闻食臭，丝毫不能进食，则是燥屎阻结，腑气壅滞不通，浊气上熏胃口所致，是有燥屎；若不见食即恶，尚能勉强进食，是一般的大便硬，仅排便费力，腑气未至上熏胃口，故曰"若能食者，但鞕耳"。在治疗上，燥屎是极坚硬的粪块，顽固难下，必用大承气汤攻下实热，峻下燥屎。便硬虽亦可用大承气汤攻下，但须结合其他脉证，综合分析，决定其处治方药。

3.烦腹满痛之燥屎

大下后，六七日不大便，烦不解，腹满痛者，此有燥屎也。所以然者，本有宿食故也，宜大承气汤。（241条）

大承气汤证，经过大下之后，大便通利，燥屎得下，邪热应随下而去，其病当愈。本条却是大下后六七日又不大便，烦不解，腹满痛，为有燥屎。虽经大下，但宿食未净，余热未尽，六七日所进的食物由于传导不畅而滞留肠中，又与下后未尽之余热结为燥屎。故曰"所以然者，本有宿食故也"。其治仍宜大承气汤泄热通腑，攻下燥屎。以此示人，临床应随证立法，遣方用药，有是证用是药，不必拘于已下否。

4.大便难易之燥屎

病人小便不利，大便乍难乍易，时有微热，喘冒不能卧者，有燥屎也，宜大承气汤。（242条）

本条重点在"大便乍难乍易"。阳明腑实，燥屎阻结，腑气不通，故大便硬而难下。但病人小便不利，津液虽伤，仍能还入胃中，不当大便难。大便乍难乍易，这是燥屎阻结，热迫津液旁流时出。"乍易"不等于燥屎消除，"乍难"才是燥屎阻结的真凭实据。"时有微热"，是燥屎内结，邪热深伏于里，不能发泄于外。燥屎阻结，腑气不通，浊热攻冲，则见"喘冒不能卧"。此证已现热结旁流，且喘冒难卧，燥屎内结无疑。故治宜泄热通腑，攻下燥屎，用大承气汤。

5.绕脐痛之燥屎

病人不大便五六日，绕脐痛，烦躁，发作有时者，此有燥屎，故使不大便也。（239条）

病人不大便五六日，是邪热入里，悉归阳明，形成里实。然里实不大便原因诸多，应辨别是燥屎内结还是一般的津伤便硬，故须结合其见证全面辨析。今不大便五六日，绕脐痛，烦躁，发作有时，即可确定是燥屎阻结导致的病变。病人脐周攻逐疼痛，是肠欲传导而燥屎内阻。上扰神明则烦躁，因传导不畅，燥屎时动时伏，故发作有时。燥屎内阻而致病人五六日不大便，其治自应与大承气汤攻下。

6.懊侬而烦之燥屎

阳明病，下之，心中懊侬而烦，胃中有燥屎者，可攻。腹微满，初头鞕，后必溏，不可攻之。若有燥屎者，宜大承气汤。（238条）

阳明腑证，下之当愈。本条下后，却见心中懊侬而烦，必有其因，或属燥屎未尽，或属热陷胸膈。属燥屎未尽者，必腹满不减，减不足言，并兼燥屎的其他特征，可考虑用大承气汤攻下燥屎；下后热扰胸膈者，仅见腹微满，大便初硬后溏，并无其他燥屎特征，属栀子厚朴汤证，不可误用大承气攻下。可见，同是燥屎内结证，但表现为不同的奇症。

（二）柴胡证

柴胡证的主证与或然证颇多，而又不一定同时出现，因此，在运用小柴胡汤最重要的原则是"但见一证便是"。

伤寒中风，有柴胡证，但见一证便是，不必悉具。凡柴胡汤病证而下之，若柴胡证不罢者，复与柴胡汤，必蒸蒸而振，却复发热汗出而解。（101条）

"一证便是"，这一证是什么呢？临证时凡疾在伤寒或中风过程中，不必诸症悉具，只要见到一个症状，不需别的柴胡证作旁证，就足以说明是少火被郁或邪结在半表半里，就应当用小柴胡汤。如典型的"往来寒热""胸胁苦满""伤寒脉弦细"等。再如379条"呕而发热"，呕是邪近于胃的周围，发热是邪连于表，说明病位已由厥阴之里转为少阳之半表半里，故当用小柴胡汤。又如149条"伤寒五六日，呕而发热者，柴胡汤证具"，说明凡一切外感发热者，如果初病时发热不呕，以后渐呕但热仍不退，舌上白苔，便是外邪已入半表半里，迫近胃周围，属于柴胡证，应用小柴胡汤枢转，使邪从外解。"但见一证便是"，除了"往来寒热""胸胁苦满"等，尚有一些难以识别的症状，可谓是柴胡证奇中之奇的症状了。

1.手足温而渴

伤寒四五日，身热恶风，颈项强，胁下满，手足温而渴者，小柴胡汤主之。（99条）

少阳经脉从头走颈，经胸胁下行，伤寒四五日表邪逐渐深入少阳，出现颈项强、胁下满、手足温而渴。因太阳表邪未罢，故身热恶风；因表邪已轻，里热未盛，故手足不热而温，这些都是容易诊断的。但手足温与渴并见，就需要分析。这里手足温似乎系在太阴，但太阴病是里寒证，不当渴；渴，又似乎是转属阳明，但阳阴之渴是里热，必一身手足尽热，而本证手足不热。这样一分析，手足温与渴并见，又兼胁下满，很清楚地说明邪在半表半里，其渴是津结气燥，是柴胡汤的或然证，因此仍当用小柴胡汤去半夏加栝楼根。

2.腹中急痛

伤寒，阳脉涩，阴脉弦，法当腹中急痛，先与小建中汤，不差者，小

柴胡汤主之。（100条）

小柴胡汤的作用是助正气枢转向外，所以也和发太阳之汗一样，必须里气充实。如果中焦虚，荣血化源不足，病人脉象就会涩而不流利。这是中焦虚则气血不能畅行，不通则痛，即《素问·举痛论》"寒气客于肠胃之间，膜原之下，血不得散，小络引急故痛"。弦主痛主急，故腹中急痛者脉象亦弦。这是伤寒兼里虚证，治应先温里，后解外。所以当先用小建中汤温补中焦，服后荣血化源充足，气血畅达，阳脉不涩，通则不痛。小建中汤本有补中寓汗的作用，轻度外感病人服后不但腹痛可愈，外感也能自汗而解。如果服小建中汤后阳脉不涩而伤寒未解，阴脉仍弦，腹仍痛，则按"伤寒，脉弦细，头痛发热者属少阳"之例，予以小柴胡汤，按加减法去黄芩，加芍药治疗。当然，这里需要明确的是，服小建中汤前的腹痛是中焦虚，服小建中汤后腹痛是柴胡汤的兼证。当从脉之涩与不涩、弦与不弦，腹痛之急与不急来辨析其属太阴还是属少阳。阳脉涩，"涩"示不足，说明阳气虚少；阴脉弦，"弦"示有余，说明阴寒较盛。《素问》云："痛者，寒气多也，有寒故痛也。"所以"腹中急痛"首先应考虑是中焦虚寒。治应先用小建中汤温中补虚。服汤后，腹痛不瘥，知非中焦虚寒，考虑"弦"乃少阳之主脉，腹痛又是小柴胡汤的兼证，腹中急痛当属胆气犯胃，木邪乘土所致。故再予小柴胡汤清解少阳之邪。以小柴胡汤去黄芩，加芍药，更为妥当。

3.胸胁满不去

阳明病，发潮热，大便溏，小便自可，胸胁满不去者，与小柴胡汤。（229条）

发潮热当为阳明病，但大便溏而不硬，小便不数而自可，证明热而未实。胸胁满不去，是辨证少阳病的关键，说明阳明、少阳合病而少阳病未罢。治当先表后里，以小柴胡汤解其外为首选。或可表里兼治而用柴胡加芒硝汤。

4.不大便而呕

阳明病，胁下鞕满，不大便而呕，舌上白胎者，可与小柴胡汤。上焦得通，津液得下，胃气因和，身濈然汗出而解。（230条）

类似阳明实证，仍为少阳病的辨治及机制。按六经辨证的常规，胁下硬满与呕吐，病属少阳；不大便，病属阳明。若确为阳明实证，燥热亢盛，舌必焦燥。而本条"舌上白胎"，说明胃腑无热，故非属阳明。结合胸胁硬满与呕吐，知此"不大便"实少阳枢机不利，津液不能下达，胃气不和，肠中干燥使然。其证类似阳明，但病机属少阳，故治以小柴胡汤。

不同证都是有不同之变化的症状，《伤寒论》中同证而异症的内容极其丰富，变化多端，很有价值。

三、证之兼夹

辨兼证和夹证也是辨证过程中重要环节，往往伴有特殊症状。

（一）辨兼证

1.太阳证兼项背强几几

太阳病，项背强几几，反汗出恶风者，桂枝加葛根汤主之。（14条）

太阳病，项背强几几，无汗恶风，葛根汤主之。（31条）

项背强几几，是项背强急，俯仰不能自如的样子。太阳的经俞在背部，是阴气注输出入的地方，邪入经俞，津液受阻，不能外达背部，背部筋脉肌肉得不到濡养，所以强急不舒。这样就得于方中再加入起阴气、升津液的葛根，以兼解经俞之邪，如桂枝加葛根汤、葛根汤。若汗出恶风，是太阳中风证，故用桂枝汤；又因太阳经俞不利，故加葛根升津舒筋。若无汗恶风者，是太阳伤寒证，也用桂枝汤加麻黄、葛根组成的葛根汤。桂枝汤加麻黄，加强开表发汗之力，以治表实；葛根甘平，升津舒经，助麻桂发汗解表。桂枝加葛根汤与葛根汤都是桂枝汤之加味。原因有二：其一，麻黄汤为发汗峻剂，易过汗伤津，不利于升津濡经；其二，桂枝汤本身有芍药养荣通络，甘草、大枣补气血，缓挛急，可免汗后伤津，又助葛根升津舒经。而且桂枝汤加麻黄仍开表发汗以治伤寒。足显仲景用药之灵活、精细。

2.兼喘证

喘家，作桂枝汤加厚朴杏子佳。（18条）

太阳病，下之微喘者，表未解故也，桂枝加厚朴杏子汤主之。（43条）

这是桂枝汤证兼有喘证、微喘证，都是邪气偏于表，里证又极轻；或素有痼疾，又感外邪者。当治表为主，兼以治里。如大论中桂枝加厚朴杏子汤证，邪气在表，内迫于肺而出现"微喘"之里证；或素有喘证，又新感风邪，风邪未陷者，应解肌发表为主，兼以调治肺气。桂枝汤解肌发汗治其表，加杏仁、厚朴，一宣一降，调理肺气以治喘，宣肺又有助通阳解表之功。

3.阳明证兼久瘀

阳明证，其人喜忘者，必有蓄血。所以然者，本有久瘀血，故令喜忘。屎虽鞭，大便反易，其色必黑者，宜抵当汤下之。（237条）

"本有久瘀血"，是说发病前肠中就有蓄血。发病之后，热与瘀血相合，瘀血内结，新血不生，心神失养，故令喜忘。正如《素问·调经论》云："血并于下，气并于上，乱而喜忘。"大便虽硬，而排出反易，其色必黑，为蓄血见证。因血性濡润，部分离经之血与粪便相合，故大便排出反易又色黑如胶漆，此为本证的诊断依据。兼证往往与素有痼疾有关，病证与兼证可以在病情转变时相参诊断。

（二）辨夹证

1.夹水气

外感加心下水气，相互引动而加重。

伤寒表不解，心下有水气，干呕，发热而咳，或渴，或利，或噎，或小便不利，少腹满，或喘者，小青龙汤主之。（40条）

伤寒心下有水气，咳而微喘，发热不渴。服汤已渴者，此寒去欲解也。小青龙汤主之。（41条）

"伤寒表不解，心下有水气"一语，是对小青龙汤证病因病机的简要概括。肺为水之上源，主通调水道，外合皮毛。肺气素弱，宿有寒痰水饮，又感风寒，内外合邪，而致外寒内饮证。干呕、发热、恶寒、无汗、咳嗽等是本证的主要临床表现。"伤寒表不解"是指有发热、恶寒、无汗症状，是论中常用的一种省文法。干呕而咳示心下有水饮。水饮为患，可随气机升降，无处不到，各随其所，至而为病。水饮阻中，胃气上逆则干呕；水饮凌肺，肺失宣降则咳。正由于水饮流动不居，故可出现诸多或然变证。水饮内停，津伤有热，则渴；水饮下趋大肠，则下利；水气上逆咽喉，则噎；水停膀胱，失于气化，则小便不利，少腹满；影响肺气肃降，则喘。

本条或然证颇多，但是可抓住"干呕发热而咳"的主证，认清其病机在于外寒内饮，治以小青龙汤发汗解表，宣化水饮。

2.夹湿气

六经病夹湿，往往出风湿搏结之状态，出现奇异症状。

伤寒八九日，风湿相抟，身体疼烦，不能自转侧，不呕，不渴，脉浮虚而涩者，桂枝附子汤主之。若其人大便鞕，小便自利者，去桂加白术汤主之。（174条）

风湿相抟，骨节疼烦，掣痛不得屈伸，近之则痛剧，汗出短气，小便不利，恶风不欲去衣，或身微肿者，甘草附子汤主之。（175条）

风中夹湿，名为风湿。风湿致病，不但与气候湿有关，机体素有内湿也是重要的原因。风湿搏结，出现身体关节痛而烦，甚至不能自己转侧，关节不得屈伸的奇症。由于湿邪阻滞，脉也浮中兼涩，浮主风，涩主湿，是风湿的脉象。比起伤寒浮紧之脉，按之相对为虚。风湿病人多平素脾阳不健，感外湿后容易引起里湿，所以往往小便不利，大便不实。当用桂枝附子汤主治。附子能助阳化湿，桂枝用至四两，分三服，每服合现在 12克，这样的用量有利小便的作用。又加甘草和中，姜、枣调和荣卫，使内湿外湿表里分消。风寒夹湿，在太阳为病，且脾阳不足，故脉亦浮虚而兼涩。不呕不渴，排除了少阳和阳明病。但也有小便通利大便成硬的，这是湿全在表，并无里湿。这样就不必重用桂枝利小便，可易以白术，即去桂加白术汤。白术在本方中并不为疗大便硬，何况这里所说的"大便硬"只是大便不溏不薄，并非真硬。之所以加白术，是取其协同附子走表祛湿。所以病人服汤后会觉得周身顽痹不仁，若三服都尽，其人自觉头"如冒状"，这是附子与术并走皮内，向外驱逐水湿的好现象。等到皮肤的水湿被除尽之后，这些症状自会消失。风湿不但能伤于肤表，也能流入关节。湿流关节，能使骨节烦疼，甚至不敢触动，不能屈伸。这种病人往往内湿更盛，湿邪外壅肌肉，内阻气机，出现短气、小便不利、身体微肿、汗出恶风等表阳更虚的症状，是表湿里湿兼重。"风湿相抟"乃风寒湿之邪相互搏结。风湿流注关节，寒性主收引、主凝滞而使气血凝滞，经脉不通，故"骨节疼烦"。湿性黏腻，滞着关节而不行，筋脉附于关节，寒湿相阻，筋脉拘挛，故牵引拘急疼痛，屈伸不利，近之痛剧，病位深重。湿阻气机，则短气；湿阻气化，则小便不利；湿邪溢于肌肤，则身微肿。均为内湿更盛的表现。卫阳不足而失于固摄，故汗出；汗出肌疏，不胜风袭，则恶风。所以白术、附子、桂枝三药并用。以甘草名方，示湿邪深入，顽固难拔，治宜缓图。

四、证之疑似

辨证中，常常遇到表面现象看颇似某证，而本质上又绝非某证的难辨之证，称之为疑似证。一证之疑似会出现奇异症状，从证之疑似入手，可以充实丰富辨证方法与思路，更好地辨证，这是辨证之难点，也是《伤寒论》的重要内容。

1.桂枝证之疑似

病如桂枝证，头不痛，项不强，寸脉微浮，胸中痞鞕，气上冲喉咽，不得息者，此为胸有寒也。当吐之，宜瓜蒂散。（166条）

"病如桂枝证"是说病有发热、恶寒或汗出等症状。"气上冲喉咽，不得息"又似太阳病误下后"其气上冲"和"微喘"的桂枝汤加减证。本证是否属于太阳病桂枝证？太阳病当有其特有的"头项强痛"一症，而本证"头不痛，项不强"，故排除太阳病。至于其发热、恶寒或汗出等症是否意味着病在表，也当分析。桂枝证是表证，脉浮当是阴阳俱浮，而本证只是寸脉微浮，关尺不浮，"微浮"与"不浮"都不能说明病在表。寸脉候心胸，结合"胸中痞鞕，气上冲喉咽，不得息"来分析，"寸脉微浮"是痰涎积于胸中，痰阻气逆。痰饮阻遏，卫阳不能正常运行外达，使荣卫不和，故而出现"如桂枝证"的寒热之症。这种内有停痰，外有寒热的证候，《医宗金鉴》称为"类伤寒"。说明素体即痰涎壅盛，法当因势利导，以瓜蒂散吐之，痰除里和，诸症自然消失。

2.柴胡证之疑似

太阳病，过经十余日，心下温温欲吐，而胸中痛，大便反溏，腹微满，郁郁微烦。先此时自极吐下者，与调胃承气汤。若不尔者，不可与。但欲呕，胸中痛，微溏者，此非柴胡汤证。以呕故知极吐下也。调胃承气汤。（123条）

本证的温温欲吐、胸中痛，与柴胡证的喜呕、胸胁苦满颇为相似。但柴胡证是喜呕，属木火犯胃，不能强止；而本证是常泛泛恶心，欲吐而又可不吐。柴胡证的胸胁主要是满，且重点在胁下；本证不是满而是痛，又位于胸中。尤其是少阳兼呕者，由于枢机不利，津液不下，多有不大便，而本证是欲呕而大便反溏。诸症比较，排除柴胡证，故曰"但欲呕，胸中痛，微溏者，此非柴胡汤证"。不是柴胡证而该属何证？仲景说"先此时自极吐下者"，即诸症出现之前，若是病人曾用过大吐大下的药物，则上述诸症就应当从"极吐下"药的不良反应来考虑。因为古时吐下药多是含有巴豆霜的烈性丸药，这类丸药只能通大便，不能泄里热，因此大便虽溏而腹仍微满，郁郁微烦。吐伤胸阳，亦可致温温欲吐，胸中痛，故以调胃承气汤和胃泄热。总之，123条说明误药亦能出现柴胡汤的疑似证。

3. 承气证之疑似

本太阳病，医反下之，因尔腹满时痛者，属太阴也，桂枝加芍药汤主之。大实痛者，桂枝加大黄汤主之。（279条）

"腹满"而又"时痛""大实痛"，极似承气汤证。但诸承气证之腹痛是肠胃中有宿食、粪便、燥屎等，多不大便。而本证腹痛是太阳病下之后出现的，并有"续自便利"（280条）等非阳明之症，故排除承气证，而属太阴也。可见，其腹满又"时痛""大实痛"，是下后外邪内陷脾络，太阴脾络不通，气血壅滞所致。二者腹痛的特点亦必不同，承气证的病变部位在肠胃之内，故腹皮可以揉捏提按，不重按及肠则不痛，痛亦是绕脐痛。而太阴腹痛病变部位在肠胃之外的脉络间，其痛必然是全腹弥漫性疼痛，故不可与承气场，而以桂枝加芍药汤调营卫，畅血行。重用芍药破阴结，通脾络。"大实痛"是痛的程度不可触按，其气血壅滞较甚，故又少佐以大黄破血行瘀，以助芍药破阴结、通脾络之力。

不难看出，证之疑似某证，但又有可疑之处。166条似桂枝证，不但寸脉微浮的脉象可疑，头不痛、项不强可疑，胸中痞硬、气上冲喉、咽不得息的症状更为可疑。123条似柴胡证，但在呕的情况下大便溏的症状可疑，从问诊中得知，使用过"极吐下"的治法，得以准确辨证。279条似承气证，但此证的腹痛出现在太阳病使用下法之后，治疗经过可疑，其人"续自便利"而仍腹满腹痛，与胃家实证相矛盾，也可疑。如此种种，证之疑似，《伤寒论》中还有不少。

三辨治

辨治是根据疾病"变"的内在规律与关系，采取治法，如表里辨治、阴阳辨治、寒热辨治、虚实辨治、营卫辨治、气血辨治、脏腑辨治等。如《伤寒论》之所以有奇特经方疗效，是因为有奇特辨治思维与方法，即在正常辨证论治过程中存在奇异的辨治思路。在《伤寒论》的奇异辨治思路中，深刻体现着中医药理论的深层内涵，即注重阴阳、表里、气血、脏腑、经络的内在关系。抓住关系中的生、克、制、化的深层内涵，以求自和之力，顺势而为，这是辨治求本之关键。

纵观《伤寒论》，其实则反映了在表里之间的变化，因此其辨治必然注重表、里、半表半里的正邪、脏腑、气血等运动变化，根据"变"的规律，即表病及里，或里病及表，或表里俱病，或半表半里病的病理特点及表与里之间脏腑、经络、营卫气血津液的相互关系进行辨治，可有表里同治、表里分治、表里独治、表里和治之不同。

一、表里同治

（一）治表兼里

邪气偏于表，里证又极轻者；或素有痼疾，又感外邪者，当治表为主，兼以治里，如大论中桂枝加厚朴杏子汤证，邪气在表，内迫于肺而出现的"微喘"之里证，或素有喘证又新感风邪，风邪未陷者，应解肌发表为主，兼以调治肺气。桂枝汤解肌发汗治其表，加杏仁、厚朴，一宣一降，调理肺气以治喘，宣肺又有助于通阳解表之功。麻黄汤证，出现"喘而胸满"的里证，除麻黄汤发汗治表实证外，麻黄、杏仁亦是治喘满的要药。大青龙汤证之不汗出而烦躁，除发汗为主外，生石膏一方面辛透以助发汗；另一方面，寒凉之性可防麻黄过热，又兼清入里之热。

治表为主，兼治里证，治其里，必须以无碍或有助于治表为原则。

太阳病，下之后，脉促胸满者，桂枝去芍药汤主之。（21条）

太阳病误下后，表邪未陷，而胸阳受挫出现胸满的里证，此时邪气将陷而暂未陷，邪仍在表，必须以通阳解表之桂枝汤解肌，但桂枝汤中芍药酸敛，有碍桂枝辛温解表，故去之，且桂枝又有振奋胸阳之功。

（二）治里兼表

表里俱病，病变偏于里，但未成实，表证又很轻者，可一方二解，以治里为主，兼以治表。

太阳病，桂枝证，医反下之，利遂不止，脉促者，表未解也，喘而汗出者，葛根黄芩黄连汤主之。（34条）

太阳病误下之后，热邪内陷，但尚未全陷而形成协热下利，表里俱病，以热利为重，表邪极轻，只是脉象未解（脉促）故清热止利为主，兼以解表，方中黄芩、黄连清热泻火止利，葛根一方面解肌达表以透邪，另一方面，清热升津止利。

太阳病，外证未除，而数下之，遂协热而利，利下不止，心下痞鞕，表里不解者，桂枝人参汤主之。（163条）

本证为太阳病而数下之，形成表里俱病的协热寒利，里寒较重。心下痞硬属寒气凝结，不宜攻下，故以人参汤（即理中汤）温脾散寒止利为主，另加桂枝，既可和表，又可通阳化气以开心下寒结。

治里为主，兼以治表，一般而言，治表以无碍或有助于治里为原则，如五苓散证，脉浮，发热，小便不利，口渴属表里俱病，内有蓄水，兼有表邪，方中桂枝既可解表又有助于通阳化气行水，可谓一举两得。

（三）表里并举

表里俱病，难分主次，且相互影响，相互加重，内外合邪者，可治表治里并举，如伤寒内有水气之小青龙汤证。风寒袭表则发热恶寒、无汗、身疼痛，水饮内作则咳嗽、喘、渴、小便不利、下利；外寒内饮，相互加重，故发汗解表与温化内饮并重而治。方中麻黄、桂枝发汗解表，干姜、细辛、半夏内化水气，可谓治表治里并举。

表兼里虚，表里尚轻者，亦可治表治里并举。

若微寒者，桂枝去芍药加附子汤主之。（22条）

太阳病误下，里阳受挫而虚。表邪未陷，里阳又虚。表邪尚轻，只是脉促；里阳不足，只是胸满畏寒。可解表与温阳并重而立方，桂枝通阳以治表，附子温阳以治里，二者合而用之。

少阴病，始得之，反发热脉沉者，麻黄细辛附子汤主之。（301条）

少阴病初期，病人阳虚但只表现脉沉时，表阳郁而发热，此时当发汗与温经并行，麻黄、细辛发散表邪，细辛、附子温少阴之阳，内则温阳，外则发汗祛邪，以防少阴表邪内陷而发展为里证。

二、表里分治

（一）先表后里

表兼里实证，解表需发散，治里需攻下。二者药势相悖，若合用之，便会减弱治表发散通阳之力，达不到解表的目的；若先攻下，就有邪随下药而内陷的可能，故宜先治表后治里。

太阳病不解，热结膀胱，其人如狂，血自下，下者愈，其外不解者，尚未可攻，当先解其外，外解已，但少腹急结者，乃可攻之，宜桃核承气汤。（106条）

太阳蓄血证，郁热由表入里，血蓄于下焦，则宜攻下逐瘀，为其正法。但外证未解，邪气仍在表者，当先解外，因攻下逐瘀势必引热邪入内。

伤寒大下后，复发汗，心下痞，恶寒者，表未解也，不可攻痞，当先解表，表解乃可攻痞。（164条）

伤寒下后，热邪内陷，气血郁聚于心下而成热痞，热痞而泄热消痞，若热邪尚未全陷仍在表者，当先解表，表解乃可攻痞。

仲景在论中反复提示，阳明病，若太阳、少阳证未罢者，不可攻下。如"阳明病……若汗多，微发热恶寒者，外未解也，其热不潮，未可与承气汤"（208条）；"伤寒呕多，虽有阳明证，不可攻之"（204条）等。对其治疗应先解太阳、少阳，然后再攻阳明。如"二阳并病……若太阳病证不罢者，不可下，下之为逆，如此可小发汗"（48条）；"伤寒十三日不解，胸胁满而呕，日晡所发潮热，已而微利，此本柴胡证……潮热者，实也，先宜服小柴胡汤以解外，后以柴胡加芒硝汤主之"（104条）；"阳明病，发潮热，大便溏，小便自可，胸胁满不去者，与小柴胡汤"（229条）等。若过早攻下，热邪内陷则会出现变证，如"下之若早，语言必乱，以表虚里实故也"（217条）。

水饮内结欲攻之，若夹有表邪，内外邪气未结者，当先解表，表解乃可攻水。

太阳中风，下利呕逆，表解者，乃可攻之。（152条）

水饮内结，则下利呕逆，若有表邪，不可攻水，若下之，表邪内陷，与水相结，病情加重，故先解表，表解里未和者，宜十枣汤峻攻之。

（二）先里后表

表兼虚寒证，若表里均轻，可治表治里并举，如前面所述麻黄细辛附子汤证、桂枝去芍药加附子汤证。若表里皆重，由于阳虚较甚，即使温阳与解表并行，亦很难达到发汗解表的目的；若先解表，则更伤其里阳，故宜先救里温阳，再救表发汗。

伤寒，医下之，续得下利，清谷不止，身疼痛者，急当救里；后身疼痛，清便自调者，急当救表。（91条）

下利腹胀满，身体疼痛者，先温其里，乃攻其表，温里宜四逆汤，攻表宜桂枝汤。（372条）

病人脾肾阳虚，则下利清谷，腹胀满，风寒又凝滞经络而身疼痛，若解表去寒，必伤里阳，故先温阳救里，待阳气恢复再发汗解表。

三、表里独治

（一）独治其里

表证是由里病所致者，当治里而表证自除。

痰饮内阻，影响其表者，宜去痰饮治其里。

病如桂枝证，头不痛，项不强，寸脉微浮，胸中痞鞕，气上冲喉咽，不得息者，此为胸有寒也。当吐之，宜瓜蒂散。（166条）

病人胸有痰浊，痰浊内阻致营卫不和，反映于体表则发热汗出恶风，类似桂枝证，这种表病《医宗金鉴》称之为"类伤寒"。胸中痰阻，气上冲咽，当因势利导，以瓜蒂散吐之。随呕吐之力，正气由里达表，诸症自解。

服桂枝汤，或下之，仍头项强痛，翕翕发热，无汗，心下满，微痛，小便不利者，桂枝去桂加茯苓白术汤主之。（28条）

病人头项强痛，翕翕发热，似属桂枝证，但汗之无效；心下满微痛，似属承气证，但下之无功。从无汗与小便不利结合辨证，为水饮结于心下，不能散精于外。若水结散开，水精四布，由里达表，则不治表而表自解，故桂枝汤去解肌达表之桂枝，加茯苓白术以健脾渗水，其中白芍破阴结散水，形成专治水结心下的治里方剂，水结一散，表病便随翕翕发热之势表病便汗出而解。

邪热内结而致表寒者，清其里。

伤寒脉浮滑，此以表有热，里有寒，白虎汤主之。（176条）

热邪内结，阻塞阳气外达而表有寒象，以白虎汤清其里热，热清结散，阳气外达，而表寒自除。

寒邪内结而致表热者，温其里。

脉浮而迟，表热里寒，下利清谷者，四逆汤主之。（225条）

阳虚寒盛，寒气内结，格阳于外而致表热，必须急以四逆汤温阳散寒。阳复寒散，表里阳气相通而无格拒之势，则表热自除。

此外，中气不足而外感邪气者，当建其中，即所谓"虚人伤寒建其中"。

伤寒二三日，心中悸而烦者，小建中汤主之。（102条）

伤寒仅二三日，病人就心中悸而烦，说明里气不足，欲汗不能，当建立中气，予小建中汤。中气充足，自然汗出表解，此即"补中寓汗"之义。

（二）独治其表

邪在表，由表影响及里而出现里证，当治其表，表解而里自除。

伤寒不大便六七日，头痛有热者，与承气汤，其小便清者，知不在里，仍在表也，当须发汗……宜桂枝汤。（56条）

本证既有头痛发热的表证，又有不大便六七日的里证，若其人小便色清，说明病不在里而在表，此不大便亦为表病及里，里气不畅，故仍发热解表，表解里气畅通而大便自通。

四、表里和治

（一）和解表里

半表半里在躯壳之里，肠胃之外。邪结半表半里，既可影响及表而出现表证，又可影响及里而出现里证，发汗、吐下都不能解决问题，只有用小柴胡汤和解。方中柴胡从半表半里中散邪于外，黄芩从半表半里中清火于内，共奏和解半表半里之功。

呕而发热者，小柴胡汤主之。（379条）

发热是邪连于表，呕是邪迫于里。在外感热病中，只要"呕而发热"，就是邪结于半表半里，外连于表，内迫于胃，宜和解之。

大论中，邪入半表半里的任何部位，如邪结胁下、热入血室等，都以小柴胡汤和治之，即所谓半表半里宜和解。

（二）和解偏表

少阳半表半里外与太阳相连，所以太阳病容易转属少阳，少阳病往往兼有太阳夫尽之邪，此时和解兼治其表。

伤寒六七日，发热，微恶寒，支节烦痛，微呕，心下支结，外证未去者，柴胡桂枝汤主之。（146条）

证见发热微恶寒、四肢关节烦痛，这是外邪初步向少阳过渡，所以未至喜呕，而是微呕，也不至胸胁苦满，而是自觉心下支撑似满。

太阳病向少阳过渡，一般是太阳病的症状消失时少阳病的症状才典型，当太阳病的症状明显时，少阳病只是初步形成，譬如小柴胡汤的加减法中"若不渴，外有微热者，去人参，加桂枝"就是兼治太阳，但这时半表半里的症状已很典型，而肤表仅仅残留着身热未去，因此只加一味桂枝解表即可。

146条太阳病的症状较明显，少阳病的症状只是初步形成，所以就当太少两解，用柴胡桂枝汤。本方即小柴胡汤与桂枝汤各取原剂量的二分之一而成。用桂枝汤解太阳之表邪，用小柴胡汤向外发越，二方合用相得益彰。

凡少阳兼太阳，无论两经的症状轻重如何，都可用一方两经同治，这是因为太阳病当发汗，少阳病当枢转，而发汗和枢转都是祛邪外出。

（三）和解偏里

少阳半表半里，内与阳明相邻，并以阳明为去路，所以往往少阳病未罢又出现了阳明病的症状，此时当用和解兼治里。凡柴胡证，如果不是胁下痞硬，而是心下痞硬或心下拘急，就是邪热由少阳向阳明发展迫近胃的周围，使中焦气分结滞。中焦气分结滞，升降失常，故呕利并见，这时单纯用小柴胡汤就不解决问题，当改用开气分之结的大柴胡汤。大柴胡汤治少阳偏于里证，其主证有仅有心下痞硬或拘急的，有兼大便硬的。其心下痞硬不是胃家实，而是少阳之邪所影响，致使中焦气分结滞。

伤寒发热，汗出不解，心中痞鞕，呕吐而下利者，大柴胡汤主之。（165条）

太阳病，过经十余日，反二三下之，后四五日，柴胡证仍在者，先与小柴胡汤，呕不止，心下急，郁郁微烦者，为未解也，与大柴胡汤，下之则愈。（103条）

大柴胡汤即小柴胡汤去人参、炙甘草，加枳实、芍药而成。因小柴胡汤是助正气枢转向外，须用人参、炙甘草以扶正气；而大柴胡汤是枢转兼开结，是气滞不是气虚，所以不用人参、炙甘草之甘补，而加枳实、芍药开心下结气，若大便秘结亦可再加大黄。大柴胡汤方后注说"一方加大黄二两"，所以本方是一方二法。服大柴胡汤后使少阳之邪枢转外解，阳明气分之结亦开，痞硬消除就能升清除浊，呕利俱止。

综上所述，表里辨治是针对既有表证又有里证的辨治，或表里同治，或表里分治，或表里独治，或表里和治，临床上应根据在表在里的病理特点而灵活运用。也不难看出，表里辨治中涉及脏腑气血津液等辨治思路，如虚人伤寒建其中的小建中汤，就是邪在表却建其脾胃，出现补中寓汗之效，体现了脾胃居中央灌四旁之功。桂枝去桂加茯苓白术汤证，病如桂枝证，却去桂枝加渗湿之茯苓、白术，以散心下结饮，饮结一散，随翕翕发热之力，正气达表而桂枝证自解。桂枝汤是太阳中风证主方，病在卫，阳强或卫弱而导致卫气开而不合，但桂枝汤却又加粥以养营治营，病在卫治在营的营卫辨治，当然也属于阳病而治阴，体现了营卫间气化关系。理中汤、四逆汤治疗阳虚之证，却用人参体阴之药，伍姜、附体现益气生阳之功，而麦门冬汤、炙甘草汤治疗阴虚血亏之证，却兼人参配麦冬类，而表现益气以生阴之气，这些辨治思想又体现气与阴阳的关系。表里间的这些奇特辨治思维，不胜枚举。张仲景的辨治思想，既体现治则治法，也体现在方药配伍之中，这也是仲景经方治病有神奇作用的地方。

四辨药

病、证、症、方、药是一体，虽方证相应，但究其内容却是药与人体之病、证、症相对而发挥相伍意义。又必须药性在人体中发挥功用，才能彰显出方中之药的配伍妙用。如桂枝汤调和营卫，是桂枝的通阳化气与白芍的养营和营之互相配合才能体现。因此，临床应用时应辨药的关键，包括药在病中之作用、在证中之作用、在症中之作用，即辨药对病、辨药对证、辨药对症。当然，药都是通过对人的作用体现出对病、证、症的作用。

一、辨药对病

《伤寒论》辨病分证而施治，构成了由基本到具体的以治病为原则的辨病分证治疗体系。如发汗解表为太阳病的治疗大法，所以仲景针对太阳病之发汗，有先麻黄，后桂枝者；有发汗不彻，更发汗者；有衄后再用麻黄者；有桂枝后再桂枝者；有桂枝后兼施针刺泄表，再与桂枝者。至于方药，更是曲尽其妙，如无汗有麻黄，有汗有桂枝，表郁有桂麻各半、桂二麻一、桂二越一，表寒里郁有大青龙，表寒里饮有小青龙等。如此周详，目的无非是使病证兼顾而速达外解表和。再看仲景紧抓病机，治疗以病为纲的思想。虽然他经证已具，但若有一线表象尚在，终不肯轻易放弃解表。如发汗后遂漏不止、四肢微急的桂枝加附子汤证；身疼痛、脉沉迟的桂枝新加汤证；误下协热而利，表里不解的桂枝人参汤证等，都体现这种精神，反映仲景对太阳病的治疗集中于发汗和表，解外治本。又如治风湿病"微微似汗出"，即是针对风湿病的特点而制定的总体治疗原则。风为阳邪，其性轻扬，易于表散；湿为阴邪，其性黏滞，难以速去，若发汗太过，只能是风去湿存，病必不除。正确的发汗方法是周身微似汗出，则营卫畅通，湿邪自无容留之地，而风湿始能俱去。《金匮要略》治湿病所用的方药，如麻黄加术汤、麻黄杏仁薏苡甘草汤、白术附子汤等均宗微汗之旨。其他如治痰饮"当以温药和之"，治水气病发汗、利小便、逐水等，无不体现了仲景以病为纲的治疗思想。辨病就是对疾病全过程"变"的纵向认识，并在一般情况下对疾病恒守常法进行治疗。

二、辨药对证

《金匮要略》之麦门冬汤治疗肺阴虚而致火逆上气，咽喉不利之证，方由麦冬、半夏、人参、粳米、甘草、大枣组成，其中人参大补肺气，又合麦冬养肺阴，诸药合用是在补肺气基础上补肺阴，以达到止逆下气的目的。再如《伤寒论》之小建中汤，就是在滋脾阴基础上以化生脾气的方剂。方由饴糖一升，芍药六两，桂枝三两，大枣十二枚，甘草二两，生姜三两组成。从方中药物配伍看，滋阴药与助阳药并用，而滋阴药的数量和重量超过助阳药，其意不在"阴中求阳"以补脾阳之虚，而在于滋养脾阴。方中重用饴糖、芍药为君，以甘酸化阴，补虚养血，缓解急迫。《伤寒论条辨》云："饴糖者，甘以润之，土润则万物生也。"芍药长于敛营养阴，饴糖与芍药相配，长于补脾气之阴。《慎斋遗书》说："加芍药则补脾阴。"甘草能补益脾气，饴糖配阴柔之大枣则能益气生津，以滋脾阴。大队的滋阴之品，少佐桂枝、生姜辛温益阳，有阳生阴长，以刚济柔之意。桂枝在滋阴药中，通阳化气，使脾气微微化生，以达恢复脾气之目的。脾气得复，中气自立，故名小建中。

又如小柴胡汤，是张仲景为邪犯少阳，少阳枢机不利之证而设，具有和解半表半里之功效，因此历代医家称之为和法的代表方。柯韵伯称其为"少阳枢机之剂，和解表里之总方"。小柴胡汤是和法的代表方，得到了历代医家的认同与发挥。问题是，少阳之为病，为什么要用和法？小柴胡汤是怎样和解半表半里的？关键就在于半夏、柴胡、人参、黄芩四味药的巧妙配伍。小柴胡汤的四味主药可体现两大功能。一是运转人身之气机，从四味药入脏腑作用而言，柴胡入肝胆，升发肝气而升于左；黄芩入肺气降于右；半夏入脾胃，辛开苦降以升脾降胃于中；人参甘温入脾胃。一左一右，一升一降，一中一补，其功运转人之大气。人之肝气升于左，肺气降于右，脾胃升降枢纽于中，可见四味相伍，一方面升脾降胃，一方面升肝降肺，相互为用，内调神机，外调气立。97条"血弱气尽，腠理开，邪气因入，与正气相抟，结于胁下"，明确提出了邪结少阳之柴胡证是在正虚与邪陷的矛盾斗争中形成的。伤寒由发热恶寒转变为往来寒热，这提示正气已不能抗邪于表而退居半表半里，所以邪入少阳就意味着正气不足而"血弱气尽，腠理开"。正虚人之气机运转能力不足，这是少阳发病之基础与前题。二是和解半表半里，辛开苦降，里清外透、扶正提邪的和解之法。半夏得柴胡之透达、黄芩之苦降，则开结之力倍增；柴胡得半夏之辛散、黄芩之寒凉，则解郁清里透外之功更宏；黄芩得半夏之降气、柴胡之寒凉，则清泻少阳郁火之效显著；人参得柴胡、半夏、黄芩之辛开苦降、里清外透，则更有助提邪外出。可见全方配伍，紧扣病机特点与和解之法，最能体现仲景组方用药的圆机活法，也最能展示和解法的精义所在。小柴胡汤如此药物相伍，必然体现出巨大的药效反应。正如230条明确提出"可与小柴胡汤，上焦得通，津液得下，胃气因和，身濈然汗出而解"；101条提出"复与柴胡汤，必蒸蒸而振，却发热汗出而解"。

以上种种，在仲景方中不胜枚举，以药巧妙相伍之辨析，是经方的魅力所在，也体现药、方、证以作用于人的力量为前提。

三、辨药对症

辨药除了分析方证，更重要的是要指导临床。抓住关键症状而采取不同的药与方。如口渴一症，舌赤少苔，随饮随消者，是肝阴不足，水火炽盛，必须用乌梅，乌梅丸就是代表方剂。舌上白苔，口中发黏，这是津少液结，必须以天花粉为主，小柴胡汤兼见口渴即如此。又如少阴病之自利而渴，是肾阳大虚，不能蒸腾津液，必舌淡，脉微，喜热饮，饮亦不多。五苓散证之渴，是水饮停蓄，脾不输津，必舌体胖大，饮不解渴，甚则先渴后呕，或水入即吐。治这样的口渴以白术、茯苓为主药。此外如柴胡桂枝干姜汤证之渴，则是痰浊已结，故干姜与牡蛎同用，以化痰行津。又如腹痛一症，中焦营卫不足，阳脉涩，阴脉弦，其痛是以腹中拘急为特点，治宜小建中汤。霍乱剧吐剧泻，脱水后内脏失于濡养的腹痛，必喜温按，是属虚寒，故予理中汤，加人参足前成四两半。小柴胡汤兼证之腹痛，是少阳之邪克犯脾土，为拘挛性、阵发性，故加芍药以通脾络。阳明有燥屎之腹痛，是绕脐痛，发作有时，同时又不大便，故以大承气汤下燥屎。太阴大实痛，因病位不在阳明，而在太阴，所以是弥漫性腹痛，并可能有"续自便利"等非阳明的特征，故以治太阴为主，于桂枝加芍药汤中再加少许大黄，以破太阴之结。症状同中有异，是临床的普遍现象，只有通过多方面的仔细观察与分析，才能找出同中之异，辨其用药用方，有的放矢，取得预期的效果。否则，只知见痛止痛，见痒止痒，失去了灵活的辨药施治。

五辨效

使用治某证之药而无药效反应，或有相反的反应，凭此可以分析病情，认识疾病"变"的本质。

一、药效不应

治而无效，可以排除某证。

服桂枝汤，或下之，仍头项强痛，翕翕发热，无汗，心下满，微痛，小便不利者，桂枝去桂加茯苓白术汤主之。（28条）

从"仍"字可知，未"服桂枝汤，或下之"之前，病人就有头项强痛，翕翕发热，无汗，心下满微痛，小便不利等，因此既像桂枝证，又像承气证。但按桂枝证治疗，服桂枝汤汗之，仍头项强痛，翕翕发热；按承气证治疗，服承气汤下之，仍心下满微痛，可见诸症在服药前后并无变化，没有药效反应，可以排除桂枝证与承气证，再结合无汗与小便不利，则更容易诊断为水饮结于心下。

二、药效相反

按某证治疗，不但无效，反而出现新的症状或个别症状加重的反应，当分析用药的性味、功效。如太阴病大腹痛，使用苦寒泻下后，病人"续自便利"，这说明胃气虚弱而不耐寒攻。

医见心下痞。谓病不尽，复下之，其痞益甚，此非结热，但以胃中虚，客气上逆，故使鞕也。（158条）

心下痞似属胃中有宿食的承气证。但以承气汤下之，则心下痞加重，是为可疑。若为胃中有宿食的心下痞，下之其痞当减，而本证"其病益甚"，正说明胃中虚不耐其攻，致使客气上逆，虚以实治，故其病加重。

一般而言，相反药效反应的出现，正说明治疗是错误的，不是伤正，就是助邪。本是虚寒而标呈实热象者，以寒凉攻下，则伤正，使虚者更虚；本是实热而标显虚寒象者，以温热纯补，则是助邪，使实者更实。因此，临床上必须及时分析相反的药效反应，把握病情，以防病情进一步恶化。

当然也必须注意，有的相反药效反应正说明药已中病，在治疗过程中，有时某些症状的反常反映着药效。

24条"初服桂枝汤，反烦不解者"，服桂枝汤前不烦，服后出现烦，如果药与证对，就说明是邪郁经络较重，桂枝汤药轻力弱，欲汗解而不能，故内忧而烦。应先用刺法疏通经络，而后再投以桂枝汤。

食谷欲呕，属阳明也，吴茱萸汤主之。得汤反剧者，属上焦也。（243条）

病人胃中宿有寒浊，热饮入口后，寒独得温欲散，故欲呕，但服降浊去寒之吴茱萸汤，病人不仅不止呕，反而呕吐加剧。既然药与证对，其呕反剧就不是坏事，而是寒浊在上焦胃口，得汤就近而溃散上出之兆。《金匮要略·痰饮咳嗽病脉证并治》"冲气即低，而反更咳，胸满者"，说明服桂苓五味甘草汤治冲气有效，但水饮之邪不能除，故反而上逆而咳满更甚。

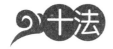

十法

　　"五辨"是对疾病"变"的规律性认识，五辨之具体方法，是一项艰苦复杂的思维活动，归属于"辨"的思维范畴，也是中医以"辨"识"变"的过程。《临证指南医案·凡例》说："医道在乎识证、立法、用方，此为三大关键，一有草率，不堪司命。往往有证既识矣，却立不出好法者；或法既立矣，却用不出至当不易好方者，此谓学业不全。然三者之中，识证尤为紧要。若法与方，只在平日看书多记，如学者记诵之功。至于识证，须多参古圣先贤之精义，由博返约，临证方能有卓然定见。若识证不明，开口动手便错矣。"识证的过程就是识变的过程。

　　识证关键，既指反映药证、方证本质特征的症状和体征，也是对疾病"变"的规律性认识程度。比如桂枝汤证的脉浮弱、自汗出，四逆汤证的脉微细、肢冷、但欲寐等。临床上这些症状及体征并不明显，由于观察方法、观察角度、临证经验的局限，这些关键性的指征常常在"盲区"，以致视而不见，置若罔闻。要抓住这些识证关键，必须经过一番由此及彼、由表及里、去伪存真的识证过程，症状和体征才会逐渐清晰，达到正确诊断和正确治疗的目的。历代名医在识证方面往往有独到的经验和思路，在寒热错杂、虚实疑似之际，能识燠于寒，辨实于虚。这些名医之所以为识证高手，是因为对于"变"的规律把握清楚，所以许多名医在撰写医案时也往往于此处着力描述。

　　抓住"五辨"之恒奇，辨其奇，析其恒，颇有研究的必要，根据个人体会，可归纳为以下辨奇析恒十法。

法一　主脉主症法

只要抓住某一个症或一个脉就能把握本质之奇证。

最能反映疾病本质的某一脉或某一症，本身就是奇症，这就是主脉主症。掌握了主脉主症，辨证也就有了方向，用药也就有了目的。

1.桂枝汤证

太阳病，外证未解，脉浮弱者，当以汗解，宜桂枝汤。（42条）

这里只提"外证未解"，并不强调有汗，其所以宜桂枝汤，就是抓住了"脉浮弱"这个特点。同为有表证的情况，浮弱就是桂枝汤的主脉。

2.白虎加人参汤证

169条是"无大热"，168条还兼"时时恶风"，为什么竟用白虎加人参汤呢？是因为在阳明热炽津伤的情况下出现了"大渴""欲饮水数升"这样的主症。主症具备了，就不要求身大热、大汗出、脉洪大等症状悉具。

3.小柴胡汤证

论中已提到"但见一证便是，不必悉具"。所谓"一证"，就是小柴胡汤的主症；"不必悉具"，就是不需要小柴胡汤的症状群。

4.四逆汤证

少阴病，脉沉者，急温之，宜四逆汤。（323条）

这里没有描述四逆汤的症状群，之所以要用四逆汤，就是因为已经出现了少阴病的主脉——沉脉。在三阴篇中，四逆汤证多不写"急"，而本条"温之"之所以要急，就是要在四逆汤证的症状群尚未出现之前早做预防。有的注家喜欢在本条加注一些肢冷、不利、恶寒、蜷卧等症状，这是画蛇添足，实无此必要。

法二　症状组合法

两个或两个以上脉症组合，可以直接反映本质，也是奇，通常称为

"症状群"。

病理现象，必反映在脉象和症状上，而且是反映在脉象和一系列症状上，这就构成了某一方证的症状群。根据不同的症状群来观察疾病属性的阴阳、病位的浅深、病机的虚实、病情的寒热，确定六经，选方用药，是最基本的辨证方法。譬如发热、汗出、恶风、脉浮弱症状群，是邪在表，属于太阳，是桂枝汤证；大热、大汗、大渴、脉洪大症状群，是大热在里，蒸于体表，表里俱热，属于阳明，是白虎加人参汤证；往来寒热、胸胁苦满、默默不欲饮食、心烦喜呕症状群，是热在半表半里，属于少阳，是柴胡汤证；下利清谷、腹胀满、四肢逆冷、脉沉而迟症状群，是里有寒，属于三阴，是四逆汤证。把一些症状和脉象综合在一起，观察其适用某一方，就称为某汤证。

典型的症状群，一看就会心中了然，实质并不需辨，也没有什么可辨的。而真正需要辨的，往往是不典型的症状群。不典的型症状群也是典型症状群的变异，或多或少，或轻或重，当仔细去辨。下面以太阳病中风伤寒症状群为例浅析。

1.太阳中风证

（1）汗出发热，风疏之奇

太阳病，发热，汗出，恶风，脉缓者，名为中风。（2条）

太阳中风，阳浮而阴弱。阳浮者，热自发，阴弱者，汗自出。啬啬恶寒，淅淅恶风，翕翕发热，鼻鸣干呕者，桂枝汤主之。（12条）

太阳病，发热汗出者，此为荣弱卫强，故使汗出，欲救邪风者，宜桂枝汤。（95条）

太阳病中风证，汗出，一般不发热，汗出而发热并存，就是奇症。太阳病风变，体现风性疏泄致太阳病卫开营泄之阳浮阴弱、营弱卫强的病理状态。风寒之邪外袭，卫气浮盛抗邪，卫气与邪相争于肤表，则发热；卫气但开不合，肌表疏松，卫外不固，营不内守，故自汗出；汗出肌疏，卫气不能卫外，则恶风，甚则恶寒；卫气抗邪，腠理疏松，则脉浮而缓。以上脉证，有类于风性疏泄的特点，故名为中风。非感受风邪之义，是证乃感受风寒之邪所致。这一证型与太阳伤寒证无汗、脉浮紧相较为表虚，故亦称太阳表虚证。

阳浮卫强是风性之阳的特点。卫阳浮强，属病理性亢奋，即开泄之太过；阴弱，指营阴不足。阳浮阴弱表现在症状上是发热、汗出。发热是风邪犯表，卫阳浮盛，抗邪于外。汗出，乃卫阳不固，营阴失护，弱而不守，故曰"阳浮者，热自发，阴弱者，汗自出"。阳浮阴弱表现在脉象上是浮缓。条文中恶寒、恶风并列，提示二者无本质差别，除程度有轻重之别外，恶风尚有阵阵怕冷的意思。本证因汗出，发热程度较伤寒证为轻，只是翕翕发热。肺合皮毛，开窍于鼻，皮毛受邪，肺窍不利，则见鼻鸣。胃为卫之源，表气失和，卫病干胃，胃气上逆，则见干呕，也提示了太阳中风之变有向肺胃转属之势。

（2）无汗烦躁，风阳之奇

太阳中风，脉浮紧，发热恶寒，身疼痛，不汗出而烦躁者，大青龙汤主之。（38条）

脉浮紧，发热恶寒，身疼痛，不汗出，极似典型的太阳卫合营郁伤寒证。出现烦躁症状，实乃奇，卫阳浮亢的病理亢奋，可表现为汗孔开合太过，或开之太过，或合之太过。外则因卫亢而合之太过，内则脉中营气也因风之阳性疏泄而向外气化，内外合之，郁闭过重，郁阳之气不能宣泄，内扰于胸中使然。可见烦躁是卫合不开，卫阳浮强而郁滞内扰所致，阳气浮盛仍为风之阳性之病变，故称太阳中风证。与2条之"自汗恶风"之中风都是风变之阳浮卫强的病理性亢奋，但表现在开合之太过，亢奋不同而已。

（3）大汗脉洪，风强之奇

服桂枝汤，大汗出，脉洪大者，与桂枝汤，如前法。（25条）

太阳病中风服桂枝汤，须取遍身漐漐微似有汗为佳，不可令如水流漓，病必不除。本条药后大汗出，为汗不如法，故病邪不解。在这种情况下，由于桂枝汤辛温药物的鼓动，阳更浮；汗出太多，又致阴更弱，脉由原来的浮弱变为来盛去衰的洪大脉，实属阳浮阴弱之因药而出现的奇异之脉，是脉浮弱之变脉，与白虎汤证来去俱盛的洪大脉有质的区别，故仍因势利导，予桂枝汤，以取微汗。"如前法"，即按照服桂枝汤的调护方法。

2.太阳病伤寒证

（1）恶寒体痛，寒凝之奇

太阳病，或已发热，或未发热，必恶寒，体痛，呕逆，脉阴阳俱紧者，

名为伤寒。（3条）

太阳病，头痛，发热，身疼，腰痛，骨节疼痛，恶风，无汗而喘者，麻黄汤主之。（35条）

身疼、腰痛、骨节疼痛之体痛症为太阳伤寒之奇症。太阳伤寒是寒邪伤卫及营，营气壅郁是主要病理状态。营行脉中，营郁，营不化卫致使卫气更加受伤，必恶寒，恶寒体痛就是太阳病伤寒的传变奇症。卫气受伤，腠理闭塞，经气不畅，故必恶寒。影响肺胃之气，又见呕逆、微喘。皮肤敛束，脉必浮紧有力。这种脉证，也叫太阳表实证。

太阳伤寒有已出现恶寒而不发热者，这只是个别病人初病时的暂时现象，即方有执所云："未发热者，始初之时，郁而未争也"。会超过一两个时辰，还是要发热的。因此，只要见到恶寒体痛呕逆，同时脉阴阳（关前关后）俱紧的，即使暂时尚未发热，也可以肯定是太阳伤寒。或已发热，或未发热，脉阴阳俱紧，并非脉象前后相同，因为发热是阳浮，所以已发热的是脉阴阳俱浮紧，而未发热的是脉阴阳俱紧而不浮。这是证变脉亦变，脉证相应。此与上条太阳中风证相较，同感受风寒之邪致病，同是风寒表证，都是卫气的病理性亢奋，但有卫气的"过开"与"过合"之异，从而二者在脉证上以有汗无汗、脉之浮缓浮紧为鉴别要点。

关于"或未发热"，或未发热非不发热，只是暂时未发热，与无热恶寒之"无热"不能混为一谈。同时，必须注意一个问题，伤寒证虽或未发热，但一旦发起热来，热势较中风证为重。其原因是中风证证见汗出而有"热越"之机，故虽热不重，仲景称其为"翕翕发热"；伤寒证则不然，卫气闭郁，阳郁愈重，发热愈重，故尔寒愈重则热愈重，所以伤寒证有阳郁太甚而致衄血证。

（2）身重乍轻，寒滞之奇

伤寒脉浮缓，身不疼，但重。乍有轻时，无少阴证者，大青龙汤发之。（39条）

脉浮缓，身不疼但重，是寒伤卫而脉营郁滞之重证。此为寒邪郁闭内迫过重，营郁更加滞涩所致。脉浮缓之缓，是迟缓，滞涩有力，是浮紧的变脉，而绝非太阳表虚证的脉浮而宽缓柔和。身重，是周身拘束不堪，毫不灵活，如绳束缚，是身痛的变症，如《灵枢·百病始生》云："在络之时，痛于肌肉，其痛之时息，大经乃代"。邪由小络而入大经，身痛反重。

身重，周身拘束困紧，可知寒邪郁闭更甚，顽固难除，且身重一症，"乍有轻时"者。由于外邪束表，周身拘束不堪，不轻巧，不灵活，都与沉重、倦懒不同。不但如此，由于邪尚在表，所以能随太阳气旺（如巳至未上）而乍有轻时。

（3）寒热如症，寒郁之奇

太阳病，得之八九日，如疟状，发热恶寒，热多寒少，其人不呕，清便欲自可，一日二三度发。（23条）

太阳病，发热恶寒，热多寒少。脉微弱者，此无阳也，不可发汗，宜桂枝二越婢一汤。（27条）

太阳病得之八九日，发热恶寒变为间歇发作，如疟状之奇异症状，一日二三度发，热多寒少，说明邪衰。其人不呕，反映外邪未入少阳；大小便正常，又排除了邪传阳明。从而得知，患病虽久，寒热不典型，但病仍在表。太阳病发热恶寒，示太阳表证仍在；热多寒少，示发热明显，恶寒轻微，说明伤寒表邪衰退，但阳郁化热之变症仍在。脉由浮紧变为微弱，更是邪衰之征。正因为肤表之阳被郁不重，故曰"此无阳也"。表阳既然被郁不重，又热多寒少，就不能用麻黄汤发汗，故曰"不可发汗"，可用桂枝二越婢一汤小发汗兼清透郁热。

（4）面赤身痒，寒衰之奇

太阳病，得之八九日……面色反有热色者，未欲解也，以其不能得小汗出，身必痒，宜桂枝麻黄各半汤。（23条）

太阳病得之八九日，出现面赤身痒奇症，面色反有热色、无汗、身痒，这是当汗失汗，病邪不解，阳气怫郁在表，不得宣泄，仍为太阳病伤寒变轻之状态。伤寒转轻，一般是身痛、发热、恶寒等症逐渐减轻，脉象逐渐由浮紧变为浮弱，从应当峻汗的麻黄汤证变为只适用桂枝汤的外证，然后进一步自汗而解，或不见汗出而解。本证既然是太阳伤寒外邪已衰，就不可用麻黄汤峻汗，但发作时的脉证还显示出相当程度的表实，也不能单用桂枝汤。因此将桂、麻二方各取半，和营与开表合用，小发其汗，既能解表邪，又不至于过峻。

（5）脉浮嗜卧，寒解之奇

太阳病，十日以去，脉浮细而嗜卧者，外已解也。设胸满胁痛者，与小柴胡汤。脉但浮者，与麻黄汤。（37条）

"嗜"，喜爱之意。嗜卧，指病人喜安静休养。患太阳病已达十日以上，病情每多变化。37条指出3种不同变化。"脉浮细而嗜卧者，外已解也"，脉由浮紧变为浮细。浮主表，细为邪衰，以示邪衰病退。"嗜卧"，说明邪气将退，正气未复。脉证合参，得知表证已解，为将愈之奇症。只言浮脉，属以脉代证的笔法。脉未变，则病亦未变，表证仍在，仍当用麻黄汤发汗。本条提示，患太阳病，不拘患病时日，只要表证未变，其治法、用方不变，即有是证用是药。这是仲景的活法，揭示了辨证论治的规律。

（6）汗解复烦，寒复之奇

伤寒发汗已解，半日许复烦，脉浮数者，可更发汗，宜桂枝汤。（57条）

太阳伤寒证用麻黄汤发汗后，若脉静身凉和，为表邪已解。若汗后半日许，又见心烦，脉象浮数之变，此乃或因余邪未尽，病情复发；或因病证初愈，复感外邪。二者皆为表证未解，可更发汗。但已发峻汗，肌腠疏松，脉虽浮但必弱，故不宜峻剂，只宜用桂枝汤。

（7）头痛而衄，寒郁之奇

伤寒不大便六七日，头痛有热者，与承气汤。其小便清者，知不在里，仍在表也，当须发汗。若头痛者，必衄。宜桂枝汤。（56条）

头痛有热，若小便清长，虽不大便六七日，也不是因为热结。"头痛有热"，就可排除里热熏蒸，而属表证，故治宜发汗，用桂枝汤，即"其小便清者，知不在里，仍在表也"。从而可知，验小便清否，是辨表里的要点之一。"若头痛者，必衄"，是对病情发展的推断。病人头痛较剧且不解，是邪气太甚，伤及阳络，故发鼻衄之奇症。此衄也是伤寒滞留于表，营郁而破血之兆。

（8）不汗而衄，寒罢之奇

伤寒脉浮紧，不发汗，因致衄者，麻黄汤主之。（55条）

"伤寒脉浮紧"，示太阳伤寒证。太阳伤寒证当用麻黄汤发其汗，然本证失于汗解，致表邪郁遏，损伤血络而致衄，但衄后表证仍在，可知邪未从衄解。虽失治致衄，然太阳表实证未变，故仍可用麻黄汤发汗，表实证解，则衄自止。

太阳伤寒证致衄之奇症，有3种情况：衄后仍汗、汗后致衄、不汗致衄。太阳伤寒，阳气虽然外浮而发热，但肤表郁闭，脉搏浮紧，汗不得出，就使卫强荣亦强。如果阳气郁闭太重，脉中之荣极度充盈，就容易在薄弱的部位突破经络而外溢。太阳小肠之脉上颧抵鼻，所以最多见的是鼻腔出血，叫作"衄"。伤寒将衄之前，往往头痛较重，严重者心中发烦，眼花缭乱，视物不清。这种现象，虽似剧烈，其实是病将自解的吉兆。因为血之与汗异名同类，邪热可从汗解，亦可从衄解，衄后热随血泄，就会脉静热退，达到痊愈，所以太阳病之衄，俗称"红汗"。伤寒致衄之后，一般是表证随衄而解，但也有点滴不成流以致表证存在的，只要脉搏仍浮而不弱，就仍当用麻黄汤发汗，不可拘于"衄家禁汗"之例。为了更为稳妥，麻黄汤中可酌加生地黄、栀子、知母等凉血药物。

这些变异的症状群，实则为典型症状群的特异性变化。《伤寒论》中颇多，值得认真学习研究。

法三　佐证诊断法

明确诊断，除主证外，有时还要有其他佐证，譬如在数日不大便的情况下，欲知大便硬与不硬，有时还要观察小便的情况，即"小便数者，大便当硬"；小便不利者，必大便初硬后溏；小便次数逐日减少，大便必不久自出；又如在不大便又兼潮热的情况下，"手足濈然汗出者，此大便已鞕也"。观察小便情况及手足汗出，是判断大便情况的有力佐证；小柴胡汤证中"不大便而呕"，当观察舌苔"舌上白苔"，才佐证为柴胡证。

佐证有正面的，也有反面的。如"今头汗出，故知非少阴也""太阳病，身黄，脉沉结，少腹鞕，小便不利者，为无血也"，都是反面有力佐证。

法四 排除筛选法

排除筛选，就是排除可能出现某些症状的其他疾病。以桂枝汤证举例如下。

病人脏无他病，时发热，自汗出，而不愈者，此卫气不和也。先其实发汗则愈，宜桂枝汤。(54条)

发热，自汗出，是桂枝汤证，但本证"时发热，自汗出"，不是整日发热汗出，而是时作时止，根本不能称为桂枝汤症状群，是为奇症。为什么"宜桂枝汤"呢？关键是"脏无他病"。也就是说，病人饮食、二便正常，不呕不渴，排除了内脏疾患，这样的发热汗出就理所当然地属于表不和，而宜桂枝汤了。如果不是"脏无他病"，就很难得出"宜桂枝汤"这样的结论。可见，排除筛选法是排除其他的可能性才能确诊。

排除其他疾病，筛选出反映疾病本质的奇症，这种方法在《伤寒论》中不少见。如61条的"昼日烦躁不得眠"是谓奇，是由于"不呕，不渴，无表证"，排除了三阳病，才确定是阳虚之干姜附子汤证。又如251条"得病二三日，脉弱，无太阳柴胡证"的"烦躁，心下鞕"是奇症，是排除了太阳柴胡证才可以"小承气汤，少少与，微和之"。

总而言之，筛选法也是有目的的，不是盲目的。往往对疑难杂症奇症，应排除可能引起这些症状（或相似症）而造成诊断困难的另一些疾病。简言之，就是排除"疑是证"。

法五 似中求异法

《伤寒论》中有许多相似的脉和症，从字面看，好像一样，但若结合临床仔细分析，却是似中有异。

1.脉之似中有异

（1）脉浮缓

太阳中风的表虚证是脉浮缓，39条的大青龙汤证和278条的伤寒系在太阴，也都是脉浮缓。但三者的病理不同，脉象也不相同。

相同点：都是轻按即得的"浮"和至数不数的"缓"。

不同点：脉神脉势，各有特点。

桂枝汤证的脉浮缓：病理是阳浮而阴弱，其缓与紧相对，是按之不紧而松驰宽缓。大青龙汤证之脉浮缓是外邪郁滞于肤表，营卫滞涩不流利，致使身不疼但重，脉迟涩艰缓。伤寒系在太阴之脉浮缓病理是脾不健运，外邪夹有里湿，是浮中兼有往来之象。只有这样结合临床，对比分析，才能找出同中之异，达到脉与证合，药与病对。

（2）浮脉

51条"脉浮者，病在表，可发汗，宜麻黄汤"。肯定前者是浮而不弱，后者则是脉浮弱，两者并不相同。又如结胸证之"寸脉浮"，是与关尺相对而言，气病之"关脉浮"，是与寸脉、尺脉相对而言，都绝不会与未下之前触手即得的表证脉浮相同。

（3）沉脉

一般是重按始得，举指即无。但"头痛发热脉反沉"，包括浮不起之沉，因为热已发于太阳，一般不会像病发于少阴的沉弱无力一样。《伤寒论》中，有不少脉象在大致相同之中还有细微差别，读时必须注意。

"伤寒脉滑而厥者"是里热证，其脉沉滑有力，就是里有热邪这一疾病本质的外在显露。柯韵伯曰："脉微而厥为寒厥，脉滑而厥为热厥，阳极似阴之证，全凭脉以辨之。"

《金匮要略·腹满寒疝宿食病脉证治》亦有"胁下偏痛，发热，其脉紧弦者，此寒也"。其胁下偏痛，故其脉当弦；发热像热证，其脉当数。而本证脉紧，紧脉正是里有寒邪这一本质的表现。寒邪上逆，攻冲于胁肋经络之间，络气不通，故胁下偏痛，阳被寒郁，郁而发热，可见虽发热但其疾病的本质是寒结于里，故"以温药下之"。

相似脉象的细微差别，亦反映疾病本质的差异。如同是浮数脉，里热充斥内外，其脉可浮数；阴盛格阳，虚阳外浮，亦可致脉浮数。然里有热邪之脉浮数，必数而有力；虚阳外浮之浮数，必虚大无力，按之则空。再如同是脉浮缓，桂枝汤证、大青龙汤证及伤寒系在太阴都可致轻按即得和至数不数的浮缓脉，然其脉神、脉势却各有特点。桂枝证之脉浮缓，病理是阳浮而阴弱。其脉是按之不紧而松弛宽缓；大青龙汤之脉浮缓，是由于外邪郁滞于肤表，营卫运行滞涩不流利，故其脉是迟涩艰缓；伤寒系在太阴之脉浮缓，病理是脾不健运，外邪夹有里湿，是浮中兼有往来怠缓之象。脉象中的同中有异，亦是临床辨证的关键。

2.症之似中有异

相似症状的细微差异，有的反映着疾病本质的差异。如身重一证，仲景对大青龙汤证之身重提出"乍有轻时""无少阴证者"，就是因为辨本证之身重时，应与少阴证、阳明病之身重相鉴别。少阴证之身重，是因于阳虚或寒湿，是全身倦懒；阳明病之身重，是热壅肌肉，有沉重之感，而且两者都是持续性的。而大青龙汤证之身重，是周身拘束不堪，毫不灵活，不同于少阴证、阳明病之"倦懒""沉重"。且大青龙汤证之身重能随太阳气旺之时而乍有轻时，这正是外邪在表，病在太阳的表现。故可排除少阴证、阳明病。其身重既然属于太阳，可以推想，是太阳之身痛的变型。由身痛变为身重，标志着外邪由孙络入于较大的经络，营卫运行更加滞涩，故以大青龙汤"发之"。

再如98条"本渴饮水而呕者"，呕多见于柴胡证，但柴胡证之呕属木火犯胃，是强迫性的，呕前经常心中觉烦，呕时又不能强行自止，且与饮食关系不大。而渴而饮水，饮水始呕之呕显然与木火无关，尽管有胁下满痛、颈项强、不能食、小便难等似柴胡证，但终究同中有异，这是脾阳不足，胃中虚冷所致，故曰："柴胡不中与之也"。

症状中的同中有异，在《伤寒论》中不胜枚举。如同是眩晕，少阳病之眩晕，目光昏晕，甚则发赤，视物昏花，是风火上煽；而痰饮病之眩晕，目不赤，不昏晕，视物旋转动摇，是清阳被阻，不能上升。同是谵语，阳明病之谵语，处于半朦胧状态，呼醒后亦能言语有序，但一闭目，即答非所问，是气分热盛，热盛神昏；而热入血室之谵语，两目睁开，妄言妄见，如见鬼状，是血分有热，神志错乱。再如同是头痛，太阳头痛重在脑后，多兼项强，是风寒外袭太阳经络；而厥阴头痛，重在巅顶，乃肝气夹寒浊上逆。这些症状的同中之异，只有结合临床，才能体会更深。

3.证之似中有异

（1）似某证又有某证不应有的特殊症状

具有某证所不应有的特殊症状，是疾病本质的外在表现，也是排除某证的关键。如166条桂枝证疑似证的停痰，其"胸中痞鞕，气上冲喉咽"就是否定桂枝证的关键。此外，如148条少阴疑似证的阳微结之证，虽然"微恶寒""手足冷"似少阴证，但少阴证不应有"头汗出""大便鞕"之症，尤其"头汗出"是否定少阴证的关键。因为三阴病一般无汗，若是亡阳，也是全身大汗，绝非"但头汗出"，"但头汗出"只能是阳气被郁遏而上蒸的表现。所以仲景说"阴不得有汗，今头汗出，故知非少阴也"。

（2）似某证但又不具备某证应有的关键性症状

不具备某证应有的关键性症状，可以排除某证，从而缩小了辨证和识证的范围。如166条桂枝证疑似证"头不痛，项不强"，就是排除太阳病桂枝证的关键。此外如56条"伤寒不大便六七日，头痛有热者，与承气汤。其小便清者，知不在里，仍在表也"，伤寒已六七日，按理风寒表邪已入里化热，如病人素体阳盛，结合不大便数日，病多属阳明腑实。由于不大便，浊邪上犯清阳而头痛，可与承气汤通便解热，头痛亦解。若伤寒六七日，或十余日，表证仍不解者，头痛发热尚存，因病盛于表而致里气未和，致使不大便。但如何证明不大便不是承气证，而是表证所致呢？承气证是里有热邪，应小便赤，今小便清，知里无热邪，此不大便就不是承气证，故排除承气证，从而证实疾病的本质是邪"仍在表也"。

法六 特异体质法

特异性体质往往决定疾病本质的变化，因此可以从病人的体质方面进行辨析。譬如发热、汗出、恶风似属桂枝证，但若酒客之体出现这些症状就为可疑。因为酒性湿热，平素嗜酒的"酒客"多内蕴湿热，湿热内蕴常有熏蒸向上向外之势，再感受风邪，风性疏泄，故遂致发热、汗出、恶风等症，因此《内经》有"酒风""漏风"之名。可见"酒客"之体出现发热、汗出、恶风之症状，其外感风邪只是诱因，内蕴湿热乃其根本，治疗上只可清热燥湿，所以仲景说："若酒客病，不可与桂枝汤。"

又如大论中肝乘脾乘肺的"纵"与"横"两证，其脉浮而紧、发热、恶寒、无汗，似麻黄汤证；腹满、谵语、渴，又似承气证。如此脉症不俘，诊断殊为棘手。但病人平素肝旺之体质是为可疑，平素肝气太旺，本身就有克脾土、侮肺金之趋势，若脾脏又不健，外感后，肝气乘脾，是侮其所胜，名曰"纵"；若肺脏又不健，外感后肝气乘肺，是侮其所不胜，名曰"横"。不管是"纵"还是"横"，疾病的本质是肝气太旺，外感寒邪只是诱因。这实际上是外感引起的内脏失调，所以以麻黄汤发汗，或以承气汤攻下，都不能解决问题。刺期门，泄肝气之实，才效速而可靠。可见只有从可疑的容易发火动怒的肝旺体质去辨证，才有助于排除似麻黄证、似承气证的复杂情况。

法七　病史求因法

详问病史，包括治疗经过，也是临床必须注意的问题，即从治疗经过找问题。经过治疗后，出现症状或症状变化是谓"奇"，分析其治疗经过有时还起着决定诊断的作用。

如桂枝加大黄汤证，除腹部弥漫性疼痛拒按，不像燥屎在肠那样腹皮可以揉捏提按外，还有一个重要的依据是本证未泻下之前并不腹痛，在服过泻下药之后才出现了腹痛，"本太阳病，医反下之"，更清楚地说明本病不属阳明。排除了阳明，就自然是"属太阴"了。

根据治疗经过辨证，《伤寒论》中还有不少的论述。

伤寒十三日，过经谵语者，以有热也，当以汤下之。若小便利者，大便当鞕，而反下利，脉调和者，知医以丸药下之，非其治也。（105条）

伤寒十三日不解，胸胁满而呕，日晡所发潮热，已而微利，此本柴胡证，下之以不得利，今反利者，知医以丸药下之，非其治也。（104条）

少阴病，咳而下利谵语者，被火气劫故也。（284条）

这些都是由于症状之间有矛盾，除了从治疗经过找原因外，其病理便无法解释。所以《伤寒论》的条文中，如"发汗后""若吐若下后""下之后复发汗""已发汗而复下之"等，都是治疗后出现病症变化，是探讨病理、分析症状的依据。因此，详问治疗经过对于辨证来说也是非常重要的。

药源性辨析值得注意，治疗过程用法用药，有的促使疾病加速发生变化，有的使疾病发展更加复杂，也有的会因药而致病，如《伤寒论》中医以丸药（含巴豆类的泻下药）下之，多产生药源性的毒副作用。

法八　病程长短法

病程的长短也往往反映疾病本质的变化。

伤寒二三日，心中悸而烦者，小建中汤主之。（102条）

烦似热邪入里之证，但伤寒仅仅二三日就悸而烦，病程比较短，是谓奇，所以只能是里虚，邪热入里之烦不可能这样迅速。

太阳病，二三日，不能卧，但欲起，心下必结，脉微弱者，此本有寒分也。（139条）

心下结塞似里实可攻之证，但太阳病得病仅二三日的时间，病人就感觉心中结塞满闷，竟致不能平卧，但欲坐起，是谓奇。若是表邪内入，绝不可能这样迅速。再结合"脉微弱"，可以确诊病人素秉阳虚，心下宿有寒痰水饮。

少阴病……始得之，手足寒，脉弦迟者，此胸中实。（324条）

手足寒，脉迟似少阴证，但少阴证是脾肾阳虚，其手足寒是从发病之日逐渐加重的，脉当沉微，而本证一得病就骤然手足由热变寒，说明并非阳虚，而是气血运行受阻，阳气不能外达所致。结合脉弦迟，则更清楚地说明胸中阳气为寒饮所阻，即原文所言"此胸中实"。

以上是病程较短而可疑的，大论中亦有病程较长而可疑的。

病人无表里证，发热七八日，虽脉浮数者，可下之。（257条）

病人既没有恶寒、头痛等表症，也没有腹满、燥渴、便硬等里实症，单发热长达七八日之久，是谓奇，这只能说明热在血分而不在气分。

法九　时间病症法

病症的时间性发作就是奇，可从发病时间的特异性进行辨证。人体阴阳的盛、衰、出、入与时间有密切的关系，因此也反映在疾病方面。《灵枢·顺气一日分为四时》就提到"旦慧""昼安""夕加""夜甚"等。在《伤寒论》中，如398条的"日暮微烦"，就是胃虚不胜谷气，日晡潮热，是阳明"外欲解可攻里也"。尤其值得提出的是61条的"昼日烦躁不得眠，夜而安静"和145条的"昼日明了，暮则谵语，如见鬼状"。这些明显的昼夜之分，说明病理与卫气昼行于阳、夜行于阴的运行有关，对辨别属气属血起着关键性的作用。昼为阳，夜属阴；外为阳，内为阴；卫为阳，营为阴。卫气是昼行于阳，夜行于阴的，61条下后复汗之后，"身无大热"是尚有低热，低热表示尚有微邪。"脉沉微"是里阳已虚。昼日已虚之阳，得天阳之助，欲外出与邪争而不能胜任，故烦躁不得眠。至夜卫行于阴，不与邪争而安于明，就夜而安静。这不是疾病本身昼重夜轻，实质是夜间之安静远不如昼日之烦躁，表示正气尚有与外邪相抗争的趋向。所以治疗方法是以干姜、附子助阳为急。

热入血室的暮则谵语，是血室中血分有热。血属阴，血室又属里，在夜间卫气行于阴就扰于血分而谵语；在昼日卫行于阳，血室之热稍减，神志也就清爽了。

由于病情的作止与时间有密切的关系，所以对有些病情变化可以做出预见性推测。如30条汗出亡阳致厥，就预测到"夜半阳气还，两足当热"；332条厥利证见能食，后三日脉之，其热续在者，就"旦日夜半愈"。这都是因为夜半是阳气萌动之时，所以才做出这样的预测。又如六经病都各有不同的"欲解"时，也说明时间对诊断有非常重要的意义。

法十　试探反证法

试探反证法，是用试探之法反证疾病本质的方法，是有目的地试探的诊断方法。

伤寒始发热六日，厥反九日而利。凡厥利者，当不能食；今反能食者，恐为除中。食以索饼，不发热者，知胃气尚在，必愈。（332条）

332条有"食以索饼"之试探，若"不发热者，知胃气尚在"，反证胃气功能尚可。

阳明病，潮热，大便微鞭者，可与大承气汤；不硬者，不可与之。若不大便六七日，恐有燥屎，欲知之法，少与小承气汤，汤入腹中，转矢气者，此有燥屎也，乃可攻之。若不转矢气者，此但初头鞭，后必溏，不可攻之，攻之必胀满不能食也。（209条）

这就是以药试病。不过这样的试病，是在已经确定当用攻下法之后，只是在宜缓下或直峻攻之间，尚有斟酌余地，才做出试探。这样的试探，是有目的的，与胸无定见的乱用药不同。

过去不得当的治疗，有时能起到帮助诊断的作用，这同样可以看作以药试病。

服桂枝汤，或下之，仍头项强痛，翕翕发热，无汗，心下满，微痛，小便不利者，桂枝去桂加茯苓白术汤主之（28条）

"服桂枝汤，或下之"，虽是假设之辞，但也可以看作曾经以药试病。服桂枝汤汗之后，仍翕翕发热，排除了表证。下之后，仍心下满微痛，又排除了胃家的实满证。再结合小便不利，才更容易做出水饮结于心下的诊断。

上述恒奇辨法，选用那一种方法为好，临床应根据不同情况灵活运用。其中最简单、最省力的是依据症状群，但即使是症状群，其中也有主次之分，分不清主次就成了教条。

若其人脉浮紧，发热汗不出者，不可与之也。（16条）

脉浮紧、发热、汗不出，若作为症状群来说，是麻黄汤证，但若作为桂枝汤的禁忌来说，则必须看到"脉浮紧"是主要的。也就是说，只有在脉浮紧的情况下，发热无汗才是桂枝汤的禁忌证，而不是说任何情况下的发热无汗都禁用桂枝汤。

伤寒脉浮，发热无汗，其表不解，不可与白虎汤。（170条）

有人认为用白虎汤必须具备"四大症"，即大热、大汗、大渴、脉洪大。其实170条的关键是"脉浮"，只有在脉浮而尚未洪大的时候，其发热无汗才属于表未解，才不可与白虎汤。如果脉已不浮而沉滑，就可能无大热，甚至出现热厥，其无汗就更是必然的。如350条"脉滑而厥者，里有热，白虎汤主之"，就是这样。出现手足厥了，热邪已结聚于里，哪里还能出现大热大汗呢。

临证时不掌握关键性的脉症，不仔细辨奇析恒，就难以把握疾病的变化规律，精准施治也就是一句空话了。当前，中医的辨证教条化，唯症状群思想占领着中医学科不少的阵地，不认真把握之奇恒分析法，仅以简单症状群来分型，并将其作为唯一的辨证方法，必然束缚学者独立思考的能力，导致他们离开症候群便无法辨证。必须从症状群中跳出来，才会真正辨证，这是值得注意的。

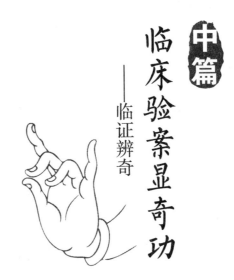

临床验案显奇功

中篇

——临证辨奇

　　本篇以经典思维，深度思考理论内涵从恒中求奇，应用于临床，在常见多发病中寻奇症，求辨法，用经方，显奇功，以示临证求奇之辨治思路。本篇精选临证辨奇病案五十余则，每案以提要、病案、辨奇分析，以寄深入认知揆度奇恒之法，为临床模拟运用提供参考。

案一 两胁冲顶苦满案

提要

饮聚胃中，溢于两胁，阻碍左右气机升降之奇顽之疾，"病痰饮者，当以温药和之"，顺气机之升降，助化痰之温药，标本兼举。

病案

夏某，女，57岁，2019年7月20日初诊。

主诉： 左右胁下满闷，反复发作年余，近月来加重。

病人边述边哭，两胁下满闷如有物冲顶，以左胁下更甚，痛苦难忍，身体消瘦，双目眼睑水肿。既往服小柴胡汤加减，服后有效，但停药又复发。自行喜用粗盐熨胃部，热熨后两胁满闷有明显减轻。二便尚可，舌质淡红苔白，脉沉弦。证属水饮郁聚中焦而溢于两胁下，用枳术汤合苓桂术甘汤加减。

处方： 枳壳10克，炒白术15克，荷叶10克，桂枝10克，茯苓15克，甘草6克。7剂，水煎服。

7月27日复诊。服上方两胁苦满症状明显改善。效不更方，上方加炒麦芽6克、炒谷芽6克、苏梗9克，助脾胃升降。

8月17日再诊。连续服15剂，两胁症状消失，但出现胃中胀闷，仍以初诊方加高良姜9克、炒香附9克，散其中焦寒浊。并善其后。

辨奇

两胁苦满似柴胡证，用小柴胡有所缓解，但无法根治。左右胁下胀满而痛苦，如有物冲顶，程度较重，非一般意义上的邪结胁下之苦满，是为奇。病人有几点值得深思：为什么两胁苦满如此之重，为什么有物冲顶且左侧为重，为什么仅熨其胃部而两胁明显好转。诸多可疑，必与疾病本质有关。从病人双眼眼睑水肿可以断定内有水气；从喜欢熨胃断定病根与胃密不可分，胃为易聚水气之处。二者结合断定，此为水饮结于中而溢于胁之证，其舌脉亦支持此判断。从治疗过程中两胁症状消失，胃中胀满得以暴露，反推其机亦是病在中焦，水结中焦而满于两胁。之所以两胁胀满且有有物冲顶感，必与两胁气之升降有关。气机左升右降，饮随气升降而升降，故左侧升则顶冲之力明显严重。本病治疗关键有二：一化其痰饮，治其标；二调其升降，治其本。枳术汤兼有之，苓桂术甘汤助其化饮之力，后用炒麦芽、炒谷芽、良附丸助其脾胃升降之力。辨奇精准，标本兼举，顽疾得除。

案二 舌缩胸紧痰黏案

提要

邪结少阳半表半里，其演变复杂，变证较多。本案有寒颤轻的舌缩胸紧，肺中生寒之吐白黏痰等诸症，其根在于邪结少阳之变证。

病案

吴某，女，46岁，2019年8月13日初诊。

主诉：舌根抽缩伴胸中拘紧2月余，咳吐泡沫状白黏痰月余。

两年前行胃肿瘤手术，情况良好，两个月前无明显原因出现舌根部向内抽筋而缩，胸中拘紧不爽，无心悸气短，近月来出现咳嗽吐白色黏痰。恐肿瘤复发，经核磁查肺部正常。现病人口中黏而苦，二便正常，舌质红苔白，脉弦，似柴胡证伴肺中寒。

处方：柴胡15克，黄芩10克，半夏10克，党参15克，干姜6克，五味子6克，麦冬15克，芦根15克，板蓝根10克，连翘15克，桔梗8克，砂仁6克，甘草6克。7剂水煎服。

8月20日复诊。病人自述服上方3剂后舌根抽缩、胸中拘紧"像一把抓去一样"消失了，仅有轻微咳嗽与少量痰。服完7剂后，咳痰亦无。现查舌质仍红，苔白脉弦，效不更方，继服7剂巩固。

辨奇

本案之奇有二：一是症状之奇，舌缩胸紧；二是疗效之奇，7剂咳痰皆除。舌根抽缩、胸中拘紧与筋有关，肝胆主筋；筋缩紧与寒之收引有关。咳吐痰白而黏，是肺中有寒痰，但有化热之势，痰黏呈泡沫状就是明证。可见内证与外证都有寒。寒从何来？

病人口中黏而苦，舌质红，脉弦，就是半表半里有邪结化火之表现。病人并无外感史，但两年前行胃肿瘤术，虽情况一直不错，但这种气机表里出入的变化会逐渐导致气机不畅，甚则产生气化产物的积聚，也会形成半表半里的郁结。因此，对于癌病病人，调其气机，排其癌毒之气，是长期治疗之关键。一旦不注重调气机，排毒气，则易气郁毒结，最常见的就是半表半里之郁结。本案就是癌症术后未注意调治，导致不明原因的舌缩胸紧，咳吐白痰，实质是邪郁结半表半里柴胡证的变证。

邪结少阳，阳气内外不生不达，不生肺易生寒，不达外则易寒战，这就是寒邪结半表半里。舌缩胸紧实质就寒战之轻之变也，咳吐白痰就是肺中之寒之变也。小柴胡加姜味就是对证之方，重用连翘配桔梗以助散其郁结，板蓝根防止化热且解毒气，证、方、药相对，出现如此之神效，也就不足为奇了。

案三　胃痛疲劳闭经案

提要

脾胃为枢，是生命周期性生理变化的核心机制之一，亦是气血生化之源的动力。脾胃失枢是周期性病症出现的机制关键，亦是破坏生命周期性生理的重要病理。本案傍晚疲劳，是脾胃失枢的周期性症状，闭经则是月经周期性生理失常，皆归于脾胃失枢。

病案

张某，女，34岁，2018年8月13日初诊。

主诉： 胃脘疼痛喜按，伴有傍晚（下午5至7时）疲劳不适年余。

病人从事酒店管理，长期饮酒加熬夜，心身疲惫是为常态。1年前出现胃脘疼痛，并常吐出食用油一口，无泛酸。月经不调，量少，偶有闭经两三个月，四肢疲软无力，傍晚之时加重。血生化、肝功检查正常，胃镜显示慢性萎缩性胃炎，服用调理脾胃之半夏泻心汤，时轻松一些，近1个月胃痛加重，喜按，傍晚疲惫欲睡，已两个月未来月经，大便不硬但不畅，小便正常。舌质淡，体胖有齿痕，苔白，脉沉细。证似中气不足，但亦有阴血不足难以养宫而闭经，选黄芪建中汤加减。

处方： 炙黄芪30克，桂枝9克，炒白芍15克，当归9克，炒麦芽6克，炒谷芽6克，苍术9克，厚朴12克，陈皮9克，酒大黄4克，砂仁6克，甘草6克。7剂水煎服。

8月20日复诊。服上方胃疼喜按明显好转，傍晚疲乏亦有明显改善，继上方服7剂。

8月28日再诊。胃痛消失，傍晚已无疲劳症状，恰逢月事已来，效不更方，嘱其月事过后守原方坚持服一段时间。

2019年7月20日，病人因感冒就诊，并告之按上方服用两月余，胃痛、疲劳至今未发作，月经正常。

辨奇

胃痛喜按是临床常见症，但本案之奇有二：一则疲劳症较重，且有明显的时间性，即傍晚5至7时发作；二则月经不调且时有闭经。纵观本案，病人一是长期饮酒伤脾胃；二是长期熬夜，阴阳颠倒。首先破坏生命的日周期，进而破坏维持日周期的内在核心动力——脾胃之枢。不难断定，脾胃本身升降受损，同时脾胃"枢"的运动规律亦损，是本病的起始病机；脾胃升降与气机之枢都受损且相互加重，是本病病机演化导致中气不足之关键。就脾胃而言，脾胃本身受损，运化功能失调，气血化生之源不足；就脾胃为枢而言，枢的功能受损会导致生命周期性生理功能失调，且二者互相加重则会导致严重中气不足，成为本病的核心病机。

病人胃脘疼痛喜按是脾胃本身症状，体现中焦功能失调，气血不足失养。月经亦是周期性生理，且月经之血亦体现脾胃化生气血的状态，故本案出现的月经异常之奇，也是自然之事了。本案另一个奇症就是疲劳傍晚明显。气血乏源，导致疲劳，脾胃所主傍晚之时疲劳加重，更是内在脾胃中气受损，气血无源，枢纽无力的集中表现。明于此，治疗之关键是强壮脾胃中气，内则理顺脾胃升降之性，外则助中气以益气强枢，除傍晚之疲劳，化营生血，调经助血行，除闭经。治疗选方以小建中汤之养营化气、建立中气之思路，配用黄芪助生气运枢；配用当归助生血强源；配合平胃散以平和胃气，炒谷麦芽升降脾胃，酒大黄少量助胃下行，以理脾胃之性，复脾胃之损。如此相伍，既圆机活法，又精准发力，病人坚守服之，顽症奇症得以根除矣。

案四　便秘受凉水泻案

提要

湿、燥是肠胃气化的重要机制，胃与大肠皆为阳明燥气，但胃中必润湿，大肠中必燥化，才能发挥肠胃气化、水谷传导、排泄糟粕之功。但胃不可过湿，大肠不可过燥，若胃中过湿而聚水，大肠过燥而干，就形成胃湿肠燥之证，从而出现便秘与腹泻交替发作的病证。肠胃气化之原动力，根于脾肾之阳气，所以肠胃之湿燥之气化与脾胃关系密切，本案出现胃湿肠燥兼有脾肾阳虚之复杂奇症。

病案

杨某，男，31岁，2017年8月17日初诊。

主诉：大便秘结，稍微受凉则出现腹泻如水，反复3年余。

病人3年前无明显原因出现大便秘结，甚则如羊粪结硬，3~4天一次，小便时不利，偶有少腹胀满。天气稍凉，或饮食稍凉，或腹部衣少，则出现腹泻如水，泻一二次后无需治疗亦停。无腹痛等症状，3年来曾多次求治中医，用承气类、柴胡类治疗，用药时大便不秘，但药后亦出现腹泻如水，只能立即停药，久之病人排斥服用通便类药物。舌质淡红苔白厚，脉沉细，手足微凉。证属胃湿肠燥兼脾肾阳虚证，以半夏泻心汤合平胃散加减。

处方： 半夏10克，黄连8克，黄芩8克，干姜6克，党参15克，苍术10克，厚朴15克，陈皮10克，藿香8克，补骨脂15克，益智仁15克，砂仁6克，甘草6克。7剂水煎服。

8月20日复诊。服上方7剂，无腹泻出现，且大便虽干但不坚硬，两天一次，小便明显好转。舌质淡苔白厚，脉沉，手足微凉。效不更方，上方加肉苁蓉15克，继服7剂。

8月26日再诊。服上方7剂，大便成形，日一次。服药期间曾有受凉，亦无腹泻出现。手足已温，小便正常。舌质淡红，苔薄白，脉沉。药效明显，嘱其可坚持服此方一段时间。

2018年6月25日，病人陪朋友来诊，诉前症近一年未发作，甚为高兴。

辨奇

便秘是临床常见症状，但稍有受凉即腹泻如水是为奇。本案临床症状有4个方面特点：一是便秘严重，但无腹痛；二是稍有受凉则腹泻如水；三是小便不利，且少腹胀满；四是有脉沉、手足冷等脾肾阳虚症状。症状看似不复杂，但涉及脏腑较多。直接相关脏腑有胃、大肠、膀胱，皆为传化之腑。传以下行为顺，化则有异。胃、大肠化饮食为主，主要靠燥湿的关系维持。膀胱为津液之腑，得肾之气化而出焉。胃与大肠皆为阳明，胃以腐熟为主，靠大量水液呈现的湿润之性维持生理特性。水液主要来自饮水、脾湿及肾之气化的津液。这些集中于胃的水液靠阳明之燥性制约，不可太多，多则水聚成饮、成湿，易致胃中湿浊郁聚。大肠传化糟粕，靠大量燥气使糟粕成形而不干结，有利于魄门开合排出。这些燥气主要来源于大肠本身之燥性，其次因肺与大肠相表里，燥气相助。但要防其燥性太过，必须有湿气制之。其湿气除来自脾之湿润，更重要的是来自下焦肾阳之蒸化津液。若大肠润性不足，易燥，则大便易结，甚至坚硬如羊屎。

本案大便干结，为润性不及，燥气太过，但无腹痛，非阳明之胃家实证，且稍有受凉则腹泻如水，进一步说明胃中湿浊已太过，受凉会使湿急聚下注于肠而泻，可见胃湿而肠燥之证已表现出来，舌苔厚也提示胃有湿浊。

胃湿而肠燥并非本案疾病本质的终极病理，须结合另两个特点进一步辨析。小便不利时有少腹胀满，一方面说明水湿内聚与胃有湿浊吻合，另一方面也提示肾阳气化不足。本案另一特点是手足凉，加之脉沉，已进一步揭示脾肾阳已虚，必然存在阳不化津的病理机制。如此看来，大肠之燥性亦主要是肾阳虚不化津液、大肠失润生燥助燥所致。受凉水泻，也必然有受凉伤阳助水之病理。可见如此之奇症不仅反映胃湿肠燥之病机，更重要的是揭示了更深层的阳不化液，对胃有助湿，对大肠有助燥的内涵机制，也是久病反复难愈的根源。

中医治病求本，求本就是求其阴阳，或根于阴，或根于阳。本案最根本的病理是肾阳不足，不能化津，有津之处则易生湿，无津之处则易生燥。明于此，治胃之湿浊与求肾之气化并举为本案求本治病的根本原则。予半夏泻心汤以升降，治胃之湿浊；合平胃散化胃之湿气；配以补骨脂、益智仁、肉苁蓉，以求补肾之阴阳，助阳气化。对大肠以生湿润燥通便，对胃化水湿助其化浊，更有对膀胱化津液以排水气，一举三得。如此相伍，才合证求本，治愈本病，值得借鉴。

案五　尿频不利心烦案

提要

膀胱为津液之腑，气化则能出，即小便也。小便异常与膀胱内外及气血相关。三焦为水道，下输膀胱，膀胱为三焦之下口，本案为火迫三焦水道而出现小便频数之证，提示辨小便之法从自利与不利，识在气在血、数与不数，识火邪内迫与不迫水道、痛与不痛，识水火结与不结，层层深入辨析之法。

病案

黄某，女，52岁，2019年1月8日初诊。

主诉：小便不畅而频1周余。

自述因烦事缠身，心中纠结多日，失眠多梦，近一周出现小便不畅而尿频数，色白，甚则每小时4~8次，无尿痛，伴有严重心烦，口苦，睡眠差，夜梦多。舌质红，苔白，脉弦尺沉。辨证少阳枢机不利，三焦津液代谢障碍，同时兼有胆火上扰之象。拟以柴胡加龙骨牡蛎汤加减。

处方：柴胡15克，黄芩10克，半夏10克，党参15克，桂枝10克，远志10克，茯苓15克，煅龙骨30克，煅牡蛎30克，生地15克，竹叶6克，炒酸枣仁30克，瞿麦10克，萹蓄10克，砂仁6克，甘草6克。7剂水煎服。

1月15日复诊。病人服药后症状消失，继服上方以巩固疗效。

辨奇

本病小便特点为奇，一般而言，小便自利与不利，是在气与在血的区别点。《伤寒论》以小便利与不利区别蓄水证与蓄血证。小便不利是否兼数，是判断火邪是否内迫水道之关键；小便不利而数是否兼痛，又是判定是否有水与火结之关键。五苓散蓄水证，仅有水蓄，三焦则不痛；而猪苓汤的小便不利是水热互结膀胱，当有痛、热、赤特征。本案小便不利而频数，且无尿痛为奇，是郁火内迫水道，下注膀胱之奇症。内迫是病机之关键，病人因烦事缠身，心中纠结多日，致厥阴心包相火郁结，出现心烦眠差、口苦，为转出少阳之兆。厥阴心包之火内迫与之表里的三焦水道，从而出现小便不利而频数无痛之奇证。《伤寒论》107条"伤寒八九日，下之，胸满烦惊，小便不利……柴胡加龙骨牡蛎汤主之"，此"小便不利"，就是火迫三焦水道所致。同时病人心烦眠差，与"胸满烦惊"类似，可用柴胡加龙骨牡蛎汤加减，枢转少阳，镇静安神；加酸枣仁养心神，安魂助眠；结合病人舌质红，为体内少阳郁而化热之象，瞿麦、萹蓄清热利湿，利于津液代谢，又能使火邪从下窍而出；生地、竹叶合用使火邪从下窍利出。

◆ 案六 疝术伤口不愈案 ◆

提要

脾虚湿浊下注，充斥阳明、少阳，致伤口化脓不愈证。

病案

卢某，男，60岁，2019年2月26初诊。

主诉：右下腹疝气术后伤口不愈。

病人现引流，急性病容，周身乏力，不能直立，查伤口未愈，引流囊中有脓血样液体，术后两个多月，换药40余天伤口未愈合，无糖尿病等病史，时有恶寒，下午潮热，口干苦，大便不畅。舌体胖大，苔黄厚腻，脉滑大。以柴平汤加四妙勇安汤加减。

处方：柴胡15克，黄芩10克，半夏10克，党参15克，苍术10克，厚朴15克，陈皮10克，当归10克，金银花30克，大黄6克，黄柏9克，砂仁6克，甘草6克。7剂水煎服。

3月3日复诊。病人精神状态明显好转，且能直行，脓血减少，舌苔明显减轻，上方加生黄芪30克、醋鳖甲15克，补气托毒。20剂水煎服。

4月26日病人女儿述病人拔管复查，结果很好，已办理康复出院。

辨奇

此为疝气术后感染化脓，伤口难愈。疝气多因脾气虚下陷，又夹湿浊下注。术后难愈必然与脾虚浊郁基础状态有关，是其恒；但由于伤口化脓，久不合口，脓血不停，当湿热充斥阳明、少阳，是其奇。故先以柴平汤荡其阳明、少阳之湿浊热，四妙勇安解其毒；继以黄芪、鳖甲益气固本，托毒生肌。

◈ 案七 焦虑失眠流涕案 ◈

提要

热邪内陷上焦，内迫心肺，上焦不通，津液不行，不能下输膀胱，反逆而上行于肺窍而流涕之奇案。

病案

曹某，男，18岁，2018年12月30日初诊。

主诉：焦虑不安，烦躁失眠伴流清涕反复发作半年余。

近一周焦虑烦躁失眠加重，时怕冷，流清涕明显。病人半年前因外感发热咳嗽，自服感冒药后发热退，咳嗽亦减轻，但逐渐出现心中烦躁焦虑不安，未服任何药物，1周左右焦虑烦躁自行缓解，此后，每半月左右发作一次，且每次焦虑不安，心中烦躁，夜间难眠，同时伴有怕冷流清涕。自服小柴胡冲剂，约三四日缓解。现在病人发作1周，未见缓解，前来就诊。舌质红苔白，脉弦。证属上焦里热郁结，拟柴白汤加减。

处方：柴胡15克，黄芩10克，半夏10克，党参15克，生石膏30克，知母8克，生地15克，竹叶6克，大黄6克，羌活6克，藿香8克，苍术10克，砂仁6克，甘草6克。生姜3片，大枣3枚。7剂水煎服。

2019年1月6日复诊。病人服上方效果明显，3剂后焦虑烦躁消失，睡眠明显好转，怕冷流清涕偶有出现。但又出现左眼红赤。舌质仍红，苔白，脉仍弦。乃上焦郁热仍未清，继上方加连翘15克，7剂水煎服。

1月13日再诊。焦虑烦躁、失眠未再出现，流涕怕冷、目赤消失，病人精神状态很好。舌质红苔薄白，脉缓。以小柴胡汤善其后，门诊随防。

辨奇

本证之奇有三：一则感冒发热咳嗽后出现焦虑失眠烦躁，二则约15日为周期反复发作，三则每次焦虑烦躁失眠都伴鼻流清涕。病人半年前感冒发热咳嗽，自服感冒药后，看似痊愈，实则热邪内陷，停留上焦。之所以出现焦虑烦躁失眠，是因为热在上焦，内扰心包。余热郁聚上焦，热势并不严重，但热聚时内迫有力，每次发作可用小柴胡冲剂缓解症状，但不能彻底清除上焦之余热，余热还可再次集聚。聚时内迫扰心则焦虑烦躁失眠，散时症状隐退，故而时作时止。因热在上焦，聚结之时，若致肺气不宣，使阳气不达于外，则怕冷；若致肺气不降，水道不行，必上溢于窍而出，则鼻流清涕。可见病机特点为余热在上焦，时聚时散，聚则内迫心包与肺。其奇处在于由里及表，郁热聚结时，致上焦不通，不宣则怕冷，不降则水逆。服小柴胡汤使"上焦得通，津液得下"，合其病机；白虎汤清透里热，散其热结；合生地、竹叶导热从小便走之；合大黄使热从大肠走之；羌活助其透达于表，藿香、苍术防石膏之寒，又醒脾胃之气。二诊更加连翘，入上焦，助散结透热之力。诸方药合机顺势，收到良好效果。

案八　低热反复三年案

提要

邪结半表半里，部位特异，病机不断演变，亦多变复杂。本案久热不退，其病机随体质演变的趋势明显，邪居结少阳，随脾胃内郁而易致中焦化源不足，既郁久化火，又有耗伤真阴之势。

病案

林某，女，19岁，2019年8月13日初诊。

主诉：低热37.5℃~38.3℃，反复发作3年余。

近半年明显消瘦，周身乏力，伴有微恶寒，尤以下午为甚，不欲食，时欲呕，咽部明显充血，时有咽痒，似有黏痰，月事正常。因在外地读书，且性格内向，不善言表，好学善思，不喜运动，虽有发热，但未影响其学习与生活，因此也未求医诊治。直至今半年乏力，不欲食，消瘦，暑假归来，前来诊治。舌质红苔厚，但根部少苔，脉细弦。为邪留结半表半里证，伴脾胃有湿浊且气血化生不足，以小柴胡汤合不换金正气散加减。

处方： 柴胡15克，黄芩9克，半夏9克，党参15克，苍术9克，厚朴15克，陈皮9克，藿香8克，羌活8克，砂仁6克，甘草6克。7剂水煎服。

8月18日复诊。病人服上方，3剂后热已退，精神爽，明显有食欲，且体力亦明显恢复，但仍微恶寒。查舌苔仍厚，根部少苔。考虑久热内耗真阴，继上方加玄参9克、麦冬9克。继服7剂。

辨奇

本病发热持续3年，仍是柴胡证之奇证。邪入半表半里并郁结盘踞其中，外不能出表，内不能入里，故邪易久留半表半里之中而发热持续多日，并有转为低热不退更久者。通常所讲"功能性低热"或"不明原因性低热"多属此列。本证咽部持续不愈且充血，咽之窍亦是半表半里之火寻窍而出之常见部位。《伤寒论》少阳病提纲证之"少阳之为病，口苦，咽干，目眩也"，口、咽、目皆是半表半里之火上燔而寻窍的部位，亦是临床通过这些部位判断邪之郁结于少阳的重要观察点。本证据此而断，邪郁结表里之间，长期不去，必影响于里或演化于里，常见上焦不通而生寒饮；或内迫脾胃生湿浊；或郁火内伏，暗耗真阴伤下焦肝肾，据体质不同而有异。病人性格内向，不善言表，好学善思，不喜运动，属脾胃内郁质，邪结少阳日久必然影响于中焦，是其主要趋势，且长期影响已波及脾胃气血之源，郁火日久亦郁伤真阴。但病机仍以邪结少阳为矛盾的主要方面，故而小柴胡汤合不换金正气散，方、证、病机相合且应其变，后少加滋阴收其功。可见病久3年，仍按柴胡证治，效若桴鼓。

案九　痛泻急迫反复案

提要

痛泻急迫，必与肝有关，轻则肝郁迫肠之痛泻要方证，重则肝郁病机演变致脾虚肾弱，肝郁有化火伤阴之机，郁火内伏并有下迫大肠之力。伏火内击大肠，与脾虚肾弱相合，脾肾之力不固，故而出现痛泻急迫之奇证。乌梅丸对证之治。

病案

孙某，女，37岁，2013年4月12日初诊。

主诉：腹痛、腹泻反复发作5年有余。

发作不定时间，每次都急迫，不敢旅行，不敢乘坐飞机、公交等，痛苦不堪。多家医院求治无效，服过痛泻要方、半夏泻心汤、参苓白术散等方药，服时有效，停药后不久症状即复发如前。现病人腹痛腹泻发作频繁，伴有腰酸乏力。舌质边红，苔薄白，脉弦细。此为脾肾两虚，肝失疏泄，拟以痛泻要方合四神丸加味。

处方：炒白术15克，炒白芍9克，防风9克，陈皮9克，补骨脂15克，吴茱萸15克，肉豆蔻10克，五味子9克，炙甘草6克，诃子9克。7剂水煎服。

4月19日复诊。病人服药期痛泻未发作。效不更方，继服上方7剂。

6月25日再诊。自述服上方后1个月未发作，甚为高兴，但近一周又出现痛泻且急迫，特别严重，不敢出门。舌脉同前，继用上方7剂。

7月3日又诊。症状又消失，效不更方，继上方15剂。

8月21日又诊。病人服上方后未发作，但近一周又发作同前，舌脉同前。症状反复发作，服药有效，但不能去根，当另求思路，改用乌梅丸加减。

处方：乌梅15克，细辛3克，干姜9克，当归6克，桂枝9克，黄柏9克，黄连6克，党参15克，蜀椒9克，补骨脂20克。7剂水煎服。

8月29日又诊。病人服上方周身舒适，且痛泻未发作，查舌质边红有明显减轻。继服上方15剂。

2014年7月15日又诊。自述服上方近10个月痛泻未作，近1个月又发作一次。查其舌边红，苔薄黄，脉细数。以上方加炒白术9克、炒白芍9克、防风9克、陈皮9克。7剂水煎服。

2016年9月12日，病人因外感咳嗽就诊，问其痛泻病症，病人告知，从上次服药至今未发作。

辨奇

痛泻是常；急迫是奇，是不该有之症。

痛泻是痛泻要方之主症，久病发作必伤肾亦属痛泻病症之必然。本案以此为思路，痛泻要方合四神丸亦是对证之治，故而有效。然虽有效，症状亦曾消失，看似治愈，却仍反复发作。细查病情，痛泻之症是其恒，急迫是其奇。肝之疏泄太过，内近于大肠，结合舌边红，为肝中有伏火，久泻伤肝阴，痛泻之时又合肝火之内动，故而疏泄太过而显痛泻急迫之状。虽为痛泻要方之证，但病机重点不是简单的肝郁脾弱肾虚，已演化为肝有阴亏伏火，肝是病机之关键，当属乌梅丸之病机。故以乌梅丸治之有效且能愈矣。

案十　腰酸阵汗悸晕案

提要

肝郁的内在演变规律，有脏腑之间演变，有阴阳之间演变，也有寒热之间演变，异常复杂。就脏腑而言，五脏与肝郁都有关系，如肝郁易致肺脾生寒，也易使肺中生热；肝与心，木火相生；肝郁易化火伤阴及肾等。本案以肝伤阴及肾为主线，阵汗悸晕是常，腰酸是奇。

病案

何某，女，55岁，2018年10月21日初诊。

主诉：阵发性汗出，心悸，头晕5年有余。

近半年出现腰酸乏力且明显加重，阵发性汗出、心悸、头晕，亦逐渐加重。5年前因情绪波动而逐渐出现阵阵出汗，心悸，时有头晕。经常服中药调治，多以更年期之肝郁论治，服用逍遥丸、柴胡加龙骨牡蛎汤、柴胡疏肝散等，病情时轻时重，近半年来又出现腰酸乏力症状，且阵汗悸晕逐渐加重。舌质红，体胖大，苔白厚，脉沉。似肝郁久及肾，肾阴虚合心火旺之证，拟补肾水合降火养心安神法，以知柏地黄丸合生脉加减。

处方：知母10克，黄柏10克，熟地20克，生地15克，山萸肉15克，山药15克，丹皮12克，泽泻9克，茯苓12克，西洋参10克，麦冬10克，五味子6克，醋鳖甲15克，龙骨30克。7剂水煎服。

10月28日复诊。服上方，症状明显改善，阵汗减轻很多，病人精神好，因出国半年，改上方30剂制膏，带出国服用。

2019年5月23日，病人回国后因外感就诊，并告知上次服完膏方后阵汗、心悸、头晕、腰酸已愈，并未复发。

辨奇

本案更年期症状辨证并不难，肝郁化火之病机一直存在，只是五年间治疗并不彻底，肝郁化火之机作为内在演变持续不停，一则化火扰心，一则乘脾。从心悸可明心神被扰；从舌体胖大苔白厚，可知困伤脾胃亦有存在，但这不是本案肝郁化火内在机制演化的主要趋势；舌红、阵汗、头晕说明肝郁化火致肝血内有伏热病机是持续不愈之核心，也是关键；半年来腰酸乏力的症状出现，为肝内伏热，内耗真阴之明证，病机的主要演变趋势与归宿亦明确，已由肝郁化火演变为肾虚易生火。两火相并，心火更旺，这是心悸、头晕、阵汗逐渐加重之因。然肝郁与肾阴虚相比，其矛盾的主要方面已转移为肾阴虚了，因此滋肾阴、泻火、养心安神是对证对势之法，知柏地黄汤亦是对证之经方。本案治疗不仅紧扣病机演变的主要矛盾，也抓住了矛盾的主要方面，精准用药，才收如此良效。

◆ 案十一　心悸喜呕胸满案 ◆

提要

柴胡证，邪结半表半里证形成，《伤寒论》提出"血弱气尽，腠理开，邪气因入，与正气相抟，结于胁下"，正虚邪陷而结。本案正虚缘于宗气与胃气大伤之后上、中、焦之间正气不足，邪陷而结于半表半里之膈下，继而波及上焦而心悸胸闷，下迫于胃而喜呕。

病案

刘某，女，46岁，2019年7月20日初诊。

主诉：恶心喜呕3月余，伴有心悸胸满不适1周。

病人1年前右肺恶性肿瘤术后，进行靶向化疗，一直有消化系统症状。停止化疗后，周身乏力，时觉体力不支，消化道症状消失，3个月前因感冒后出现恶心呕吐，此后每日都恶心喜呕，呕吐黏液性泡沫，近一周又出现胸满心悸。疑心脏问题，查心电图正常。病人易生气，口苦口黏，经常失眠，大便经常干燥，小便正常。舌红苔厚，脉细弱。此当柴胡证波及心脉之证，以小柴胡汤合不换金正气散及养心血安心神之药。

处方：柴胡15克，黄芩10克，半夏10克，党参15克，苍术10克，厚朴15克，陈皮10克，藿香8克，酒大黄6克，当归10克，丹参15克，炙远志10克，龙骨30克，砂仁6克，甘草6克。7剂水煎服。

8月13日复诊。服完7剂后，恶心喜呕、心悸胸满症状消失，精神状态明显好转。病人自行又取7剂服用，现仅有失眠。舌质红苔薄，脉细。继上方加炒酸枣仁30克以巩固疗效。

辨奇

本案恶心喜呕、呕吐黏液，继而出现心悸胸满，由胃症演变为心症，心胃症并见是谓奇案。纵观病人肺癌术后必大伤宗气，化疗亦重伤其胃。又逢外感，邪易侵宗气与胃气所主部位，尤其是宗气与胃气之间，即上、中焦之间，半表半里之胁膈部位。邪结于此即可形成柴胡证，喜呕、口苦就是柴胡证的主症，"但见一证便是"，断其柴胡证已是无疑。为什么继而出现心悸胸满之症？柴胡证内迫于胃出现恶心喜呕是常见症状，如何影响其心呢？邪结半表半里必然影响心肺之气的出入与升降，更重要的是影响脾气，使其不散精上行，宗气之形成不足。宗气"贯心脉司呼吸"，又加素体心肺不足与肝火内盛，故而心悸胸满亦是本病演化的必然之病理。治之本，以和解半表半里为核心，合以平和胃气、化浊散脾精以治脾胃，伍以养心之血脉、安心之神志以调其心，小柴胡汤、不换金正气散合当归、丹参养心血，炙远志、龙骨安心神。机明法对，方证相应，必会中病之的也。

案十二　心悸少腹气冲案

提要

中焦脾虚而生痰饮，痰饮随气而升降，上逆而出现类奔豚证。本案证似奔豚，但脾虚生痰是根本，与奔豚证肝气上逆有脏腑虚实之差异。

病案

陈某，女，50岁，2017年11月25日初诊。

主诉：心悸多年，近1个月加重。

病人自觉少腹气上冲，伴吐白色泡沫状痰，时有失眠，痛苦不堪，时有情绪发作。舌质淡红，苔白，脉沉。属苓桂术甘汤证。

处方：茯苓30克，桂枝10克，生白术12克，吴茱萸5克，干姜6克，半夏10克，党参15克，砂仁6克，甘草6克，生姜7片。7剂水煎服。

12月2日复诊。心悸明显减轻，少腹气上冲，伴吐白色泡沫状痰，时有失眠，并出现腹中闷胀。舌质淡红，苔白，脉沉。上方去吴茱萸，加大腹皮15克，7剂水煎服。

12月9日再诊。心悸，少腹气上冲，吐白色泡沫状痰，失眠明显好转，腹中闷胀消失。苔白，脉沉。

处方：茯苓30克，桂枝10克，生白术12克，干姜6克，甘草6克，生姜7片。7剂水煎服。

2018年6月25日又诊。自述自服上方30剂，偶有心悸，不碍工作，近日又出现心悸，少腹气上冲，吐白色泡沫状痰，失眠。现病人略有面部浮肿，苔白，脉沉。

处方：茯苓30克，桂枝10克，生白术12克，益智仁10克，干姜6克，甘草6克，生姜7片。7剂水煎服。

12月2日，病人带女儿看病求诊，询问其病情，述坚持自服上方60多剂，诸症消失，至今未发作。

辨奇

心悸小腹上冲为奇症，似奔豚证。但奔豚证往往气从少腹气上冲胸、咽喉，心悸出现也是在少腹气上冲之后。本症则是先心悸，后少腹气上冲，结合吐白色泡沫状痰，舌质淡红，苔白，脉沉，辨当属中焦脾虚痰饮证，用苓桂术甘汤。在治疗过程中，初诊合用吴茱萸汤，因吴茱萸的降气之性不利于脾气的升发，病人反而出现腹中闷胀。二诊去吴茱萸，加大腹皮，以消胀除满。再诊腹中闷胀消失，大腹皮去之，后又加益智仁温脾摄津收其功。整个过程，以苓桂术甘汤温化痰饮为基础，注重脾气的功能状态，以治其本。

案十三　咳逆欲呕泪涕案

提要

呕、泪、涕上逆而出之症，皆根于水道不降，反逆上冲。水道不降，实则上焦不通。上焦不通，又为邪结表里之间，故以小柴胡汤通上焦为治，而显奇效。

病案

伍某，男，51岁，2019年7月13日初诊。

主诉： 严重咳逆上气伴泪涕阵作月余。

病人素来体弱多病，有饮酒、吸烟习惯，因1个月前受风咳嗽，不予重视，发为咳逆上气，呼吸困难。于当地医院诊断为上呼吸道感染，以普通消炎药治疗。服药治疗无效，求诊于中医，予化痰止咳治疗，稍有好转，后又反复，近几日加重。咳逆发作，时欲呕吐，呼吸困难，泪涕纵横，胸中憋闷不适，吐白色黏液泡沫痰。望其面色无华，神情疲乏，脉弦稍数。舌红苔白厚，寐可纳可，二便调。如此严重肺气上冲，水道上冲，当以通降水道之小柴胡汤加减。

处方： 柴胡15克，黄芩10克，半夏10克，党参10克，干姜6克，五味子6克，麦冬15克，芦根15克，川贝母6个，旋覆花9克，木蝴蝶10克，砂仁6克，甘草6克。7剂，日1剂，水煎服。

7月20日复诊。服上方3剂后，咳逆上气明显改善，泪涕消失，7剂后诸症消失。继服上方7剂，以巩固疗效

辨奇

本案患者咳逆阵作，发作时特别严重，咳时欲呕，泪流涕出。咳、逆、欲呕、泪涕，皆为上冲之势，如此反常，是为奇。看似肺气上冲，实则肺有被迫之强大外力，一则不得宣，二则不得降。肺之四周被迫最常见之证就是邪结半表半里，上焦不通，这是导致肺气上逆的外力。肺本身之内力有二：一则半表半里之邪致三焦水道受阻，其水反迫肺中，不宣不降，水道更加不调；二则半表半里之少阳不布，易肺胃生寒，寒水相加且相激。内外合力，才出现如此严重之咳逆上气伴水道上逆而泪涕皆出之症。治疗关键在于解除外力之迫，散其内力之寒水，旋降肺气以和顺之性，小柴胡汤是巧治妙治之方。小柴胡汤可通上焦，和解表里，加干姜、五味子以温收肺气，通调水道；合旋覆花降气平逆；配以木蝴蝶清肺利咽；佐半夏疏通肺道，清降肺气；麦冬、芦根、川贝母助降肺，化其痰。诸药配合，巧则降水降气，散寒散结；妙则和解表里，上焦得通。本案虽无柴胡证的表现，但仅从肺气上冲如此严重进行思辨推理，由此及彼，对疾病内在病理关系精准把握，才拟出妙治巧方，获良效。

案十四　便秘经行反泻案

提要

便秘与腹泻交替发作，与月事有关。经行与肝藏血之功关系密切，平素肝郁，血热生燥而肠胃干燥便秘，若月事之前肝郁血瘀而阳不布，肠

胃反生寒湿腹泻。本案肠胃中燥与湿的交替发作与肝郁而致血热，血瘀交替主次变化相关，肠胃中的燥与湿交替，其机制与寒热往来相同，当领悟之。

病案

李某，女，36岁，2019年4月13日初诊。

主诉： 平素大便秘而不通，月经来时腹泻如水3年之久。

病人月经不调多年，量少色鲜，且有血块。易怒，大便秘干不通。近3年，经事来时腹泻如水，经事过后几天大便尚可，又逐渐大便不通。如此反复，甚为痛苦。曾服用调经中药，效果欠佳。舌质红苔白，脉弦数。证属厥阴血热血郁证与肠胃寒热往来证，处方以小柴胡汤加减透热转肠。

处方： 柴胡15克，黄芩10克，半夏10克，党参15克，生地20克，连翘15克，竹叶9克，丹参15克，酒大黄6克，桃仁12克，砂仁6克，甘草6克。7剂，经前3天停药，经后7天继服。

4月20日复诊。服上方大便偏软，但无腹泻，舌质仍红，苔厚，继续透血热于肠。继上方7剂。

5月11日又诊。病人服上方3剂，近月事将来，停药，月事如期而至，但仍有腹泻，次数明显减少，且仅持续了1天。月事过后1周，继服中药至今，查舌质红但较前轻，苔白，脉细。继上方加丹皮6克、炒栀子6克，7剂。

6月8日又诊。病人服上方后，月事如期而至，大便正常，无腹泻之兆。效不更方，坚持在月事之间服药。

8月13日，病人因感冒前来就诊治，并告之6月、7月经行无腹泻。

辨奇

本病之奇在于平素便秘，经行之时反而腹泻如水。从病人情绪易怒，月经来时量少，色鲜红且有血块，舌质红脉弦，诊为肝有郁火且血热血瘀之证并不困难，奇就奇在为什么有时秘时泻之反常。肝为厥阴，纳藏血液，同时内藏相火而升发敷布阳气于肠胃（土）。肝之血热血瘀证，既可以影响月经，又可以影响肠胃。一般情况下，肝血热极易波及肠胃，且易生燥，导致便秘等症。若恰逢月事，血热血瘀集中聚于宫中，反而会阻阳不布，肠胃则易生寒生湿而出现泻症。如此看来，便秘与腹泻实则寒热往来之变。寒热往来之变的本质在于厥阴肝血之热之瘀的聚与不聚。月事来时，聚于宫中则肠胃生寒而泻；月事不来时，血热不聚，则透散肠胃生热变燥。血热借月事而聚，反在肠胃表现为寒热之变，亦正说明厥阴之血热偏于半里，也为治疗提供了近里而泻、顺势而治的思路。明于此，治之关键在于使肝血之热邪清而透出。本案不可予一般意义上的泻肝凉血之法，因为病人的肠胃病久已不耐寒热了。血热不聚之时，肝之血热易透于肠胃排热而出，成了本病治疗之关键。治之选方，可借小柴胡汤开郁散结，清透少阳于阳明之力；加清营汤透营转气之功及桃核承气汤清导血热之用，以达透热转肠之效。在月事之间服药，反复几个月清透于肠，3年奇顽之疾愈也。如此巧析病机，顺势而为，灵变治法，活用经方，顽疾可拔，充分彰显临证辨奇之苦心与经典思维之神奇。

案十五　恐惧心慌失眠案

提要

肾生恐，恐为肾志。恐则气下，是恐志正常的生理特性对肾气的反作用以助肾之封藏。肾气生恐，恐对肾有反作用。若是出现恐惧症状，是肾在生恐而恐志外泛。同时，肾虚水泛生痰，痰与恐志又相互影响而加重。其根在肾虚，其标在痰饮与恐志相互加重。除痰饮，祛恐惧，当益肾养志，以固水纳恐。

病案

张某，女，21岁，2018年10月9日初诊。

主诉：恐惧，心慌，时失眠3个月。

病人于外地交流学习时渐生恐惧，甚至自哭，3个月前恐惧明显加重，不敢出门，心慌，失眠梦多，交流学习无法进行，遂休学，前来就诊。现心中恐惧明显，边说边流泪，心悸心慌，手不离纸，吐白色泡沫状黏痰。脉细，舌苔白厚，舌体略胖大，质淡红。恐属肾，且主水，白黏痰多，似属水饮作祟，肾水泛溢，以苓桂术甘汤加减。

处方： 茯苓20克，桂枝10克，炒白术15克，甘草6克，龙骨30克，牡蛎30克，生姜7片。7剂水煎服。

10月1日复诊。7剂后病人心情大好，恐惧症状明显减轻，但吐痰不减，心悸失眠仍同前，舌脉从前。继上方加减。

处方： 茯苓30克，桂枝10克，炒白术15克，甘草6克，干姜8克，生姜7片。7剂水煎服。

10月23日又诊。恐惧症状又有改善，效不更方，14剂水煎服。

11月6日又诊。恐惧症状时有时无，心悸失眠消失，但出现胸闷，白色泡沫状痰仍然很多，舌脉同前。考虑温化痰饮很重要，但断其生痰之源更重要。前方加益智仁10克、乌药10克。30剂水煎服。

12月11日又诊。服上方月余，恐惧症状消失，胸闷消失，但吐白色泡沫状痰，量比以前有所减少，舌脉同前。前方基础上加益智仁5克。30剂水煎服。

2019年2月25日又诊。病人坚服上方，恐惧症状消失，胸闷消失，吐白色泡沫状痰已经很少，舌脉同前。防止复发，拟前方加炒白芍6克，30剂水煎服。

5月21日又诊。病人坚持服上方至今，一切恢复正常。准备复学返校。拟前方颗粒剂予服。

辨奇

恐惧症状亦属奇症，原因不清。但恐志归肾，当与肾有关，结合心悸、心慌、失眠等症，系心肾关系出了问题。更有吐不尽的白色泡沫状黏液痰，自然诊断为痰饮作祟，随气机升降，扰心则悸慌。肾为水脏，肾志不固则生恐，肾志为肾气所化。正常五气化五志，并藏于五脏，不会显于外，本症恐志却显于外，说明肾志肾气不固。同样，水亦因此泛滥于上下，肾水变痰饮溢于口而吐泡沫状痰水。本案恐惧症为肾气不固而外显是为奇，肾水变痰饮上下泛滥是其恒。苓桂术甘汤温化痰饮之力有余，助肾固水纳恐之力不足，故治疗过程中，在温化痰饮的基础上逐渐加干姜、益智仁、乌药、炒白芍。干姜守而不走，有固津化饮之功，《金匮要略》以甘草干姜汤治疗肺痿吐浊沫症；益智仁、乌药有缩尿之功，实有益肾固精之力；炒白芍养营固津。本症收功之本在于益肾养志，固水纳恐也。

案十六　恶寒食后吐痰案

提要

肝郁之病机演变多端，常见肝中有郁火，同时脾肺有隐寒的寒热错杂病症。本案则在此基础上，脾肺隐寒进一步演变为痰湿水饮与肝火互结的复杂之机制，故而出现恶寒食反吐痰之奇症。

病案

郑某，男，52岁，2018年5月5日初诊。

主诉：恶寒伴食后大量吐痰半年余。

病人半年前因受凉感冒咳嗽，自服感冒止咳类中成药，此后出现周身怕冷症状，且一旦受凉即咳嗽吐白痰，鼻塞不利。平时不咳，但饮食后会吐出大量泡沫状白黏痰。大便不成形，曾服中药二陈汤等，效果不佳。现病人怕冷，食后吐痰较多，大便稀，小便正常，时有心烦。舌边尖红，苔白，脉弦细。似肝郁化火与脾肺有虚寒生痰，且痰火互结又有寒气裹之之复杂证。拟小柴胡汤合桂枝汤加减治之。

处方：柴胡15克，黄芩10克，半夏10克，党参15克，干姜6克，五味子6克，桂枝8克，炒白芍8克，羌活6克，芦根15克，砂仁6克，甘草6克。7剂水煎服。

5月12日复诊。服上方7剂，恶寒减轻，食后吐痰明显好转，效不更方，继服7剂。

1个月后，病人告知又坚持服了两周中药，症状全部消失，未再复发。

辨奇

本案之奇在于饮食后吐大量白色泡沫状痰。病人吐痰量多，恶寒，便溏，极似脾肺虚寒证，但舌边尖红，脉弦细，时有心烦，又有明显肝中火象。从病理关系而言，肝有郁火与脾肺有寒二者明显关联。肝气有郁，一方面肝内化火，另一方面极易导致相火不布天地（肺脾），致肺脾隐寒，久之，这种隐寒也会暴露出来，受凉后易咳嗽吐白痰就是肺中隐寒显现，大便溏亦是脾胃隐寒显现。肝有郁火与脾胃隐寒互相影响，构成本病的病理基础。每次饮食后病人吐大量泡沫状痰的奇症，当是这一基本病理与饮食气化之间在痰饮形成过程中所产生的联系与影响，分析其联系与影响是揭开这一奇症病机的关键所在。

本案之痰的形成自然离不开脾肺有寒的病理。脾主运化水湿，又是生痰之源；肺为水之上源，又是贮痰之器，在脾肺有隐寒的状态下，产生寒痰亦是病理之必然。寒痰久伏，也受肝火煎熬，故而此痰白黏呈泡沫状。饮食后吐痰量多，也必然与饮食气化分不开，饮食转化过程中出现异常气化是吐痰量多的关键。脾主运化水谷，一方面，脾气散精，上归于肺，而通调水道，水谷气化为津而行走水道；另一方面，中焦受气取汁变化而赤是谓血，水谷气化生血走血脉之道。若脾肺有隐寒隐痰，影响水谷气化，化水行水道与化血行血道之力显得不足，反而停而生痰，助生痰之源，如此则是饮食吐痰量多之奇症的内在机制。因此治疗本案的基本原则是在解决肝之郁火与脾肺之隐寒隐痰基本矛盾的同时，消除饮食后吐痰量多。当断其生痰之源，即助其化水行水道，化血行脉道。方中小柴胡汤加姜味是针对肝郁有火与脾肺有寒痰而设，小量桂枝汤以调营卫助饮食气化生血以行脉中；少量羌活助脾气散精以归于肺；芦根入肺下行以助肺通调水道；羌活、芦根合用，助饮食气化化水以行水道。诸药相伍，解决基本矛盾同时，顺应化水化血之生理，既可以断生痰之源，又可以助化痰饮转生理之力，如此奇症得除。

案十七　舌痛恶寒便数案

提要

本案症状，上有舌痛，下有便数，外有恶寒，且明显与生气、话多、辛辣因素有关，然真正病机却是少阴与少阳伏郁之火合病，这也是本案辨奇之关键。

病案

王某，女，50岁，2017年10月1日初诊。

主诉：舌体刺痛伴咽痛反复发作年余。

本次发作1周，病人生气，或言语过多，或食辛辣刺激食物等就会发作，每次发作先周身恶寒怕冷，伴有胸中不适；继而舌体刺痛不适，咽痛，同时小便频数，色赤，约两三天后自然消失。1周前因生气又发作，至诊未减轻，仍有恶寒，舌咽自觉疼痛，未见有溃疡。小便数，色赤。舌质红苔白，咽略红不肿，脉弦数。证似阳气郁结，化火扰心。

处方：柴胡15克，黄芩10克，半夏10克，党参15克，苍术10克，厚朴15克，陈皮10克，藿香6克，连翘15克，生地20克，竹叶6克，丹参15克，酒大黄6克，砂仁6克，甘草6克。7剂水煎服。

病人自服上方30余剂，1年未发。

辨奇

本案奇症颇多。舌体疼痛无疮为一奇；发作时先是恶寒又为一奇；发作时上有舌痛咽痛，下有便数色赤，更是一奇。辨清三奇及其关系并非易事。纵观病人，每生气、话多、辛辣等诱发因素清晰，但诱发因素并非真正病因病机。舌咽即少阳郁火上煽出窍之处，亦是少阴经所行之部位。少阳、少阴是郁火伏火极易内潜之经，本案显然少阴与少阳有火郁伏并已合病，有郁伏之火行走于两经之中。小便数与少阴心有关，亦与少阳三焦有关。色赤说明有热象，郁伏之火平时伏于少阴、少阳，每因生气、多食辛辣引动此火，阳气内郁，激动伏火，两阳相并，外则恶寒，内则上循经舌咽，下迫津输膀胱。痛属心症，虽无舌咽溃疡，但舌咽疼痛当属心火症。本次发作一周未愈，说明病机不仅仅为阳气郁，而是由郁至结，难以自行散发，伏火也因此不断激发而症状难消。因此，治愈本病不仅要散其郁结，更要导其伏火外出。小柴胡汤合平胃散，散郁结，调气机；生地、竹叶、丹参导热透火下行而走膀胱；连翘开结透火，是关键；酒大黄导热走肠。诸药合配，清透少阴少阳之伏火，舌痛、恶寒、便数之奇症得以拔根矣。

案十八　胸窒身麻气短案

提要

本案胸窒、身麻、气短症状属心属营，营之为病，有不养与不运之别，当进一步辨明关键所在。本案为营不运，其动力不足亦是显然，故而以调营、助营、运营治疗而取奇效。

病案

余某，女，29岁，2019年6月18日初诊。

主诉： 胸中窒闷，周身麻木乏力，气短月余，加重1周。

病人1个月前无明显因素出现胸闷，周身麻木乏力，气短，且逐渐加重，半夜急诊入院。血液生化、心电图、心脏彩超、核磁检查无异常。近一周胸中窒闷明显加重，尤其是半夜之时，突然闷醒，特别恐慌。现病人精神不振，胸中烦躁，就诊时伏桌不愿抬头，言语无力。脉沉而细，舌质红苔薄白。似心血不足，心神不安，拟养心血，益心气，予安心神之方。

处方： 当归10克，丹参15克，炙远志10克，龙骨30克，柴胡10克，枳壳8克，西洋参10克，麦冬8克，五味子6克，升麻6克，生黄芪30克，炒酸枣仁30克，桂枝9克，砂仁6克，甘草6克。7剂水煎服。

6月25日复诊。服上方症状减轻不明显，胸窒闷、身麻木仍然较重。服药期间，半夜又一次急诊入院，但到医院症状又减轻，遂回家。细查病情，胸窒闷、身麻木、气短，症状属于心，但关键在于营，重在调营养心，拟桂枝汤加补血助营益气方。

处方：桂枝9克，炒白芍12克，熟地20克，川芎9克，当归9克，麦冬9克，五味子6克，西洋参9克，炙黄芪30克，炒酸枣仁30克，砂仁6克，甘草6克。7剂水煎服。

7月2日又诊。服上方，效果甚好，3剂后胸窒闷、身麻气短奇迹般地消失了，且夜间也未发作。精神好，查舌脉正常，继前方去酸枣仁，加木瓜8克，以巩固疗效。7剂水煎服。

辨奇

本案病人胸闷、身麻、气短，病位属心，从养心血、益心气、安心神用药，效果不显，似药不对证。细析胸闷而窒塞明显，且半夜加重，是为奇，似属心阳虚有心寒。《伤寒论》中有"太阳病，下之后，脉促胸满者，桂枝去芍药汤主之""若微恶寒者，桂枝去芍药加附子汤主之"，是下后胸阳受挫而表邪将陷未陷之证。

《伤寒论》第62条云："发汗后，身疼痛，脉沉迟者，桂枝加芍药生姜各一两人参三两新加汤主之。"桂枝汤证身痛就是营弱不足。本案周身麻木与桂枝汤证周身疼痛病机相同，都属于营弱不足。心主营，营有营养与营运之分。胸中闷而窒且气短，显然属营弱不运。心营运行之力不足，故病之关键在营之运。胸中闷而窒与周身麻木相关联，都是心营之不运所致，不是简单的心之气血不足。调营、运营、助营是治疗之关键。若属《伤寒论》胸阳受挫之胸闷，决不用芍药，因芍药有助阴抑阳之用，而本症之奇在于营之运动不足。出现胸中闷而窒与周身麻木之奇症，应予桂枝汤重用白芍，合助营养血之生脉四物，生脉四物直接生血养营助营，具有桂枝新加汤之义，同时又代替桂枝汤服热米粥助胃生营之功，药、病、证、症相合，收到意想不到之效果。

案十九 晕吐流涕失禁案

提要

本案病人发怒而晕吐，上出痰水流涕，下则尿失禁，从病因病机而言，生气而病与肝胆有关；从症状关联性而言，与三焦膀胱水道有关。可见肝胆受气而气郁阳郁不布表现在了三焦膀胱之所主部位与功能，从而形成三焦气郁阳郁的核心病机。

病案

陈某，女，45岁，2019年4月13日初诊。

主诉：阵发性头晕伴有呕吐半年有余。

半年前，病人因生气而出现头晕，当时无呕吐等症，此后每次生气就会头晕伴呕吐。呕吐痰水混合物，吐时流清涕多，并伴有尿失禁，反复发作。血液生化检查、头部CT检查无异常。多次求治于中医诊疗，多予止呕之方，效果不显。舌质红，苔白厚，脉弦紧。证属少阳阳郁，三焦水溢证，予柴平汤加减。

处方：柴胡15克，黄芩10克，半夏10克，党参15克，苍术10克，厚朴15克，陈皮10克，藿香8克，益智仁12克，羌活6克，砂仁6克，甘草6克。7剂水煎服。

4月20日复诊。服上方7剂，病人周身轻松，1周头晕呕吐未发作，继上服方7剂。

4月27日再诊。近7日因生气发作一次，但明显减轻。效不更方。

9月14日病人因外感就诊，并告之自上次治疗后半年未发作。

辨奇

本案病因确定与生气有关，头晕呕吐亦是生气致病的常见病症，但呕吐为痰水，且吐时上则流涕，下则尿失禁是为奇。百病皆生于气，怒易伤气机，也易致郁，气郁阳郁是怒气致病的核心病机，但气郁阳郁的部位临床多见于肝胆。本案是否也在肝胆，当仔细辨析。呕吐头晕亦是肝胆常见症状，但吐出痰中带水，却明显与胃之水饮有关，且吐时流清涕与上焦关系密切，尿失禁与膀胱有关。可见三焦水道明显异常，清涕与尿失禁二症，既有下焦之水，阳虚失固一面；又有上焦之水，有寒的一面。三焦水道中有水、有寒、有阳不足。三焦亦是气道，亦是少阳之气敷布之处。本案以吐、涕、失禁为表现，三焦气郁阳郁则明。三焦之郁内迫于胃，则易呕吐；三焦相火郁而上煽，舌质红、头晕亦是必然；三焦少阳郁而不布不温，三焦之水则生寒而溢，亦是自然之理，在下焦影响膀胱失约而尿失禁，更是其理则明。

可见本案病在三焦，三焦火郁是核心病机，水溢、寒水、阳不足是其演化病机。通调三焦水道，清透和解郁火，正是小柴胡汤的主要功效。合平胃散助中焦运化；羌活去上焦之水，藿香和散中焦之水，益智仁温下焦膀胱之阳气，固膀胱且助膀胱之气化。方证相对，选药精准，以解三焦之郁，以调三焦之水，晕吐之症得除，吐水而涕而遗尿之奇症也自然而解。

案二十　晕吐发热便秘案

提要

"呕而发热"与"呕而不大便"在《伤寒论》中是典型的关联性柴胡症，本案年高劳累，且在季节转变之时出现少阳半表半里郁结之症，显然与三焦气化不及有关。三焦属少阳，上、中、下三焦为水道，亦为气道，年老气化不及，三焦易郁易滞，是产生柴胡证的内在因素，调三焦通水道与气道，亦是首选柴胡汤的依据所在。

病案

陈某，女，93岁，2018年9月22日初诊。

主诉：发热（38℃左右）伴头晕、呕吐、便秘周余。

病人1周前因每天打麻将半天，连续几日出现头晕呕吐，并发热怕冷，无汗，疑为感冒。服感冒药，症状略有减轻，但仍头晕，以早上为重。恶心，时有呕吐，不欲食，精神不振，喜欢静卧不动，发热38℃左右，无大便，无腹胀腹痛。现病人发热微恶寒，时轻时重，头晕，恶心喜呕，日有呕吐一次，默默不欲食，手足微冷，不大便四五日，静卧不言，神志时有不清，口黏而干。舌质淡红，苔白厚，脉弦佃。证似邪结半表半里证兼有表邪未解，拟小柴胡汤合桂枝汤方。

处方：柴胡15克，黄芩10克，半夏10克，党参15克，桂枝8克，炒白芍8克，藿香8克，羌活8克，砂仁6克，甘草6克，生姜3片，大枣3枚。2剂水煎服。

9月25日复诊。服上方2剂，精神明显好转，发热已退，服1剂时病人有微微振振战汗之象，已两天未恶心呕吐，大便一次而干。现病人微头晕，不欲食，舌质淡苔白厚，改柴平汤方。

处方：柴胡15克，黄芩10克，半夏10克，党参15克，苍术10克，厚朴15克，陈皮10克，藿香8克，砂仁6克，甘草6克，生姜3片，大枣3枚。5剂水煎服。

1周后家人告知病人已愈。

辨奇

本案病人年高劳累，且遇季节转换之时，出现了典型的柴胡证，并同时表现出两组典型且关联的邪结半表半里之奇症：一是"呕而发热"，一是"呕而不大便"。

先辨呕而发热症。"呕而发热"是柴胡症，《伤寒论》379条"呕而发热者，小柴胡汤主之"与149条"伤寒五六日，呕而发热者，柴胡汤证具，而以他药下之，柴胡证仍在者，复与柴胡汤"，呕与发热并见。大论中两种情况，一是邪在厥阴，若见呕而发热，是厥阴与少阳脏腑相连，乃脏邪还腑，自阴出阳，无阴邪变逆之患矣，是厥阴转出少阳之兆；二是伤寒五六日出现"呕而发热"者，呕是邪郁结少阳内迫于胃所致，发热是阳郁于少阳而化热外蒸，无恶寒说明邪郁结少阳有出表之势，正合小柴胡汤透达枢转之力。不明呕与发热关联且并见是少阳证的特点，而往往会误治。少阳病之呕，必兼发热，治以小柴胡汤。

再析"不大便而呕"症。《伤寒论》230条言"阳明病，胁下鞭满，不大便而呕，舌上白胎者，可与小柴胡汤。上焦得通，津液得下，胃气因和，身濈然汗出而解"。阳明病，腹满，不大便，舌上苔黄者，为邪热入腑，可下；若胁下硬满，虽不大便而呕，舌上白苔者，为邪未入腑，在表里之间。按六经常规辨证，胁下硬满与呕吐，病属少阳；不大便，病属阳明。若确为阳明实证，燥热亢盛，舌必焦燥。而本条"舌上白胎"，说明胃腑无热，故非属阳明。结合胸胁硬满与呕吐，知此"不大便"实因少阳枢机不利，津液不能下达，胃气不和，肠中干燥使然。其证类似阳明，但病机实属少阳，故治以小柴胡汤。

本案"呕而发热"与"不大便而呕"同时存在，更有头晕，手足冷更是少阳郁结之征，结合微恶寒，说明太阳表邪未尽，小柴胡汤合桂枝汤是对证之合方，热退呕止，更以柴平汤清理肠胃之气机与湿浊，也是合于病势使然。

附带指出，小柴胡汤使上焦得通的作用对老年人颇有益处，从机制而言，上焦之肺主宣降，若半表半里之邪气郁结，内迫于里，迫于上焦肺，则肺气不宣而郁滞；迫于中焦胃，则胃气不降而上逆。肺胃密切相关，胃气上壅则影响肺气之肃降而滞于肺，因此集中作用于上焦，致上焦之气不宣不降而郁滞不通。若半表半里邪解气通，则上焦得以宣发，胃气下行不逆而肺气得以肃降。上焦之郁滞得通，则能宣能降。故和解半表半里之后，首先解除了上焦不宣不降的病理状态，故而有"上焦得通"的药效。上焦得通，能宣能降，内则津液得下，通调水道，使上中下三焦之气得和。从老年人而言，老人表里上、中、下焦之气化功能缓慢，往往存在潜在病理产物及其病理因素，经常以小柴胡汤调理气机，和其表里，通其三焦，可以达到防病调气健身之目的。

案二十一　泻痛作汗欲脱案

提要

肝胆为郁火之体，内通半表半里，易郁火，亦泛表里之间。若内迫肠胃，则肠胃亦寒亦热；若外透其表，则表寒表热亦作。本案之机就肝胆伏火为本，肺、肠、胃隐寒伤阳为标，从而出现痛泻作汗，且有欲脱伤阳之奇症。

病案

阮某，男，65岁，2015年10月6日初诊。

主诉： 腹泻腹痛伴有周身恶寒作汗，反复发作4年余。

病人10年前行心脏搭桥术，5年前因胆石症行胆囊切除术，此后肠胃功能时好时坏。在一次受凉时腹泻如水，自觉周身怕冷。腹泻几次后，腹泻与恶寒自行消失，恢复如初。此后每隔一段时间，天气变冷或饮食稍凉，即腹泻恶寒。若腹泻严重，出现腹部疼痛时，必继出现周身汗出，四肢乏力，欲有虚脱之感，心中恐慌，休息片刻自行缓解，腹痛亦消失。持续4年之余。现病人口中异味，体质偏胖，面色红赤，语言有力。平素性情急躁易激动发怒。舌质红苔白厚，脉细弦。辨为肝胆郁火，脾胃夹肺经隐寒证。

处方： 柴胡15克，黄芩10克，半夏10克，党参15克，干姜6克，五味子6克，麦冬12克，苍术10克，厚朴12克，陈皮10克，藿香6克，桂枝8克，炒白芍8克，补骨脂15克，益智仁15克，砂仁6克，甘草6克。7剂水煎服。

10月13日复诊。服上方7剂，周身轻松，大便成形，余无不适，继上方7剂。

2017年6月10日，病人因外感就诊，告知服上方两个月，半年未发作痛泻、怕冷、汗出等症，且体质明显好转。

辨奇

本案病人腹泻与周身恶寒表里关联，腹痛与周身汗出表里关联，是为奇症。病人既往行心脏搭桥术与胆囊切除术，症状出现于术后，表明病人体质复杂，潜在的病理因素颇多，结合肥胖易怒、面赤、口中异味、舌红苔厚、脉细弦诸症，肝胆郁火潜伏已见其端，这是本案发病的重要内在因素。

然病人发作时却是腹中肠胃与表之间明显关联的症状出现，这一关联性奇症，当与肝胆郁火因素的进一步病理演化密切相关。肝、胆，一为厥阴，一为少阳，表里也。厥阴相火通过少阳升发敷布，犹如早上太阳升起，天地之间布满阳气而温煦，若少火郁而不升发，一则伏火于内，一则属于天地的肺、脾、肠、胃必有隐寒存在，这种隐寒久之又伤阳生湿。若叠加受凉等因素，症状必加重之。寒湿因外寒而凝聚下迫，肠胃因阳弱而不固下泻，如此腹泻之机明也。

然而，为什么会继而周身怕冷呢？此恶寒认识有多种，但腹泻与恶寒，先腹泻继周身恶寒，表里反应如此迅速，必与肺经有直接相关。本案虽肺症出现，但手太阴经起于中焦，下络大肠，还走胃口，与肠胃密切相关。肺经下行至下焦，又返还中焦至上焦，是营卫化生之过程。营卫行表，肺又宣达卫气于表，肠胃阳气不足，肠胃寒冷骤聚，肺经卫气亦骤减，体表必失温而恶寒。出现腹痛，说明腹中寒凝而滞，卫阳更加不足，表中卫阳不仅失于温煦，而且汗孔也开合失司，无力固津，必继周身汗出。汗为心汗，又因心有痼疾，心气骤减，也就出现心中恐慌而欲脱之证了。若腹中寒散阳通，表之恶寒汗出自然解除。

本案之奇症，因病因病机明确，从病机标本而分，肝胆伏郁之火为本，肺脾胃肠隐寒伤阳为标；从症状表里而分，肠胃之寒波及肺经营卫为里，卫阳失温失固为表。治疗以小柴胡汤其用二：一则清透肝胆伏火，一则调大气机，有利于肺经之升降，助卫气的升散。与姜味相伍，以温散脾、肺、肠、胃之隐寒；五味子收肺气入肺经，助肺经循行；桂、芍调理营卫；不换金正气散散肠胃之寒湿浊的凝滞；补骨脂、益智仁补肠胃之阳，固肠厚胃。诸小方合之，又蕴含生脉饮于其中，救心气欲脱之象。本案方药求标本，治本清透郁火，治标温散肠胃之隐寒；应表里，着力为助肺经运行，散寒敛气，调营和卫，大运气机于表里之间；治肠胃，去隐寒，散凝滞，厚肠胃，温固阳气；防欲脱，益营养心。如此灵效之方药，正切合本案之复杂机变，妙方妙药，杂合有序，顺机应变也。

案二十二　头痛欲裂呕吐案

提要

本案病性为肝郁火证为先，继发胃中寒生浊。就病势，肝郁之证易有外达、上逆、内迫。上逆与内迫又极易夹胃之寒浊上冲，直至头巅而作奇症。肝气夹胃浊上逆为吴茱萸汤证，肝气郁结外达之恶风汗出又属柴桂汤证，两方合治，其效显著。

病案

王某，女，42岁，2019年1月8日初诊。

主诉：心情不畅后头痛周余，头痛伴呕吐2天。

病人头痛呈阵发性，痛时欲裂，巅顶部疼痛尤甚。现头痛欲裂，伴有呕吐，吐出清涎之物，口苦，时有恶风汗出，不欲饮食。舌质淡红，苔白腻，脉弦。乃少阳郁结，夹胃之阴寒浊逆内盛，拟柴胡桂枝汤合吴茱萸汤加减。

处方：吴茱萸6克，姜半夏10克，党参15克，干姜4克，黄芩10克，柴胡12克，桂枝4克，炒白芍4克，砂仁6克，甘草6克。4剂水煎服。

4月6日病人因咳嗽就诊，问其头痛病症，告知服上次药后头痛、呕吐症状消失。

辨奇

因心情不畅而致肝气郁结是常见证。肝气郁结易致少阳不生不升，从而少火不布易生壮火。本证口苦且恶风汗出，是少阳郁结外达偏表；头痛亦是少阳郁而上逆之兆；呕吐不欲食说明少阳郁结而有内迫之势。显然，本案为肝气郁而致少阳郁结证，已表现外达、上逆、内迫3种趋势。三势并行，是为恒；上逆、内迫二势特重且互为加重，是为奇。头痛欲裂且多巅顶痛、呕吐且清涎寒饮吐出是本病的突出特征。头痛、呕吐清涎为肝郁少阳，化火上逆，并夹胃寒饮浊上冲于头巅，故采用清转少阳，以柴胡桂枝汤为基础，合以降其胃之寒浊的吴茱萸汤治疗。病人有口苦之少阳证，时有恶风汗出，是少阳郁结达外，用柴胡桂枝汤的症状依据。378条言"干呕，吐涎沫，头痛者，吴茱萸汤主之"，头痛、寒呕是吴茱萸汤的主症，病、症、证与方相应相合，效果显著是自然之事也。

案二十三　晨起咳嗽便秘案

提要

晨咳不愈为奇。晨与少阳有关，少阳郁火易生肺、胃肠之寒。少阳郁火、肺寒、胃肠之寒又可交并发作，故而产生本案之奇证，提示少阳郁火这一病机在人体可继发许多方面的病理变化，临证识奇当充分认识少阳郁火病机演化的复杂性与多变性。

病案

李某，男，47岁，2019年5月21日初诊。

主诉：晨起即咳嗽吐白痰月余。

病人晨起咳嗽明显加重伴便秘5天，咳白痰，无吸烟史，自服止咳消炎药治疗效不佳。现症见咳嗽咳痰，晨起甚，痰多白黏，双眼易流泪，大便干结。舌质红，苔白厚，脉弦滑。诊为少阳郁火兼肺寒，拟小柴胡汤合干姜、五味子加减。

处方：柴胡15克，黄芩10克，姜半夏10克，党参15克，干姜6克，五味子6克，麦冬15克，芦根15克，川贝母6克，蜜枇杷叶15克，瓜蒌15克，砂仁6克，甘草6克。7剂水煎服。

病人电话告知，服药后效果好，上述症状消失。

辨奇

病人晨起咳嗽甚为奇。咳嗽属肺症，本案辨证之关键在于"晨起"咳嗽、便秘、吐白黏痰。此发病与时辰有关，晨起为少阳之气升发之时，说明咳嗽之肺症与少阳有关。一般而言，少阳郁而阳气不生不布，则胃肠与肺最易生寒。肺为天，胃肠为地，但由于少阳郁易化火，火邪之作用，使少阳郁、肺寒、胃肠寒3种基本病机变得复杂，往往表现为少阳郁而肺、胃肠之寒渐渐化火。本案病人痰白黏，为肺中寒饮，虽然化火，但仍以寒为主，只是白痰而黏；双眼易流泪为少阳火逆，大便干结为肠已化火生燥；舌质红提示少阳郁结化火化热之象，故仍用小柴胡汤加干姜、五味子治疗少阳郁火肺寒。96条小柴胡汤证加减中，若咳嗽，可加干姜、五味子。干姜、五味子温肺止咳，为治疗寒饮咳嗽要药；麦冬、芦根能清热养阴，同时制约干姜温燥之性；痰黏，大便干结，用瓜蒌清热化痰，润肠通便；蜜枇杷叶止咳。

案二十四　早餐之后欲呕案

提要

餐后欲呕是奇，仅早餐后欲呕更为奇。究其病机，病位在胃之上焦，病性为胃浊一夜郁积，胃之上焦浊郁，病程1个月，胃痞症出现印证此理，但必有化热之变，胃之上焦浊热郁结病机形成。

病案

赵某，女，27岁，2019年3月31日初诊。

主诉：早餐后欲呕不适2月余，伴胃脘痞闷月余。

病人两个月前因聚餐过饱（无饮酒），次日早上出现呕吐，呕吐物为聚餐所食不化之物，无腹痛腹泻。从此每天早餐后胃中不适欲呕，但无吐出。1个月前又出现胃脘痞闷不通，时轻时重，无胃脘疼痛。现病人早餐后欲呕明显，胃痞闷，甚为痛苦，周身疲倦乏力，二便正常，自觉口苦，口中黏腻。舌质红苔薄白，脉弦。辨为胃浊不降，上逆欲呕，拟半夏泻心汤合不换金正气散及吴茱萸汤加减。

处方：半夏9克，黄连6克，黄芩6克，干姜6克，党参15克，苍术9克，厚朴12克，陈皮9克，藿香9克，吴茱萸4克，酒大黄6克，砂仁6克，甘草6克。7剂水煎服。

4月6日复诊。病人服上方明显好转，早餐后有轻微欲呕感，仍有胃中痞闷，大便微溏，口苦，口中黏腻，脉弦。上方去大黄，加炒麦芽、炒谷芽各6克。7剂水煎服。

4月13日再诊。病人早餐后欲呕、胃痞消失，仅有轻微口苦。舌质红苔薄白，脉弦。以小柴胡汤加减调气机收功。

辨奇

本证早餐后欲呕是奇症。聚餐过饱，伤及脾胃是其因，脾胃不复，自然胃浊不降，聚于心下。但病证较轻，仅早餐后有欲呕感，说明胃浊于胃之上口（胃之上焦），胃浊得温欲溃于上而有欲呕感。243条言"食谷欲呕，属阳明也，吴茱萸汤主之。得汤反剧者，属上焦也"。病在胃之上焦已是明证。但为什么仅早餐后欲呕？说明经过一夜的脾胃运化，胃浊不降，浊聚胃之上焦，早晨之时相对浊聚较重。继一个月后又出现胃痞闷不通，更是说明病机在胃之上焦。脾胃不升不降，郁于胃之上焦，口苦，说明胃生郁热；舌苔虽无厚腻，但病人自觉口中黏腻，更是胃有浊湿之明兆。周身乏力，亦是脾胃浊郁而不能灌四旁所致。半夏泻心汤调脾胃之升清降浊，吴茱萸汤助其降浊，不换金正气散助其升清，证与方相应，故而病症消失而愈。

案二十五　吐沫三日一作案

提要

呕吐白色泡沫状黏液为胃中寒浊之吴茱萸汤证，但服之有效又反复发作，不能去根，是为奇。究其因，在寒浊基础上又有肝郁化火，致寒、火、痰病理交织，故而为奇。

病案

厉某，男，57岁，2018年3月13日初诊。

主诉：呕吐白色泡沫状黏液半年余。

病人呕吐白色泡沫状黏液，三四日发作一次。发作前一日周身不适，不欲饮食。往往发于清晨5~6时，先头晕目眩，继而吐泡沫状黏液，痛苦不堪，吐后昏昏沉沉，休息1小时左右恢复正常，反复发作半年有余。胃镜检查示漫性浅表性胃炎。病人平素性情急怒，舌质淡，苔白厚，脉沉。诊为胃中寒浊吴茱萸汤证。

处方：吴茱萸6克，干姜6克，半夏9克，红参6克，旋覆花9克，砂仁6克，甘草6克。7剂水煎服。

3月21日复诊。呕吐黏液明显减轻，但仍三四日一次。继上方7剂。

4月21日再诊。病情未见明显好转，只是呕吐程度减轻。病人自行停药，症状复前。看似为吴茱萸汤证，但不能除根，细究其性情急躁易怒，或与肝气旺有关，改另方探之。

处方：柴胡15克，黄芩10克，半夏10克，红参6克，干姜6克，牡蛎15克，吴茱萸6克，砂仁6克，甘草6克。7剂以观后效。

4月28日又诊。效果明显，1周未发作。效不更方，继上方15剂。

6月24日又诊。病人近一周又发作一次，与发怒明显相关，继上方15剂。

2019年5月21又诊。近一年未作，但近几日自觉头晕不适，未呕吐，以小柴胡汤加减调理即可。

辨奇

呕吐白黏液，为胃中有寒浊。"食谷欲呕""干呕，吐涎沫，头痛"是吴茱萸汤明证，用之有效，但反复发作，不能去根。细究之，本证胃有寒浊是其恒，但浊从胃生有其理，其寒从何来？之所以用吴茱萸汤有效，是因其去寒浊之功；之所以有效而不能断其根，是因为寒浊不断产生。本案有其奇，当寻探之。病人平素性情急怒，当内有肝火郁结之隐机。少火不布，胃肠必有寒生浊聚。可见胃中寒浊是其恒，亦是标；肝有郁结，少阳不布是其奇，亦是本。故小柴胡汤合吴茱萸汤而获奇效。

案二十六　暮时低热恶心案

提要

顽固性低热，临证辨治难度大，但往往从低热病症之特异之处切入，是识证用药的关键。本案之奇，在于时间性，下午5~7时正是阳气聚而入阴之时，这一自然界阳气的运转特点是辨识低热的切入点。

病案

李某，男，19岁，2019年7月2日初诊。

主诉： 傍晚低热伴恶心、腰酸、乏力2月余，加重周余。

病人两个月前感冒发热、恶寒、咳嗽，服感冒药后，恶寒、咳嗽症状消失，仅有傍晚低热（37.3℃左右）不退，且有不欲食、恶心感。时有腰酸乏力，近两周恶心感明显加重，尤其是暮时低热，时恶心欲呕。无怕冷，平时前额部与两目间亦自觉有热感，腰酸乏力，睡眠可，无盗汗、自汗，二便正常。舌质红苔白厚，脉弦。似属阳明少阳合病，以小柴胡汤、白虎汤、不换金正气散三方合用加减。

处方： 柴胡15克，黄芩10克，半夏10克，党参15克，生石膏30克，知母6克，苍术10克，厚朴15克，陈皮10克，藿香6克，羌活6克，砂仁6克，甘草6克。7剂水煎服。

7月6日复诊。病人服上方后周身轻松，恶心、腰酸、乏力明显改善，但仍有暮时低热不退。舌苔白厚已退，轻微口苦，脉弦。继以柴白汤加减。

处方： 柴胡15克，黄芩10克，半夏10克，党参15克，生石膏30克，知母6克，羌活6克，砂仁6克，甘草6克。7剂水煎服。

辨奇

病人低热不退，从发病到持续时间如此之久，显然是感冒后余邪不清，留着缠绵。低热发作时间在下午5~7时，正是阳气入阴之时，是为奇。一日之中阳气转阴，其过程当是阳气先聚，阳明气旺，然后破阴而入，转入太阴。人体阳气相应从右边降下入阴，借肺胃阳明之气转入阴中，与天相应，亦有阳明之阳气先聚再破太阴而入。病人在下午5~7时发热，正说明阳转阴的过程出了问题。外邪留着不去，少阳被郁或自郁，日久必影响脾胃，恶心、舌苔白厚就是明证。之所以此时发热，也正是阳欲聚而转太阴之时。太阴有湿产生，转入受到郁阻，病人前额及两目间自觉热感明显。前额属阳明，说明阳明亦有热也。无恶寒说明不在太阳，就三阳而论，病当少阳、阳明有热或郁。

傍晚之时，随着自然阳气集聚不断加重，又加余邪，此时有4种趋势。从阳气运行规律方面看，一则阳受阻不转阴，阳郁而加重会化火；一则阳气郁聚，正邪交争剧烈。这两种趋势必然会出现发热明显。另有两种则是从脏腑运行规律来看，即向内发展，肺胃从右下降受阻，一则胃气不降而反上逆恶心；二则肺气下降之令不行，肺不生肾水，腰酸就是证明。

可见本案之奇，在发作时间上，正是太阳西落转夜之时。从大气转运的角度，是阳气转阴的关键之时；从病机角度，关键在于阳蓄聚而不能转阴；从傍晚发作与病势发展角度，邪在表，阳郁聚抗邪外，太阴脾有湿气，阻阳内潜，肺胃不降，胃逆而恶呕，肺不降不生水。治疗关键有二：一则顺应人与自然之气运行之序势；二则解阳郁，透势向外。小柴胡汤中柴胡升肝于左，黄芩降肺于右；半夏、人参、甘草调中调枢以助左右，能调人身顺应自然之运序。同时，小柴胡汤可调理三焦之上中与半表半里之气机，并助透解阳郁与邪热；又合白虎汤内降肺胃之气，外清透阳郁热邪；再配不换金正气散醒脾化湿以除阳转阴道路之湿阻。三方合用，切中病机，且重点以调顺一日阳气运行之规律为核心，也是治疗之关键，也是根治本案的机要所在。

案二十七　腰上汗子时闷案

提要

腰上汗出，半年后子时又有胸中闷症出现，说明病理在演化，由郁火而波及营卫气血，且表现于子时胸闷，营卫运行失常，充分体现阳气与营卫的生理与病理关系。

病案

林某，女，51岁，2015年8月6日初诊。

主诉： 腰以上汗出，腰以下无汗3年，夜半子时胸悸胸闷半年。

病人 3 年前外感发热，经治疗后感冒症状消失，此后出现汗出症状，特别是上半身汗多，余无不适。曾寻中医治疗，服玉屏风散合桂枝汤，效果时好时坏。半年前又因情绪波动不稳，出现夜半胸悸闷不适，查心电图正常，也未行治疗。现每天都有阵发性汗出，发作时腰上有汗，腰下无汗，子时胸悸闷不适，持续一两个小时，时有心烦失眠。舌质红苔白脉弦。证似营卫郁滞并心气不运，拟小柴胡汤合桂枝汤与养心安神药。

处方： 柴胡 15 克，黄芩 10 克，半夏 10 克，党参 15 克，桂枝 10 克，炒白芍 12 克，当归 10 克，丹参 15 克，炙远志 10 克，龙骨 30 克，砂仁 6 克，甘草 6 克。7 剂水煎服。

8 月 13 日复诊。服上方 7 剂，上半身汗出如常，但胸闷明显减轻，效不更方。继上方 14 剂。

9 月 4 日再诊。腰上汗出明显减轻，但胸闷又如从前。调方如下。

处方： 柴胡 15 克，黄芩 10 克，半夏 10 克，党参 15 克，桂枝 10 克，炒白芍 12 克，麦冬 10 克，五味子 8 克，连翘 15 克，砂仁 6 克，甘草 6 克。14 剂水煎服。

10 月 5 日又诊。服上方 14 剂，汗出、胸悸闷已消失，继服上方 14 剂。

2017 年 7 月 6 日，病人又来诊病，述其上半身汗出与夜半胸悸闷已有一年多未发作，但近 1 个月又有轻微感觉，恐其复发。查舌红苔白脉弦。仍以前方 14 剂调治。

11 月 8 日，告之汗出胸悸闷未再发作。

辨奇

本案有三奇：一奇为腰以上汗出，二奇为夜半子时胸悸闷，三奇为二者相继出现。腰以上汗出症，其病机当有二：一是阳气内郁，一是营卫不和。结合外感发热病愈后出现，当与营卫不和有关；又因舌红脉弦，当与阳气内郁有关。病程如此之长可知，人体之阳气运行以营卫为体，营卫之运行又以阳气为动力，《素问》云："阳气者若天与日，失其所则折寿而不彰……阳因而上，卫外者也。"阳气郁滞而失运，营卫失和而不行，构成了夜半胸闷的基本病机。

由此可以推理，因情绪波动，伤气机运动，加重阳气郁滞，久汗又伤心之气血阴阳，发展为心疾则是必然。从治疗效果反推其机制，当是心之营阴受损，故而用当归、丹参、炙远志、龙骨养心血安心神，暂时有效而长期不佳，合之生脉方而效果显现。夜半子时，少阴之阳欲生，若心之营阴不足，也极易随阳生之时而动气，继而出现胸悸闷不适，由此可以明晰其病机演化。小柴胡汤、桂枝汤、生脉饮，三经方合治能治愈本案，是切合病机及演化之由也。

案二十八　久泻失眠腰痛案

提要

本案在久泻基础上，又逢酒性湿热之体，呈伤阴助火之势，更易致肠胃薄弱，腹泻加重，无运化之功而呈水样。失眠腰痛呈现病位于肾，是求本之阴阳，而用补肾阴加降火厚肠固收之法。

病案

吴某，男，59岁，2017年9月13日初诊。

主诉：腹泻反复发作两年余，近1个月加重。

病人大便泻下时呈水样，日三四次，无腹痛。严重失眠，腰部酸痛无力，精神不振，平素喜饮酒。舌质红苔少，仅舌根部有腻苔，脉沉细。既往服用痛泻要方、半夏泻心汤、四神丸等，效果不明显。考虑腹泻时间长久，必伤阴而内热，失眠、腰酸痛症状是肾阴虚之症，拟滋阴补肾并用，清肠厚肠并举，降火安神并进，以知柏地黄汤加减。

处方：知母10克，黄柏10克，熟地15克，生地15克，山萸肉15克，山药15克，丹皮10克，泽泻10克，茯苓15克，炒酸枣仁30克，补骨脂10克，菟丝子10克，夜交藤30克，麦冬10克，五味子10克，枸杞10克，地骨皮15克。7剂水煎服。

9月20日复诊。服上7剂，腹泻症状明显减轻，睡眠也有好转，但仍腰酸乏力。舌脉同前。继上方加益智仁12克，7剂水煎服。

9月27日再诊。腰酸痛明显好转，大便成形，但仍日三四次，时有失眠。舌质转淡，舌苔前半已生出，舌根部舌苔变薄。继前方去酸枣仁，加乌梅10克。20剂水煎服。

2018年3月11日又诊。病人自述服药后大便正常，失眠、腰酸痛也消失。现因春节饮食不节，酒饮有过，近一周又出现腹泻腰酸微痛，但无失眠，恐其复发。查舌质红，苔薄，脉沉细。仍以知柏地黄汤加减。

处方：知母10克，黄柏10克，熟地24克，山萸肉15克，山药15克，丹皮10克，泽泻10克，茯苓15克，补骨脂10克，菟丝子10克，益智仁10克，五味子10克，枸杞10克，诃子9克。10剂水煎服。

3月20日又诊。服上方10剂，症状消失。继予上方10剂，以巩固疗效。

辨奇

腹泻症状有急泻、久泻之分。久泻之症，必伤五脏之气，或阴或阳。一般而言，伤阳者多伤脾肾。159条"下利不止……利不止，医以理中与之，利益甚。理中者，理中焦，此利在下焦"，说明久利伤阳，轻者伤脾阳，重者伤肾阳。久泻阴者，多伤肝肾之阴，肝肾在下焦，大肠亦在下焦，乌梅丸"亦主久利"，实则治久利伤及肝阴之证。至于久利伤阴还是伤阳，伤脾、伤肝还是伤肾，必须结合体质及临床症状判别。

病人好酒，酒性湿热，易伤阴耗气，本案在久泻基础上又合酒性湿热之体质，伤阴化热之势已成为必然。从病势角度，显然不是痛泻要方、半夏泻心汤、四神丸之证。现病人出现失眠、腰酸痛、舌质红之症，已见肾阴虚夹有火热之端，是在久泻之恒症基础上，出现伤阴致肾阴有火又夹下焦湿热的失眠腰酸痛之奇症。久泻之大肠薄弱环节表现加重，同时肾阴虚腰痛失眠症状出现，致使先天肾气与后天大肠之气的关系被破坏。先天的生命运化传导无力而不固，后天大肠亦薄弱而无法支持充养先天，致先天更加亏损，故治疗以先天之肾阴为主，后天厚肠固肠为辅。知柏地黄汤对证治之，以滋阴与补肾之品并用，清肠与厚肠并举，降火与安神合用，谨守病势与病机，灵活加减，因获良效。

◆ 案二十九 头背痛难俯仰案 ◆

提要

月事逢发怒受寒，血亏气滞寒凝合而为之，肝郁筋缩，头背之筋曲直不能，肝郁迫胃则胃中滞痛，病机核心在肝郁，其表现于外则筋不曲直，内则乘犯脾胃，是逍遥散对应之证。

病案

余某，女，29岁，2019年1月1日初诊。

主诉： 头痛背痛不能俯仰月余，伴胃脘疼痛周余。

病人1个月前月事来时发怒后受寒，次日月经消失。头痛背痛不能俯仰，无鼻塞流涕，亦无发热恶寒。自以为感冒，服感冒药后头背痛略减。近1周自觉胃部不适，逐渐疼痛，无恶心呕吐。现病人头痛背痛，不能俯仰，转动尚可，胃痛喜按，大便微溏，睡觉欠佳，心易生烦。舌质红苔薄白，脉弦而细。断为肝血郁滞，拟丹栀逍遥散加减。

处方： 丹皮10克，炒栀子10克，当归10克，炒白芍10克，柴胡10克，薄荷6克，茯苓12克，炒白术10克，炙黄芪20克，炒麦芽6克，炒酸枣仁30克，砂仁6克，甘草6克。7剂水煎服。

1月8日复诊。服上方后头痛、背痛、胃痛消失，心烦、便溏消失，仅觉周身疲劳。查舌质红苔薄，脉弦。效不更方，7剂水煎服。

1月15日再诊。诸症消失，舌脉正常，仅以逍遥散加味巩固疗效。

处方： 当归10克，炒白芍10克，柴胡10克，薄荷6克，茯苓12克，炒白术10克，炙黄芪20克，炒麦芽6克，木瓜8克，砂仁6克，甘草6克。7剂水煎服。

辨奇

本症之奇在于头、背、胃之疼痛不能俯仰。不能俯仰在于肝，肝属木，木曰曲直，能曲能直是木之特性，体现木气之生升。肝具有木的特性，其体在筋，筋具有曲直之功，头背不能俯仰即头背之筋失去曲直之功。究病人一个月前恰逢月事来潮，又生气受寒，显然内伤肝血，血郁寒凝是头背疼痛的起始因素，月事停止是其明证。又查近一周胃脘痛，显然肝血郁之病机在不断演变。从便溏心烦则知，内迫脾气而不升，肝郁化火而扰心，胃痛亦是肝郁犯胃，头、背、胃之痛不能俯仰皆是内在肝郁血滞之恒证基础上的奇症。故以丹栀逍遥散平淡之方而出现奇特之效，方中加炒黄芪、炒麦芽，是顺脾气升发特性，又助肝气舒展之功。

本案以平淡逍遥拟方，却有神奇之功，进一步悟得肝郁之病机内在肝之本身，亦有脏腑演化：一则乘犯脾胃，胃不和，不得卧，胃胀、胃痛、不欲食而不逍遥；一则化火上逆犯心，则心烦失眠更为痛苦不堪；一则劫阴及肾，肾虚骨软，自不逍遥；一则侮肺金，或咳或闷。肝主筋，筋主动，能使人轻便运动则更显逍遥，若病之，不得屈伸，或痛或酸，更是难以轻便逍遥言之。从神方面看，是致苦不可言的内在症状，尤其表现在神志方面；从形方面看，亦是易出现筋不能动的难以轻便之病症。故而逍遥散调之，而显神功也。

案三十　憋闷舌缩呃气案

提要

本案属上焦不通所致呼吸困难、憋闷之病症，而舌根收缩、呃气是邪结半表半里之变症，据此诊为柴胡证。然邪盘踞半表半里，亦必有演化之机，从而继发肺寒及阳郁化火并存的复杂机制。本案之奇为呼吸困难，憋闷，上焦闭塞病症明显，且出现舌根收缩与呃气贯喉之症。

病案

林某，女，36岁，2019年7月13日初诊。

主诉：严重胸中憋闷半年余，伴有舌体后缩，不停呃气月余。

半年前病人因不明原因的严重胸闷，呼吸困难，于某医院诊断为肺部小气道功能障碍伴少量炎症，行普通消炎药治疗。服药治疗无果，又于他院诊断为自主神经功能失调，行盐酸度洛西汀、氯硝西泮等西药治疗，呼吸困难反复，又发心悸、胃胀、反酸、严重呃逆等症状。后又反复检查、治疗，症状未见好转。其间求诊于中医，诊断为寒湿困脾证，予以艾灸加中药汤剂治疗，稍有好转，但依旧反复。近一个月来胸中憋闷不减，又出现舌头后坠缩，抬头张口不适，吐白色黏液状泡沫痰，四肢无力，自觉口腔收缩感强烈，喉部异物感，中焦有气贯顶咽喉，须以呃气方式排出，否则有窒息感，下午四五时至后半夜尤甚。望其体质肥胖，面色疲乏无华，焦虑烦闷，失眠纳差，二便正常。脉弦，舌红苔白。诸症集中于上焦，上焦不通明显，当通其上焦。拟以小柴胡汤加减。

处方： 柴胡15克，黄芩10克，半夏10克，西洋参10克，干姜6克，五味子6克，麦冬15克，芦根15克，川贝母5克，砂仁6克，甘草6克。7剂水煎服。

7月19日复诊。症状大减，呃气、胸憋闷明显好转，舌后缩感消失。效不更方，继上方7剂。

7月26日再诊。诸症消失，病家甚喜，继上方14剂以巩固疗效。

辨奇

观其脉症，看似病症复杂，但都集中于上焦，表现为上焦不通。上焦不畅通，不外乎外邪内迫与中、下焦之气不下行所致。上焦外闭，内下不通，憋闷之呼吸困难，是上焦不通的突出表现。但病机之关键并不在此。舌缩并主动呃气是病之本质的外在表现，舌缩为舌根之筋抽缩，近咽部，属半表半里；呃气虽是主动呃气，但亦属动膈上冲，是邪结膈位欲动，又加主动意为才发呃气。膈位属上中焦之间，亦为半表半里，可见本病邪属半表半里。但由于病程较长，邪结半表半里必在演化：其一，阳郁不生而肺亦生寒，肺不下行，水道不通，故寒水相并又兼阳郁生火，暗自煎熬，故咳吐白色泡沫状之痰；其二，阳郁化火，扰心则心悸，火易激膈动气。治疗本病之关键在于解除半表半里之郁结，以通上焦，上焦得通，诸症皆失。小柴胡汤是对证之方。《伤寒论》明确指出小柴胡汤具有通上焦之功,服小柴胡汤后"上焦得通,津液得下,胃气因和"。此案因得灵验之治。

<h2>案三十一　腰颈背痛矢气案</h2>

提要

腰、颈、背与小肠同属太阳,有相应之力,病理上相互影响。脾胃升降气化,若集中表现于小肠失职,则出现小肠与腰、颈、背之病理。本案矢气与小肠相关,是认病之关键;小肠与腰、颈、背同属太阳,是病变之关键;脾胃升降与小肠泌别之功能,是治病之关键。

病案

刘某,女,68岁,2019年6月15日初诊。

主诉:腰、颈、背酸痛半年余,矢气频频月余。

每次发作,声喧气臭,几乎不得间歇,难以对人,故病人不愿出门社交,在家吃饭也独自一房,特别痛苦。大便稀软,日三四次,时有欲呕不适,小便正常,舌质苔白,脉沉。证属肠胃升降失司伴脾肾阳虚证。

处方:半夏10克,黄连6克,黄芩6克,干姜8克,党参15克,补骨脂15克,益智仁15克,诃子10克,葛根20克,炒酸枣仁30克,砂仁6克,甘草6克。7剂水煎服。

6月22日复诊。服上方矢气明显减轻,次数亦减轻,欲呕消失,大便仍日3次,腰、颈、背酸痛减轻,舌脉同前。继上方7剂。

6月29日再诊。矢气消失,饮食较前增多,大便正常,腰、颈、背酸痛明显好转。继上方7剂。

9月14日,病人告知又自服上方月余。酸痛也消失了,至今未复发。

辨奇

本案继腰、颈、背酸痛近半年之后,出现脾胃症状,且突出以矢气为主，乃奇症。腰、颈、背酸痛与矢气二症是否关联，是本案之关键。

矢气一症，最早见于《素问》"心咳不已，则小肠受之，小肠咳状，咳而失气"。《黄帝内经素问集注》曰："心咳不已，则小肠受之，小肠咳状，咳而失气，气与咳俱失（失气，后气也。夫厥气上逆则咳，下逆则为失为遗。气与咳俱失者，厥逆从上下散也）。"阴阳二气不相顺接则为厥，显然咳与矢气是气机的升降失常。诚如张兆璜说："阴阳气厥，则为寒热相移，邪气上逆则为咳，下逆则为失为遗。"可见矢气与小肠有关，是小肠之气下逆所致。小肠的生理功能是受纳腐熟和泌清别浊，其泌清别浊实则是脾升胃降功能之体现。人纳水谷，小肠化物而泌别清浊，将水谷化为精微和糟粕，精微赖脾之升而输布全身，糟粕靠小肠之通降而下传入大肠。升降相因，清浊分别，小肠则司受盛化物之职；反之，升降紊乱，清浊不分，则现呕吐、腹胀、泄泻之候。小肠之气下逆传大肠而为矢气。

腰、颈、背既属督脉，亦属太阳，其痛多与此二经有关。"阳气者，精则养神，柔则养筋"，养筋则腰、颈、背不酸不痛，本案酸痛半年有余，说明阳气内虚。小肠亦属太阳，从症状发生的前后次序可知，腰、颈、背部太阳不足，而后影响小肠太阳之气，进而小肠之生理失调，尤其是泌别清浊功能失常，病理演变出欲呕、大便次数增多。尤其是矢气频频这一奇症，不仅说明传变脾胃，更重要的是揭示了脾胃病症以小肠为起点，同时也解释了基于腰、颈、背与小肠同属太阳的内关联性才出现酸痛半年后矢气频频的奇症。

本案病机之本在阳气不足，病机演变有三：一则腰背阳气失养为先，二则小肠之气下逆为次，三则脾胃清浊升降失司为后。众所周知，小肠之升清降浊，实为脾之升清和胃之降浊功能的具体体现，因此，治疗本病之要，调理脾胃升降、温补阳气是其本。故选半夏泻心汤加补骨脂、益智仁温肾阳，葛根助升清，诃子固肠防下逆；尤加酸枣仁，酸收以养肝安神，更有利于小肠功能的恢复。诸药合用，合机切要，也显示了平淡之方药亦能治顽奇之神功。

案三十二　脐周热冲腹泻案

提要

太阳小肠与太阳肤表属性相同，其势相应。小肠有热邪，外连太阳肤表而热，小肠泌别失职，腹泻如水，肠胃之热在小肠，是识病之机要。

病案

陈某，男，76岁，2018年6月16日初诊。

主诉：脐部阵发性发热伴汗出年余。

病人脐部阵发性发热上冲，并出现周身热感伴有汗出，腹泻似水。1年前因感冒发热腹泻，经治疗热退泻止，1个月后便出现不明原因的脐左右两边热感，上冲胸至全身，汗出，继而腹泻如水，无腹痛。自服黄连素，病情转愈，但一周之后又发作，症状同前。此后每一两周发作一次。周身无力，小便时不利。舌质红苔厚，脉弦滑。证属肠胃湿热，拟以葛根黄芩黄连汤加减。

处方：葛根20克，黄连8克，黄芩8克，党参15克，柴胡15克，半夏9克，苍术9克，厚朴15克，陈皮9克，藿香8克，砂仁6克，甘草6克。7剂水煎服。

9月15日复诊。服上方7剂，自觉周身舒适，3个月未出现症状。但近一周又有热感小发，无腹泻。查舌质红苔厚，脉弦。乃余热未清，以柴平汤加减。

处方：柴胡15克，黄芩10克，半夏10克，党参15克，苍术10克，厚朴15克，陈皮10克，砂仁6克，甘草6克。7剂水煎服。

3个月后电话随访，病人告知病已愈。

辨奇

本案脐周热感且上冲全身并汗出，为奇症之一；同时伴腹泻如水，为奇症之二；二者相合，为奇中有奇。外证有发热汗出，内证腹泻如水，颇似葛根黄芩黄连汤证。

34条言："太阳病，桂枝证，医反下之，利遂不止，脉促者，表未解也，喘而汗出者，葛根黄芩黄连汤主之。"从原文可以看出，葛根黄芩黄连汤是治疗太阳病误下的方子。表邪下陷，入里化热，湿热互结，出现一系列症状。误下后热邪内陷，伤及肠胃，形成协热下利证；湿热结于肠道则内急，出现下迫利遂不止。热上迫上焦，肺气不利则喘，内热迫津外泄而汗出，热入气分则脉促，内迫脉道则脉数稍有力。葛根黄芩黄连汤证湿热在肠胃，此肠胃定以属太阳的小肠为主。太阳之表与太阳之小肠属性相同，其病相应，因此小肠清浊不分，下注大肠而泻。喘而汗出、发热虽与表证有关，但从脉促可知肠胃之热与在表之热有向上向外热冲之势。明于此，本案之热冲与34条热冲脉促机制相同，本案之腹泻如水与34条利遂不止吻合，故本案之奇症实质就是葛根黄芩黄连汤证，本质就是病位在肠胃，构成肠热上冲及表且能汗出之势。其根源在于小肠与表同属太阳相应之理，辨奇准确，方用葛根黄芩黄连汤。方中葛根味甘、辛，性凉，既可解肌热，又可清肠道热，还可以升胃肠津液以助小肠泌别清浊；黄芩、黄连苦可入心，心与小肠表里；柴胡汤与平胃汤助葛根黄芩黄连汤清透肠热，化除湿浊。组方严谨，配伍合机，奇症得拔。

案三十三　夜间腹痛不止案

提要

本案脾阴虚而脾络不通、夜半腹痛，皆为阴虚之症，但有在胃在脾之异。大腹为脾，胃脘属胃，腹痛责脾，桂枝加白芍是对症之剂。

病案

张某，女，83岁，1984年春节期间初诊。

主诉：腹痛不止月余，伴周身乏力。

病人腹痛，夜间为重，喜按，无泛酸恶心，无腹胀，亦无腹泻便秘。不欲饮食，舌质红无苔，脉细弱无力。似属胃阴虚之证，以沙参麦冬汤加减。

处方：沙参12克，麦冬12克，白扁豆10克，桑叶10克，炒白芍10克，石斛10克，砂仁6克，甘草6克。3剂水煎服。

复诊。服上方3剂，诸症不减。改小建中汤加减。

处方：桂枝10克，炒白芍18克，甘草10克，生姜6片，大枣6枚。3剂水煎后加红糖服。

再诊。病人服上方1剂后腹痛明显好转，3剂后偶有腹痛，精神状态明显改善。效不更方，继上方3剂。

3天后病人之子前来告知，其母腹痛已愈。

辨奇

本案腹痛月余，且绵绵作痛不止，喜按，系为虚证，且夜间为甚，查舌质红无苔，阴虚之证明也。沙参麦冬汤是对症之方，理应有效。然3剂之后病症不减，是为疑，是为奇。细观病人无泛酸恶心，亦无腹泻便秘、腹胀，说明胃肠功能尚可，病不在胃。沙参麦冬汤为胃阴虚之方，周身乏力，脉弱无力，此阴虚在脾，故改用小建中汤。重芍药以养脾营，生脾阴；桂枝以徐徐激发脾营化生脾气，助其建中。腹痛亦属太阴脾络不通，为脾营弱不荣所致。小建中汤养脾阴、化脾气、通脾络，是关键作用所在。本案在脾不在胃，故小建中汤效如神，彰显经方之魅力。

案三十四　胸窒烦躁失眠案

提要

宗气一虚，上焦心肺气滞，补宗气、行心肺是本案治疗之理。

病案

李某，女，51岁，2009年3月21日初诊。

主诉：胸中窒塞不适伴烦躁失眠3年余。

病人近1个月来胸中窒塞感加重，周身乏力，心烦失眠，心情郁闷。自述以前性格开朗，多年来因工作经常应酬至深夜，3年前应酬时突然胸中不适，周身汗出，休息片刻又复正常，次日中午出现胸中窒闷。病人心中恐惧，遂前往医院诊治，查心电图正常，未做特别处理。从此，每隔三五天就出现胸中窒塞感，也因此变得焦虑，时有失眠。病人抑郁寡欢，3年来四处寻医，查其用方多以逍遥散加减，症状时轻时重。现胸中窒塞感特别严重，烦躁不安，难以入眠。舌质红苔薄白，脉沉而紧。诊胸中气结，以柴胡加龙骨牡蛎汤加减。

处方：柴胡15克，黄芩10克，半夏10克，党参15克，桂枝10克，炙远志10克，茯苓12克，龙骨30克，牡蛎30克，炒酸枣仁30克，天麻10克，砂仁6克，甘草6克。7剂水煎服。

3月28日复诊。失眠好转，其他症状同前。舌脉同前。再坚守此方7剂。

4月6日再诊。自述症状未见好转，且胸中窒塞感加重。舌脉仍无变化。辨为郁结较重，沿此思路，予开结散郁、清透外达之方，仿栀子豉汤合橘枳姜汤加减。

处方：栀子9克，淡豆豉9克，橘皮9克，枳实12克，半夏9克，连翘15克，砂仁6克，甘草6克。7剂以观后效。

4月12日又诊。病人自述服前方2剂特别有效，但第3剂症状又同前了。余忽然想起病人自述3年前长期熬夜应酬，似有耗气过重之虞，此胸中窒塞乃宗气虚所致，更方补中益气汤加减。

处方：炙黄芪30克，党参15克，炒白术12克，当归6克，陈皮6克，柴胡6克，升麻6克，丹参12克，煅龙骨30克，炙远志10克，砂仁6克，甘草6克。7剂水煎服。

4月19日又诊。病人心情大好，服上方7剂心中窒塞感一周未发作。脉象由沉而紧，竟然变缓。明显有效，继上方7剂。

1年后，偶遇病人。询其近况，自述上药服完又连续在药店取30多剂自服，症状至今未发作，性格也恢复从前。

辨奇

此案颇有意思，胸中窒塞多为实证，3年来以疏肝开郁之法无效，其治疗经过可疑，不应该再随前思路。继以柴胡加龙骨牡蛎汤，效不显，更以加大开结之力的栀子豉汤与橘枳姜汤，只是暂时有效。细察病史，耗气严重，宗气透支明显，属于宗气虚，不能贯心脉，不能呼吸之假实证，当是诊断之关键，故以补中益气汤合养心血安神之药。对证治本，效果显奇也。

宗气生于胸中，由水谷之精气与呼吸之清气化合而成，其用贯心脉入血，行呼吸入气，具有主持心肺之气功能。但心肺之气耗伤过度会伤及宗气，宗气一虚，上焦心肺之气随之不协调，致宗气滞，故而胸中滞症状产生。《伤寒论》之胸中窒为火郁上焦，为实证，本案之奇在于虚。

◆◆ 案三十五　低热胁痛腹泻案 ◆◆

提要

小肠为太阳属性，外连于太阳之表。邪结少阳之时，出现内迫小肠之势，邪居太阳肤表之时，易波及小肠太阳。同气相应，太少合病，小肠清浊不分而腹泻发作，是本病病机之关键。

病案

张某，女，47岁，2016年7月9日初诊。

主诉： 低热伴胁下疼痛、腹泻月余。

病人1个月前因受风寒而发热恶寒，无汗，头痛头晕，自服感冒药后头痛头晕消失，但出现低热（37.5℃左右）持续不退，微恶寒，同时两胁下疼痛。无呕吐，但腹泻如水，日二三行。血液生化检查与肝胆超声检查均正常，西药治疗3天未见好转，又转求中医治疗。多用小柴胡汤、葛根芩连汤与半夏泻心汤加减，效果欠佳。现见舌质红苔薄白，脉弦。似属太阳与少阳俱病，邪结少阳与太阳营卫不和俱存，拟小柴胡汤合桂枝汤加减。

处方： 柴胡 15 克，黄芩 10 克，半夏 10 克，党参 15 克，桂枝 10 克，炒白芍 10 克，羌活 8 克，砂仁 6 克，甘草 6 克。7 剂水煎服。

7 月 16 日复诊。病人服上方 3 剂热退泻止，胁下疼痛明显减轻，坚持服完 7 剂，周身舒适，仅胁下轻微不适。继上方 7 剂。

9 月 17 日因胃部不适就诊，告上次病症未再复发。

辨奇

本案表面看症状并不复杂，只有寒热、胁痛、腹泻三症，但持续时间月余，并服用小柴胡汤、葛根芩连汤、半夏泻心汤无效为奇。寒热在太阳表与胁痛在少阳半表半里并不难诊断，关键当辨腹泻如水与前两症之关联。

葛根芩连汤与半夏泻心汤是临床治疗腹泻的效方经方，用之无效，说明本案腹泻不是简单的胃肠清浊不分或湿热致泻，必有更深层病理。亦有胁痛之少阳证用小柴胡汤无效，更是奇。进一步说明病机已与邪结少阳构成相互影响的、难以单一解决的病理关系。

本案腹泻似水出现在外感后，且与胁痛并存。产生腹泻的胃肠部位当属太阳之小肠。本太阳病，一部分转属胁下之少阳，一部分仍在太阳但传于小肠，胁下、小肠、肤表三者在病理上相互影响，邪结少阳内迫小肠，外连肤表，小肠、太阳不和，不仅清浊不分而腹泻，更有小肠之气逆迫胁下，再加太阳肤表内传胁下之力，形成胁下自结与肤表、小肠的相夹之势。胁下、小肠、肤表三者病理上相互影响且相互加重，是导致病程缠绵难愈的根源。这一错综复杂的病理关系，也不是单一用方而能奏效的，破解这一太少俱病且复杂病理的根本方法，就是用少阳之和解法与太阳营卫之调和法，并促进少阳自和与营卫自和。太阳与少阳同时自和，复杂的病理自然化解。明于此，小柴胡汤与桂枝汤的合方就是最佳选择，加一味羌活，使其自和之力向上向外，以调和太阳与少阳，助其化解复杂病理。

附带指出，《伤寒论》"太阳与少阳合病，自下利"已体现小肠之病变，但太阳少阳合病重点在太阳，邪在太阳，致少阳自郁，郁而化火，下迫肠，属热利，故用黄芩汤治疗。本病为太阳有邪，少阳邪结，并非少阳自郁。二者同时发病，且相互加重，病力集注小肠而清浊不分，腹泻如水，但并非热利。

案三十六　呃涕热饮小便案

提要

邪结于肠之半表半里，肺不能通调水道，反逆；脾不能散精，反下迫欲便，此上下病机之要。肝气郁结，内迫于肝气上冲，外则脾胃隐寒，形成肝郁脾寒之机要。

病案

郑某，女，56岁，2019年7月2日初诊。

主诉： 呃气上冲，胃脘胀闷不适月余，加重1周。

病人1个月前因情绪不畅出现呃气、胃胀，时轻时重，未介意。近一周，呃气上冲明显加重，甚为痛苦。在呃气上冲之时，出现鼻流清水，自饮热水时有欲小便感，无恶心、呕吐、便秘或泄泻等症状，亦无咳嗽、气喘、吐痰等症状。自觉口干，口苦。舌质红苔白，脉弦细。辨为肝气郁结动膈证伴脾胃隐寒，脾不散精，肺不通调水道。拟小柴胡汤加减。

处方： 柴胡15克，黄芩10克，半夏10克，党参15克，苍术10克，厚朴15克，陈皮10克，藿香8克，补骨脂15克，砂仁6克，甘草6克。7剂水煎服。

7月9日复诊。服上方症状明显改善，呃气上冲次数减少，周身轻松，但有仍呃气之时鼻流清涕，饮热欲小便感。继上方加旋覆花9克。7剂水煎服。

7月16日再诊。服上方3剂后，症状消失。现只有胃部稍不适，口微苦。舌脉如常。继上方以巩固疗效。

辨奇

本案呃气上冲，必是动膈之邪所致。情绪波动致肝气郁结而上冲是其明显病机，但肝气郁结部位在何处当细辨。病人有两个明显特点。一是呃气之时鼻流清水。鼻为肺之窍，肺主通调水道，呃气上冲迫及肺，通调三焦水道之功能受影响，尤其是上焦之水在膈部受阻不能下行，反逆而上溢，并随呃气上冲，从鼻窍而出。二是热饮之时欲小便。饮入于胃，游溢精气，脾气散精，上归于肺，显然热饮入胃，当助脾散精归肺。现病人出现热饮后即小便，显然脾气散精归肺之道受阻，精气不能上行反下迫，欲小便。以上两个病症特点说明上焦之水下行在膈受阻，脾气散精上行在膈受阻，进一步佐证了肝气郁结部位在上焦与中焦之间——膈。无恶心、呕吐、便秘或泄泻等症状，亦无咳嗽、气喘、吐痰等症状，亦是排除脾胃与肺。胃胀、口干口苦，乃肝气郁结在膈，有化火之势。但由于肝气郁结影响阳气之升发与敷布，易致脾胃隐寒，所以病机及演变就复杂多端，但最重要是肝气郁结在膈，膈亦为半表半里之处，属柴胡证。助脾散精上行亦是治疗的重要环节，合不换金正气散与补骨脂意在助脾、醒脾、温脾。二诊之时症状明显缓解，且病人周身舒适，说明水道运行明显改善，再加旋覆花先升后降，助肺通调三焦水道之功。

本案从识病到识证，紧扣病症特点，结合认知病位，亦是识证的独到之处。从用方与用药，抓住核心病机之方证，顺其升降特性，丝丝入扣，调顺脾气散精上行与肺气行水下行两个重要环节，精准用方用药，彰显中医经典理论临床特色。

案三十七　胃胀胁紧吐涎案

提要

本案似为肝气犯胃，但大量吐涎且胃中怕冷是为奇。病人始因胃肠受损，升降失司，出现胃脘痞，此后发怒，又增加两胁拘紧。本案病机实则为脾胃受损与肝气疏泄太过并存。

病案

夏某，女，55岁，2016年8月15日初诊。

主诉： 胃中胀满，两胁拘紧伴口吐涎沫年余。

1年前，病人因饮食不洁而致呕吐、腹痛、腹泻，自服黄连素等药，症状消失，但此后明显胃脘痞闷。又因经常生气动怒，渐渐出现胃中怕冷，两胁拘紧，遂求中医诊治。予半夏泻心汤加减治疗，胃脘痞闷症状消失，但出现胃脘胀满，又见口吐涎沫不止，胃中怕冷加重，大便偏稀。如此症状持续至今，甚为痛苦。舌质淡，苔白，脉弦紧。辨证为胃中有饮溢与胃阳虚寒留滞并存，拟枳术丸、良附丸、苓桂术甘汤合方。

处方：枳壳15克，炒白术15克，高良姜10克，炒香附10克，桂枝6克，茯苓20克，荷叶6克，甘草6克，益智仁20克。7剂水煎服。

8月22日复诊。服7剂，吐涎明显改变，胃胀胁紧略减。继上方14剂水煎服。

9月10日再诊。病人胃胀、胁紧完全消失，亦无吐涎，只觉周身乏力。舌质淡红苔薄白，脉弱。以香砂六君子汤加减收功。

辨奇

病人始因胃肠受损，升降失司，出现胃脘痞症，此后因生气又增两胁拘紧。医者以半夏泻心汤治之后，痞症消失，但胃脘胀满不适。显然，痞结已开，但脾胃受伤，升降无力，胃胀乃脾胃气虚而胀的明证。仍有两胁拘紧，又添吐涎不止。吐涎不止既是脾不摄津，亦是胃中有饮而溢，可见本案病机乃脾胃受损与肝气疏泄太过并存，并发生了演变。

演变之一：脾胃病机由受损至升降无力，水湿积聚胃中成为痞症。此既是虚痞，亦是饮痞，但总是痞结于胃中。

演变之二：病人经常生气动怒，气上太过而使肝气郁滞于两胁，出现拘紧之症。

演变之三：胃中饮结逢肝气疏泄太过，致饮痞有欲散之势，半夏泻心汤辛开苦降以开结，痞结得散，但水饮随开痞散结之势与肝疏泄太过之合力而四溢，溢在胃则胃胀，溢于两胁而凝滞，上溢于口中则吐涎沫。故痞消之后反而胃胀，随之两胁拘紧不减，又增口吐涎沫不止之奇症。

由此可见，胃胀、口吐涎不仅是饮溢之兆，病机之本在脾胃虚寒，胃中冷便溏便可知。胁紧有寒饮凝滞与肝气郁滞并存，吐涎不止有溢饮外出与脾虚不摄并存，枳术丸、良附丸、苓桂术甘汤合方是对症之治；益智仁温脾摄涎固本，亦是治愈本病之关键。

案三十八　尿频站立失禁案

提要

本案年高肾虚，又加手术重伤肾气，致肾气虚极而阳浮于上，肾不固下而出现清浊气化无能的小便异常之奇症。治以补肾气为主，辅以助气化升、清调开合之法。合机应势，取得奇效。

病案

林某，男，75岁，2011年9月25日初诊。

主诉：前列腺术后尿失禁3个月。

病人有慢性前列腺炎病史20余年，经常尿频，尿急，曾服前列康等药物自行缓解。半年前又出现小便不利，小腹胀痛。急诊入院，行前列腺切除术。术后小便虽通，但不畅，周身乏力，喜静不欲言。两个月后，小便频频，且夜尿明显增多，站立时出现滴出失禁，持续至今，甚为痛苦。西医拟再行手术，病人恐惧，前来寻求诊治。现症见小便数，不敢站立行走，一旦站立即有小便流出。面赤，周身乏力，怕冷甚。舌质淡红苔白，脉沉细。证属肾气虚极，气化无力，开合失司，拟金匮肾气汤加减。

处方：熟地30克，山萸肉15克，山药15克，丹皮10克，泽泻10克，茯苓10克，肉桂6克，炮附子10克，西洋参片15克，益智仁15克，乌药9克，车前子9克，牛膝9克，炙黄芪30克。7剂水煎服。

10月5日复诊。服上方小便明显改善，站立时已无尿失禁，面赤亦消失，但仍怕冷乏力。效不更方，继上方10剂。

10月16日再诊。诸症消失。改用金匮肾气丸成药以巩固疗效。

辨奇

小便异常是老年人前列腺疾病的主要症状。本案术后小便仍频且不能站立，站立即小便自动流出，是为奇症。老年人肾气不足是其根本，膀胱为津液之腑，气化则能出焉。气化当与肾气升清降浊有关，能出则与肾气开合有关。本案有多种因素伤肾：一为老年人肾虚，二为20余年的慢性前列腺疾病不断伤肾，三为手术破元气伤肾。从现有症状可以辨出肾气虚极，面赤为虚极阳浮，喜静乏力怕冷为肾阳不足，更有小便失禁，足以诊断为肾气不固。

但仅是肾气不固还不足以断其小便频数及站立小便漏泄的病机，因肾气不固不论站不站立都会失禁，而本案平卧或坐时并无失禁，说明不仅是肾气司开合的力量不足。站立时，升清的气化力量不足，反助降浊之力，由此可断定本案不是简单的肾气不固，更是肾升清降浊无力，故补肾气必须加补脾气才能助气化升清，利尿与固尿并举以调开合。金匮肾气汤重加西洋参、黄芪，补脾、肺、肾三脏之气，行膀胱气化之功；车前子、牛膝利尿，行膀胱之开；益智仁、乌药温肾固尿，行其膀胱之合，开合有度，则肾气能固。本案疗效甚奇，辨证细微，配伍合机应势，遂有临床之灵验。

案三十九　受风额痛呕吐案

提要

本案浊气不降反逆是其关键病机，呕吐亦是排出浊邪之重要途径，亦能缓解胃气上冲之势，甚至胃气不冲而暂时恢复正常的，待到浊气再次郁聚迫胃之时，亦为病情发作之时，这就是病症反复发作不愈的病因病机所在。

病案

邱某，男，69岁，2018年6月10日初诊。

主诉：额中疼痛伴呕吐3年余，近半年加重。

病人3年前无明显原因出现两眉额中部位疼痛，同时伴有恶心呕吐。但1天左右可自行缓解。查体发现尿素氮偏高，其他正常。后又出现额中疼痛且烦躁难忍，恶心，呕吐胃容物一次。此后每受风寒便出现额痛恶心，不受风寒亦每周发作一次，甚为痛苦，即使天气炎热也必须戴帽出门。3年来尿素氮持续偏高。现病人易疲劳，额部特别怕风，近半年每周都发额痛、恶心呕吐。舌质淡红苔白厚，脉沉弦略滑，二便正常。证属肠胃有浊郁，不能下排而逆所致，拟半夏泻心汤加味。

处方： 半夏10克，黄连6克，黄芩6克，干姜6克，党参15克，吴茱萸5克，牵牛子10克，竹茹15克，砂仁3克，甘草6克。7剂水煎服。

6月17日复诊。服药一周，病人额痛、呕吐发作一次，但程度明显减轻。继上方14剂水煎服。

7月3日再诊。病人近半月未发作，血生化检查示尿素氮指标恢复正常。效不更方，继上方14剂水煎服。

2019年12月4日，病人又来门诊，述其自去年服药后，额痛、恶心呕吐一直未发作，且尿素氮水平正常。但1个月前因感冒又出现恶心、呕吐、前额疼痛，自服感冒药症状缓解，但近两周又同去年一样，周期性发作，尿素氮偏高，遂来就诊。查舌质淡苔白厚，脉沉，仍以初诊方加味。

处方： 半夏10克，黄连6克，黄芩6克，干姜6克，党参15克，苍术9克，厚朴12克，陈皮9克，藿香6克，吴茱萸5克，牵牛子10克，竹茹15克，砂仁3克，甘草6克。7剂水煎服。

12月12日又诊。服药1周未发作。继上方7剂水煎服。

12月19日再诊。血生化检查示尿素氮指标正常，额中疼痛未发作。继上方14剂以巩固疗效。

辨奇

本案之奇有三：一是症状有奇，前额疼痛且恶心呕吐；二是发作有奇，受风发作，不受风也每周发作一次；三是病症与尿素氮指标有关。

前额属阳明胃经，恶心呕吐亦属胃气上逆，病在阳明胃，且胃气上逆，此奇不难理解。但为什么频频发作，且似乎与受风有关？说明胃气上冲与外邪关系不大。受风时更易发作，不受风时每周都发，正说明本案之病根另有其因。病人尿素氮水平偏高，与中医的五脏浊气有关，治疗经过也印证此因。

为什么病症发作能自行缓解呢？浊气不降反逆是本案病机，发作呕吐亦是排出浊邪之重要途径，能缓解胃气上冲之势，甚至使胃气不冲而暂时恢复正常。浊气再次郁聚迫胃之时，亦是病情发作之时。这就是病症反复发作不愈之病因病机。

本案治疗关键就是升降脾胃，且以降排浊邪为主，以半夏泻心汤为基础方，加吴茱萸、竹茹以降浊，牵牛子以排浊，周期性反复发作的顽疾则除矣。

案四十　胃胀肠鸣矢气案

提要

本案矢气肠鸣病位主要在小肠，小肠必有物相激而鸣。顽痰伏饮夜半而重，说明痰饮属阴，阴得阴助。更有病久肠虚，故而调理肝胃同时加益气升阳之品。求本以健脾厚肠，治标以化痰去饮，是其关键。

病案

黄某，男，69岁，2019年12月3日初诊。

主诉： 肠鸣矢气，午夜加重，3年余。

病人3年前因急性肝炎住院治疗，治愈后出现肠胃不适。胃部经常胀而不适，矢气多，大便正常，夜间肠鸣加重。近半年来夜半肠鸣矢气明显增多，伴有胃胀不适，自述求遍中医，多以保和丸、逍遥丸、柴胡疏肝散加减，时而有效，但无法根除。查病人面色萎黄，舌苔厚，脉沉而微紧。似属虚实并见，肠中伏痰，以柴平汤加厚肠之品治之。

处方： 柴胡15克，黄芩10克，半夏10克，党参20克，苍术10克，厚朴15克，陈皮10克，藿香10克，补骨脂20克，炙黄芪20克，炒麦芽6克，砂仁6克，甘草6克。7剂水煎服。

12月14日复诊。肠鸣矢气大好，但自觉胃部不适，微痛。舌脉同前。上方加川椒10克。7剂水煎服。

12月21月再诊。病人胃肠无不适，肠鸣矢气多未出现，继前方加益智仁15克。7剂而愈。

辨奇

本案之奇有二：一则症状奇，肠鸣矢气多但大便正常；二则夜半加重。

本案症状出现在肝病之后，肝病及胃肠的机制是存在的。胃胀不适好理解，但为什么肠鸣兼有矢气症状？大便正常，说明大肠功能尚正常，矢气、肠鸣主要在小肠，小肠必有物相激而鸣，一般为顽痰伏饮所致。《金匮要略·痰饮咳嗽病脉证并治》云"腹满，口舌干燥，此肠间有水气，己椒苈黄丸主之"，为痰饮在肠胃之间，激水而鸣。小肠亦是矢气多生之地，夜半而重正是说明痰饮属阴，阴得阴助，更有病久肠虚。故而调理肝胃的同时加益气升阳之黄芪、麦芽及厚肠之补骨脂。7剂后，症状大减，胃微痛不适，说明去肠间水气不够，故加川椒以温散之，后又加益智仁厚肠温脾。总之，在调理肝胃的同时求本以健脾厚肠，治标以化痰去饮，是本案治之有奇效，技高一筹的独特之处。

案四十一　冬时咳遗肢僵案

提要

本案起因于秋，却至冬季定时发作，是为奇。秋至冬的病理演变，涉及肺脾肾之阳虚寒化之势，亦涉及湿着留于半表半里之中的湿郁伏热之势。矛盾的主次转化即由秋至冬寒化为主转化为湿郁半表半里化火为主，二者又相互影响而加重疾病表现。以小柴胡汤加味而解治多年奇症，彰显了以经方治顽奇之症的奇特疗效。

病案

林某，女，61岁，2017年12月19日初诊。

主诉：冬时咳嗽伴遗尿6年余，加重1个月。

病人每年冬时咳嗽，怕冷无痰，伴咳时遗尿，四肢关节僵硬不适，症状持续两个月而自行缓解。现近1个月又出现此症，较往年加重。求治中、西医均无效。病人6年前秋天严重外感发热并伴有腹泻，经中、西医治愈，但体质明显下降，当年十二月就出现咳嗽、吐痰，咳时遗尿，四肢乏力，时有僵硬。自服感冒药后，症状时轻时重，两个月左右自行缓解。此后每年十二月发作一次，发作时甚为痛苦。现病人口苦，头晕，大便稀。舌质红苔白，脉细弦。属柴胡证伴肺脾胃有寒。

处方：柴胡15克，黄芩10克，半夏10克，党参15克，干姜6克，五味子6克，川贝母6克，麦冬12克，芦根15克，独活12克，伸筋草30克，砂仁6克，甘草6克。7剂水煎服。

12月26日复诊。诸症明显改善，病人自述周身舒适。效不更方，继上方7剂水煎服。

2018年12月15日又诊。病人1年前的症状再次出现，但很轻。恐其发作，前来就诊。见咳而有轻微遗尿，便溏，四肢略有不适。查舌质红苔白，脉弦。继前方加益智仁15克。7剂水煎服。

12月22日再诊。服上方7剂症状消失。再予10剂，以巩固疗效。

2019年12月24日病人于门诊求药。自述去年至今未发作，现又逢冬时，未出现症状，但恐其发作。查舌质淡红苔薄白，脉弦。余告之病已愈，未予方药。

辨奇

此案病情比较复杂，但有几个奇异之处：一是起因有奇，秋时发热腹泻病愈，冬季又发咳嗽；二是发病时间有奇，发于冬季十二月；三是症状有奇，咳嗽而遗尿，四肢僵硬不舒，咳、小便、四肢症状关联出现；四是口苦头晕，舌红脉弦。

《素问·阴阳应象大论》云"秋伤于湿，冬生咳嗽"。湿乃长夏之时气，夏末秋初，金气未盛，湿气仍在，故人在秋季仍有感湿之可能。湿气通于脾，秋伤于湿，如果立即发病，可见湿气淫脾的濡泻等证。如果不立即发病，湿邪蓄于体内，日久郁而成热，至冬季降临，寒气大盛，外感寒邪，外寒内热，相搏乘肺，肺宣肃失司，而发生咳嗽等病症。《内经》原文以此为例解释"重阴必阳"的阴阳转化之理，即秋为阴，湿亦属阴，两阴相加则在冬季反见肺热咳嗽之阳证。提示外邪致病有时并非感邪即发，可能有一定的潜伏期。某个季节所发生的病证，可能与上一季节的养生不慎，感邪内伏有关。这种认识在目前仍有指导意义。本案病人六年前有"秋伤于湿，冬必咳嗽"的因素，但又有不同。病人十月份发热、腹泻，是已发病，但感邪之中含有湿邪亦明显，腹泻就是湿胜则濡泻之明证。若是治愈，当神爽体复。但病人自觉体质明显下降，说明秋季感邪后仍有邪气残留，由此可推，湿邪并未清除，仍有潜伏伤肺之机，仍符合"秋伤于湿"之理，冬发咳嗽亦是必然。但发为肺热咳嗽，当仔细认辨。虽是秋伤于湿，且有湿邪留滞，但秋时发病以发热、腹泻为主，脾胃亦受伤，故本案至冬发病为咳的内在机制已有寒化之势。肺伤湿伏加脾虚寒化，至冬遇寒而咳是本案演化机制之一。

从症状分析，咳而遗尿，四肢僵硬不适为主症。咳而遗尿为肺中寒，四肢僵硬属脾阳虚生寒，似乎肺、脾、肾三脏阳不足，切合疾病演化之机，但口苦头晕，舌质红脉弦不符阳虚之理。细究其症，虽脾主四肢，但四肢僵硬为不能"屈直"之象当与肝主筋有关，且舌质红、脉弦符合肝气郁滞之症，则本病之机另有玄因。病人在秋季发热腹泻，病愈后虽有湿邪潜伏，但湿邪不伤肺伏肺，湿也因发热腹泻而留连于表里之间，最易潜伏于半表半里之中，这也是疾病长达六年未根除的原因。可见本案病机内则"秋伤于湿，冬必咳嗽"；外则湿阻气机潜伏于半表半里之中，且病症虽以咳而遗尿为主，但潜滞半表半里危害更大。

湿郁半表半里，少火易郁，内通于肝胆，致血热舌红脉弦，同时易致少阳郁而不升不布，肺脾、胃肠失温生寒，更有肺、脾、胃之寒化，再加冬季寒冷，三因叠加，咳而遗尿，四肢僵硬亦必出现。故而治疗本病之关键不在疗肺、脾、胃本身，而是解半表半里，小柴胡汤加干姜、五味子治疗，和解表里又温脾肺，合理切机，故冬时发病顽疾顿除。

案四十二　食入流涕吐痰案

提要

老年病多以上实下虚为发病基础，表现亦是复杂多变。本案表现为水液代谢之异常之奇症，即饮食之后即流涕吐痰。究其病机以肾虚为本，气不化水；究其病因为饮食初入，助脾布精上壅；究其病变为肺素无力行水，通调不及，水蓄上泛出诸窍。病涉及三焦蓄水上逆，先以小柴胡汤加味，调三焦脾肺；继以金匮肾气丸固本善后。

病案

陈某，男，85岁，2019年12月10日初诊。

主诉：吐痰且饮食后量多并流涕半年余，近1个月加重。

病人半年前外感咳嗽，吐痰流涕，服感冒药后咳嗽流涕消失，此后经常吐痰，痰色白而黏。又渐出现饭后痰量增多且流涕，未行治疗。近1个月来，饮食后吐痰流涕明显加重，且时有心悸，大便秘结，小便不利。舌质红苔白厚，脉沉而弱，似属上焦蓄水生痰证。

处方：柴胡15克，黄芩10克，半夏10克，党参15克，干姜6克，五味子6克，芦根15克，川贝母6克，茯苓15克，炒白术10克，砂仁6克，甘草6克。7剂水煎服。

12月17日复诊。服上方7剂，明显好转，饮食后流涕消失，仅有少量吐痰，小便通利，大便正常。舌质红苔白，脉沉。继上方7剂水煎服。

12月24日再诊。诸症消失，以金匮肾气丸善后，并嘱其坚持服3个月。

辨奇

本案病人年高，看似体质尚可，饮食后吐痰量多且流涕为奇症。为何吐痰多？为何在饮食之后痰量多而流涕？说明饮食是痰多流涕的诱发因素，必有其内在因素。

病人年龄因素值得研究，《素问·阴阳应象大论》云："年六十，阴痿，气大衰，九窍不利，下虚上实，涕泣俱出矣。"60岁以上阴气大衰，表现出下虚上实的生理状态。肾气衰于下，蒸腾气化功能减退；浊阴不化而壅逆于上，极易出现涕泣俱出。《灵枢·天年》曰："八十岁，肺气衰，魂魄离散，故言善误。"病人可见年八五内存上实下虚而涕泣溢出之势。肺为水之上源，通调水道，下输膀胱。60岁上实下虚，下虚不蒸，上实不降，水浊易蓄上焦，聚饮生痰。病人更有年八十有余之肺气再虚，又加半年前的外感因素，通调水道之功再减，水蓄上焦之机更重。看似身体尚可，但内在上实下虚的基础上上焦蓄水更甚，水不下行，大便则秘，小便则不利。水在上焦，易凌心气而心悸，饮食之后，借脾气散精，上归于肺之力，激水助溢。鼻为肺之窍，故水饮从窍出而流涕，吐痰量增多亦属情理之中。明于此，先以小柴胡汤加干姜、五味子，一方面调气机，通上焦，使津液下行；另一方面，温肺气，固肺气。更加苓、术健脾利水，助其下行，津水下行有助于上焦蓄水的消散，水下布散亦二便通利。待诸症缓解，以金匮肾气丸治其本，改善老年人上实下虚之状态并善其后。

案四十三　鼻背冷汗不断案

提要

本案鼻背冷汗，为症状之奇。心烦失眠为之主症主体，主因主机明确，只是肝胆气郁在三焦气道而波及水道，出现奇异病症。本案提示临证细审，深探而辨的思路，明确主次，才是解决问题的关键所在。

病案

游某，女，53岁，2017年5月10日初诊。

主诉：鼻周冷汗3年，背部冷汗近半年。

病人平素性情易急，3年前因情绪波动，心烦失眠，周身时有燥热，自以为是更年期症状，未介意，偶服降火之凉茶，逐渐鼻周有汗出，汗有冷感，生气之时加重，且有汗如滴水流至嘴角边，时好时坏。心烦失眠，燥热不减，并有大便秘结。近半年又背部如有风感而汗出。现症见鼻汗仍有，背汗亦明显，心烦，失眠，便秘。舌质红苔白，脉弦。证属少阳郁火，火伏较久，致水道异常，外泛太阳，拟柴胡加龙牡蛎汤加减。

处方：柴胡15克，黄芩10克，半夏10克，党参15克，桂枝10克，炙远志10克，茯苓15克，龙骨30克，牡蛎30克，炒酸枣仁30克，浮小麦30克，麻黄根6克，砂仁6克，甘草6克。7剂水煎服。

5月17日复诊。自述服上方3剂后鼻背之汗止。现病人鼻背无汗出，但仍心烦，便秘、失眠好转，舌脉同上。上方去浮小麦、麻黄根。继7剂水煎服。

5月24日再诊。便秘失眠明显改善，但鼻背再次汗出，较前为轻。拟以初诊方中加生地15克，竹叶6克，酒大黄6克，继7剂水煎服。

6月2日又诊。汗又消失，在前方基础上去浮小麦、麻黄根。7剂水煎服。

6月9日又诊。心烦失眠明显改善，大便通畅，鼻背无汗出。继巩固7剂。

辨奇

本案因于情绪，肝胆郁结是病机之始，肝胆气郁化火出现心烦失眠亦是必然之机。出现鼻周冷汗，背冷汗出等奇异之症之因，当审之。

鼻背部为阳位，属中央，归脾胃；背属太阳经所行之处，足太阳内属膀胱。鼻背冷汗，说明汗为水泛，且水中无火。这一状态，与脾胃、三焦、膀胱之水道不利有关。肝胆气郁化火，表现在气道有郁气之时，亦会影响三焦少阳。三焦亦属气气道，而气道、水道与三焦相互影响，生理上气行则水行，水行则运载气行，病理上气滞则水滞，水停则气郁。本案气郁在先，继而波及水道，水行泛滥。虽无蓄水之患，但往往借脾气散精之力向上向外，始则仅水泛脾胃所主鼻之周围而汗出，久则水泛太阳所主之背而汗出。鼻背冷，说明气道影响水道，而气道郁火并未交汇于水道，郁火仍在气道。虽有水道异常，向上出现鼻背汗出，向下反肠干便秘，但未形成矛盾主体，其病机仍为气道之肝胆郁火，故而用柴胡加龙骨牡蛎汤，和解少阳，清解郁火，兼顾通调水道。

治疗过程中鼻背汗出反复，颇有意思。始加浮小麦、麻黄根，固表止汗，效奇；继去之，则鼻背汗出再现；后又恢复原方加生地黄、竹叶、酒大黄，又止；再去之，则鼻背汗不再出现。表面看属止汗之效，但本质上取得根治的道理。调水道当顺水道下行之势而调之，故而加生地黄、竹叶走膀胱，酒大黄走大肠，是其关键。

案四十四 子时咳逆面赤案

提要

本案患儿夜半子时咳嗽气逆，长达半年之久。依据病症特点，其因外感后邪气留着于表里，逢子时阳生之时受郁遏，抗邪于里则上冲犯肺，抗邪于表则面赤。治之法先表里双解，继和解舒阳，终以培土生金。说明疾病的主要矛盾及矛盾的主要方面在治疗过程中转变，呈现不同病证，应采取不同方法。本案充分体现了中医同病异治、随证治之、精准应变的活法。

病案

何某，女，4岁，2020年4月17日初诊。

主诉：夜半子时咳嗽气逆半年余。

患儿半年前因咳嗽发热，经西药治疗后热退，但咳嗽气逆，夜半发作，寻中西医治疗，均始有效，但终不去根。现患儿夜半子时咳嗽气逆，咳逆之时双面微赤，咳约半小时后入睡。饮食正常，二便可，舌质红苔白微厚，指纹双侧红而微紫。诊为肺中伏火，表里不和，拟小青龙加石膏方。

处方：炙麻黄6克，桂枝6克，半夏6克，生白芍3克，干姜3克，细辛1克，五味子6克，芦根12克，生石膏20克，川贝母3克，砂仁3克，甘草3克。7剂水煎服。

4月24日复诊。服上方7剂，夜半咳逆略轻，面赤消失，舌质红苔厚，双指纹红紫。继上方加麦冬6克。7剂水煎服。

5月1日再诊。患儿夜半咳逆减轻不明显，但面赤并未出现，说明表邪消失，但肺气仍不降，舌红苔白，双侧指纹仍红紫，更予小柴胡汤加减。

处方：柴胡9克，黄芩6克，半夏6克，党参10克，干姜3克，五味子6克，麦冬6克，川贝母3克，芦根10克，砂仁3克，甘草3克。7剂水煎服。

5月8日又诊。服上3剂后，夜半咳嗽明显减轻，后服4剂，效果维持，症状无加重。改香砂六君子汤加减。

处方：木香3克，砂仁3克，半夏6克，陈皮6克，茯苓6克，炒白术6克，党参9克，连翘6克，槟榔6克，炒麦芽6克，甘草3克。7剂水煎服。

5月15日又诊。服上方3剂后，咳嗽消失，坚持服完，未再发作。因咳嗽久而不愈，防其复发，坚持又服上方7剂。月余后告之未再复发。

辨奇

患儿夜半子时咳嗽，久而不愈，发作时间颇奇。病因明确，外感之后邪气留恋不去，肺气不得恢复，是久咳的病理基础。关键在于夜半咳嗽，更有咳嗽之时面部泛红，当审之。

患儿稚阴稚阳，邪留不去，肺气受损。邪留不去，邪尚留着于表，亦留着于里。邪在里，稚阳易遏郁，夜半子时阳生，稚阳随阳生而动，必上逆肺之薄弱之部位而咳，亦必冲于表出现面赤。如此可见，稚阳郁遏于里，是咳症发作于夜半之病机关键，邪留着于表里是久咳不去之邪气因素，肺气受损而薄弱是久咳不去之正气因素。阳郁必有化热，邪在表里，虽时间久，但仍表里双解，故以小青龙加石膏汤，表邪去，里热清，但稚阳仍郁遏未除。改小柴胡汤加减，以和解郁遏之阳。之所以加干姜、五味子，也是因小儿稚阳有郁，肺弱易生寒；加之可强肺去寒，正合仲景用小柴胡汤治咳之义。效灵，3剂咳嗽明显改善。后以复肺气，采用培土生金法，而咳症彻底消除，同时亦是健脾养肺收功之法。

纵观治疗过程，夜半咳嗽之顽症，先以表里双解，后以和解少阳，终以培土生金，三法环环相扣，亦紧扣病理，更重要的是及时抓住了疾病主要矛盾和矛盾主要方面的转变规律而采用相应之法，这就是临证辨奇获效的精髓与灵魂所在。

案四十五　悲恐惊慌失眠案

提要

本案为惊悲所伤的情志病。情志病本身伤肺，继而传变于肾而出现恐惧之奇症。情志病影响生理，肺虚而宗气虚滞，至心脉郁滞，从而形成心、肺、肾三脏失常的复杂虚实变化，导致悲恐惊慌的情志病变。

病案

伍某，女，51岁，2020年5月10日初诊。

主诉：恐惧害怕，伴恍惚心悸、失眠5个月，加重1个月。

病人半年前因父亲突然离世受惊而悲，悲伤过度，彻夜难眠，饮食无味，继而出现恐惧害怕的心理状态，不敢独行独眠，心悸恍惚，与人言语亦少。失眠加重，只好服安眠药助睡。近1个月，诸症加重，胸中时有闷塞感，周身疲惫乏力。面部憔悴，舌质淡红体胖苔白，脉沉弦。似属心结不开，拟柴胡加龙骨牡蛎汤加减。

处方：柴胡15克，黄芩10克，半夏10克，党参15克，桂枝10克，炙远志10克，茯苓10克，龙骨30克，牡蛎30克，炒酸枣仁30克，生地20克，竹叶6克，酒大黄6克，砂仁6克，甘草6克，浮小麦30克，百合15克。7剂水煎服。

5月17日复诊。服上方7剂，心情略有好转，失眠有所改善，但仍心悸不宁，神志恍惚不安，恐惧害怕加重。查舌体胖大有齿痕，苔白，脉沉弦。从肺气虚论治，拟重补脾肺之气合养心安神之法，以补中益气汤加减。

处方：炙黄芪30克，西洋参10克，炒白术15克，升麻6克，柴胡10克，陈皮6克，当归10克，丹参15克，炙远志10克，龙骨30克，炒酸枣仁30克，制首乌15克，麦冬10克，五味子6克，砂仁6克，甘草6克。7剂水煎服。

5月24日再诊。服上方7剂，诸症基本消失，偶有惊恐失眠。效不更方，继服7剂。

6月20日又诊。病人服完7剂后，基本恢复正常，又自服15剂，舌脉正常。告之病愈。

辨奇

本案病因清晰——悲情突至。但出现近4个月的恐惧、心悸、恍惚、失眠症状是为奇。

从发病而论，受悲惊之因，先心受之且伤之，继而传之肺，悲志归肺，由心及肺，心肺受之而伤之。先是事发突至，惊则气乱伤心；继而大悲，悲则气消，肺气必是大耗。

从病变而论，病人悲哭交加日久，悲志久久伤之，不仅肺气受损，而且肺之生理因悲哭交加而受伤。肺主气，受宗气而司呼吸，肺伤则宗气受损而不行气血，则易郁易滞，故而胸中滞塞。

从病传而论，过悲伤肺，继而恐惧不已，实属母病及子，肺不生肾，肾之恐志而异常显现，从五志相传的母子关系而传变。肺之生理功能异常，宗气虚滞，进而不贯心脉。另肺朝百脉，肺气虚则百脉亦滞，故生理功能异常而波及心。心主血脉，血脉郁滞而心神不藏则心悸不已、神志恍惚、失眠。

由此可见，从发病至病变至病传，由惊而悲而恐，由心及肺及肾，由气乱而肺气虚，而宗气虚滞，而心脉郁滞，而悸慌不已。心肺失常，火金乘侮互损；肺肾失常，金水母子悲恐传变；心肾也失常，水火交制失衡。三脏失常乃病情久久不去之根由。

就疾病之归而言，有虚有实，肺肾母子皆虚，心则偏实，故治疗上始选柴胡加龙骨牡蛎汤开其心结。虽有效，但不理想。终以补中益气为主合养通心脉之法，恐悸之奇症才得以根除。治疗之效反证了病机虚实之变的本质。

就方药相伍作用而言，在补中益气汤基础上，借当归引气入血之力，伍丹参、远志、龙骨、酸枣仁等益助通心脉以去脉之郁滞，安心神以消心悸失眠，达到心肺调和，虚实归平之目的；借西洋参补肺气；伍麦冬、五味子，合生脉之意；调心肺之际，更伍何首乌养心阴，助肾水，以交和心肾。诸药合之，既调心、肺、肾三脏，又补虚去实，可谓抓住疾病本质而调治之，无不有药到病除之神奇也。

案四十六　二便不通急症案

提要

突发大小便不通，是为本案急症之奇。遵经求治，二便腑气不通先治之。治疗过程充分体现辨治、辨方、辨药相结合，精准发力，步步彰显急病急方之奇效。识病思维别异，即邪在太阳，影响于里别有途径。通过同气相应而探寻同经脏腑有应有求而有异有变之反应，为临证提供了一条辨证思路。

病案

林某，男，79岁，2020年6月21日初诊。

主诉：大便不通5天，小便不通伴胃脘胀急、少腹不适、四肢乏力1天。

病人于前一晚因欲大便不能，小便亦不出，痛苦难忍，急诊于某医院，以开塞露等法，大便仍不通。急诊科欲以灌肠，病人不许，次日一早8时30分寻余诊治。自述5天前饮食过量而胃略有不适，后4日饮食如常，但无大便。前夜天热，遂开空调一夜，自觉无感冒症状，但突然欲大便而不出，欲小便亦不能。病人痛苦不堪，频如厕，但大便仍不通，小便仅有几滴，色清。胃脘胀急如鼓，周身乏力，无汗，无寒热。舌苔略厚而白，脉沉弦。虑其腑气不通为急，当先调三焦以通腑，以小柴胡汤合不换金正气散加减。

处方：柴胡15克，黄芩10克，半夏10克，党参15克，苍术10克，厚朴15克，陈皮10克，藿香10克，大腹皮15克，瞿麦10克，萹蓄10克，竹叶6克，酒大黄6克，砂仁6克，甘草6克。2剂，急煎服之。

下午3时，电话随防病人。述上午11时服半剂，矢气多，胃胀急明显缓解，至下午2时又服半剂，大便一次，量少色黑。小便已通利，但有微痛感。嘱其继服余下1剂。

6月22日9时复诊。胃胀消失，大便又通一次，有食欲，食面一碗，体力明显恢复。小便虽通，但疼痛明显。虑饮水量少而尿路感染，继上方加滑石10克、木通6克、车前子9克。1剂，急煎服之。

6月23日9时再诊，病人小便恢复正常，但出现咽痛、咳嗽、鼻塞明显的风热感冒症状。遂改桑薄汤加减。

处方：桑叶10克，薄荷10克，牛蒡子10克，连翘10克，桔梗8克，枳壳6克，生白芍3克，前胡10克，金银花30克，麦冬12克，芦根12克，板蓝根10克，藿香10克，砂仁6克，甘草6克。3剂水煎服。

6月26日电话随访。病人已愈如初。

辨奇

本案突发大小便不通，是为奇。究其因，脾胃过食受伤是基础，通宵吹空调受冷为辅。但仅仅这两种因素，却既未表现出寒热咽痛表证，亦未表现出上吐下泻之中暑症，而是突发二便不通的急性症状，是为奇。

《素问·标本病传论》言"小大不利治其标，小大利治其本""先小大不利而后生病者，治其本"。从经文悟得，不管大小便属标还是属本，不利当属急症，首先应通其二便，以缓解腑气不通的里急症状，更何况是老年人，更是急上加急。关键是如何通调二便。因病为突发，非阳明腑实之化热化燥的热结证，因此调顺三焦是其机要。肠胃之外属三焦，肠胃之中亦分属三焦。三焦为气道，通调三焦气机以通腑气是抓住关键。更有三焦为水道，下通膀胱，是调理三焦以通调二便的有利依据。用方当首选小柴胡汤。小柴胡汤可使"上焦得通，津液得下"。津液得下，既可以入肠通大便，又可以入膀胱，利小便，一举双得。又虑其脾胃受伤之内在因素与受寒之外在因素结合，合之不换金正气散，方中平胃散可调平脾胃，藿香既可醒脾振气，同时亦可透达表邪，有一举多功之效。再少佐大黄，助通大便，佐瞿麦、萹蓄走膀胱，利小便。诸方药相伍，既有辨治，又有辨方效，更有辨药用，集中力量通利二便。方、药、证、症相应，才有一剂即可二便皆通之效。

大小便通利，急症消除，但为什么又出现小便通而疼痛？虑其邪入太阳膀胱而有外出之兆，遂因势利导，加滑石、木通、车前子。一剂小便通利不疼，但出现咽痛、咳嗽、鼻塞之外感症状，显然外邪仍在太阳表与上焦，这才是疾病本质的暴露，当予辛凉解表法而病愈。

需进一步探讨二便通利后为什么出现小便疼，为什么继而出现咽痛、咳嗽、鼻塞。纵观整个治疗过程，反推其理，前治只是遵循了《内经》之意，先治其二便，辨治用方施药，对其二便突然不通之因之理并不明确；三诊时出现的咽痛、咳嗽、鼻塞的风热病症，才是本病之根之因。通宵吹空调感受寒冷之气，又加年老脾胃受伤，不大便在先，合之邪客于表之太阳。无汗就是太阳腠理郁闭之明候，而其他表证不显，亦是老年脾胃虚弱，正气无力外达所致。但疾病表现却突发二便不通，必然别有突然加重之因素。一般外感邪气致腑气不通需要一个过程，若外邪直中肠胃，更有脾胃受伤，也当上吐下泻，也不该出现二便不通之急症。排除一般邪气的传入途径，邪犯太阳，太阳受之，太阳属性的脏腑亦必同气相应相求，此种相应相求速度更快。太阳表与膀胱、小肠同属，当皆有异有变，尤其是小肠有应有变。在肠胃中居胃与大肠之间，上胃不下行反逆而胀急，下则不行大肠而不通。更有小肠泌别之功有异有变，下不至膀胱与太阳膀胱之异变相合，小便无法通利，亦是医理之中。如此求解突发二便不通，思维打开，更切实理。随后治疗过程中仅小便疼一症，更是说明膀胱的有应有变。咽痛、咳嗽等邪在表在上焦的表现更是说明邪仍在肌表，并随肠胃、膀胱、三焦功能之复，正气奋力抗邪于外。外邪滞停于外有几日，虽无内陷，但有化热之势，辨症审因，随诊风热表证。本案先有在里的二便不通之急症，继而有小便虽通但疼的邪外出之症，终有咽痛咳嗽之风热症，充分反证了太阳表、太阳膀胱与小肠之间存在着同属相应相求的内在关联。56条"伤寒不大便六七日，头痛有热者，与承气汤。其小便清，知不在里，仍在表也，当须发汗……宜桂枝汤"，就体现太阳表、膀胱、小肠之间的内在关联。

纵观本案，启示有三：一则遵经求治，二便腑气不通先治之；二则辨治、辨方、辨药相结合，精准发力，步步彰显急病急方之奇效；三则邪在太阳表影响于里别有途径，即同气相应可发生同属脏腑的有应有求而有异有变之反应。可见中医临证紧扣基本理论，多思多辨多悟，方是解决疑难问题甚至急重病症与奇症之精诚所在。

案四十七　顽泻腹痛恶寒案

提要

本案是慢性腹泻病人腹泻日久演变为脾肾阳虚与肝木乘脾证。提示泄泻既是病，也是症状，慢性久泻又是引起脏腑阴阳失调的重要因素，脏腑阴阳失调往往又是导致腹泻难以愈合的重要机制。

病案

翁某，男，49岁，2019年4月20日初诊。

主诉：顽固腹泻反复发作5年余，伴腹痛即泻半年。

病人5年前因工作饮酒熬夜而出现腹泻如水样，自服黄连素、藿香正气水后，症状消失，从此三五天便腹泻一次，泻后如常。半年前发作次数明显增多，且出现腹中痛而腹泻，泻后痛止，作时恶寒，无发热，周身乏力。现病见腹痛而泻，泻后痛止，怕冷，时有腰酸。舌质红苔白厚，脉沉。诊为脾肾阳虚与肝犯脾土并存证，拟痛泻要方合四神丸加减。

处方：炒白术15克，防风9克，陈皮9克，炒白芍9克，补骨脂15克，五味子6克，肉豆蔻9克，黄连6克，川椒6克，乌梅15克，砂仁6克，甘草6克。7剂水煎服。

4月28日复诊。病人服药1周，其间发作一次，腰酸怕冷有明显改善，继上方加菟丝子15克。继服15剂。

5月15日再诊。痛泻未再发作，腰酸怕冷基本消失，继上方15剂以巩固疗效。

时隔两年，因感冒来门诊求诊，询其病情，病人说服药半年未发，半年后又复发，按上方服30余剂，至今未再复发。

辨奇

本案病人腹泻日久，演变为脾肾阳虚与肝木乘脾土证，是为奇。

泄泻既是病也是症状，慢性腹泻本身病机有内伤与外感，都是以脾胃功能异常为核心，脾脏升清功能异常是腹泻的直接机制，"诸湿肿满，皆属于脾""湿胜则濡泻"。慢性久泻又是引起脏腑阴阳失调的重要因素，脏腑阴阳失调往往又是导致腹泻难以愈合的重要机制。

可从以下4个方面探讨慢性久泻导致脏腑阴阳失调的机制。第一，脾胃失调，伤脾有脾气虚、脾阳虚、脾阴虚之不同，伤胃有胃气虚、胃阴虚、胃阳虚之异。伤脾胃是五脏异常的起点。第二，脾胃虚易招致肝气犯脾胃之势，肝木夹胃上行，犯脾易脾络不通，犯胃易胃经不通，导致变证痛泻。第三，脾胃阳虚易致肾阳不足。火生脾土有二：一则心火下布而游离于腹中，并交于肾，这一心火下交肾的过程中，火可生土；二则命门肾阳以生脾土，若久泻而不断损阳致脾阳虚，可进一步伤心火伤肾阳，常见的是脾肾阳虚的变证——久泻。第四，久泻不仅伤阳，还可以伤阴，不仅伤脾胃之阴，还可以伤肝肾之阴，易阴虚有热，尤其是伤及厥阴之阴，易形成阴亏热伏之厥阴病，乌梅丸所主久利就是伤阴热伏证。

其实，久泻不止导致以上病机演变，往往同时存在，但有主次之分。本案出现的痛泻就是肝木乘脾土，出现腰酸怕冷就是脾肾阳虚，痛泻要方、四神丸是对证之方；加乌梅、黄连、川椒是针对隐藏伤及厥阴的乌梅丸之义；另加补骨脂、菟丝子，既可补脾胃肾之阳气，又可燥肠中顽湿，标本合治矣。

案四十八　齿松口咸便数案

提要

本案病症之奇，牙齿松，枯槁脱落，口咸，小便频数，腰酸，健忘等症状及出现的特点反映辨证深度认识肾之固的整体要求，体现中医理论之深邃。

病案

马某，男，45岁，2020年3月20日初诊。

主诉： 牙齿松动脱落10余年，口中咸两年，小便频数，偶有腰酸半年。

病人10年前不明原因出现牙齿松动，但不痛，不到5年时间自然脱落了3颗。病人因工作忙，仍未介意，近两年来，口中有咸味，且口水偏多，近半年小便频数，偶有腰酸感，记忆力明显减退，故前来就诊。现病人牙齿松动，共自然脱落6颗，齿龈无明显萎缩，亦无出血，但牙齿枯而无华。口中咸水以晨起明显，小便频数以夜间为甚，健忘明显，腰微酸，大便正常，睡眠尚可。舌质淡红，苔薄白，脉细沉。诊为肾虚不固。

处方：知母10克，黄柏10克，熟地30克，山萸肉20克，山药20克，丹皮10克，泽泻10克，茯苓15克，骨碎补20克，肉苁蓉20克，补骨脂15克，覆盆子30克，黄精30克，续断15克。15剂水煎服。

4月10日复诊。病人服15剂后效果明显，小便频数、腰酸消失，口咸感减轻，牙齿松动也明显改善。效不更方，继上方30剂水煎服。

5月15日再诊。诸症消失，余无不适，更予知柏地黄丸，嘱其常规服药半年以上。

辨奇

本案诊断与治疗并不困难，但其病症有奇：一则病人正值壮年，反而出牙齿松动并逐渐脱落；二则牙松脱落、口咸感、小便频数、腰酸、健忘症状归属肾虚，但却依次出现。分析其奇症，可体现中医理论之深邃。

析奇之一：肾为先天之本，主藏精，有封藏之性，在生命过程中，牙齿生长、更换，枯与脱，不仅是生长壮老已的表现，更重要反映生命之根本的盛衰变化。《内经》中男子以八为数，《素问·上古天真论》言"五八，肾气衰，发堕齿槁"，大意是男子到了40岁肾气就不如从前了，开始走下坡路，牙齿失去光泽，头发也开始脱落了。人体属肾的部位颇多，为什么先从发、齿开始呢？肾藏精，精化为气，气布周身，气含阴阳。《素问·生气通天论》云："阴者，藏精而起亟也，阳者，卫外而为固也。""为固"之性就是肾封藏之性的体现。肾气在人体发挥作用，有其生命要求，不仅本身藏精化气的力量要强，更重要的是要达到生命整体的要求。肾至下至内，必须达到至上至外的要求。最能体现至上至外之封藏本性的就是"为固"之固性。发、齿之固，即不脱不落，发脱齿枯则最能体现肾气已经达不到生命的整体要求，开始衰退。本案牙齿松动脱落，实则是肾气不固在牙齿中的体现，说明不到40岁肾之固性已经达不到生命的整体要求了。

析奇之二：牙齿松动脱落是肾之固性不及。随年龄增长，肾之固性不足逐渐加重，且不断影响其他脏腑功能。咸属肾，咸味当受肾气之固性下行封藏，现病人肾气不固久矣，致咸味亦不固，反而上行而溢于口中，亦是肾气不固加重的又一体现。更有甚者逐渐影响肾之本脏及其下焦功能，致小便频数，尤以夜间为甚。显然，肾与膀胱相表里，膀胱不固，腰酸之症出现，说明肾之府因肾虚不固受损，记忆力减退更乃肾之精气亏乏，不充养脑所致。可见以症状出现之次第而言，由单纯的肾气不固达不到生命整体要求而出现牙齿枯松脱落，发展到肾虚不固，咸味上泛于口，并进而影响肾之本脏本位之功能，说明肾虚之症的发生发展与变化从生命整体要求开始，逐渐发展并波及本脏本位。从治未病的角度认识这一规律有其重要性。出现萌芽状态的，往往是生命整体要求的异常变化，当及时捕获，早治早防。

本案在治疗上抓住肾虚而不固之本质，以知柏地黄汤加味。之所以选用此方补肾阴精，降退肾阳归脏，就是考虑肾虚与不固的关系。固性往往是阳中之阴的体现，是"阳者，卫外而为固"的体现。阳之阳体则达外达上，阳中之阴则为固为用。肾虚偏阴精之力不足时，则易体现在上在外的固性不足而不固，即阳中之阴不足而不固，同时也因阴之不足，不仅不能固，且暗自阳亢化火而耗精，这也是牙齿松动而枯槁的根源所在，故而首选知柏地黄汤对证治之。在加味中，特意加骨碎补、补骨脂、续断，强筋骨而助养牙齿之固力；更有肉苁蓉、覆盆子、黄精补肾强精，以复肾之封藏之性，既可以助肾藏精充脑养腰府，又可以强膀胱气化而复膀胱之功能。如此是方、药、证、症四者统一之治。如此辨治用药，精准施治，疗效之神奇得以彰显。

案四十九　便秘舌中水流案

提要

本案之舌中流水之奇症，类似于《内经》之风水、肾风，借《内经》所论之理，明确肾阴虚是本案病机，治愈本案亦是经典理论指导临床之典范。

病案

陈某，女，29岁，2020年4月20日初诊。

主诉：舌中水流不断，伴便秘咽干、腰酸肩重半年余。

病人半年前劳累又逢感冒，病愈后出现舌中流水，甚则吞咽有呛咽之感，时轻时重，尤以夜间为甚，不敢平卧而睡，甚为痛苦。同时出现双肩沉重之感，腰酸不适，大便干结，咽干。自以为上火，服黄连上清片，大便通，诸症略有减轻，但无法根治，前来求治。现见舌中流清水，低头有滴水感，不断吞咽，腰酸不适，咽干，便秘，双肩有沉重感。小便正常，舌质淡红，苔薄而润，脉沉。诊断为肾虚不固，肾水上逆证，拟方知柏地黄汤加味。

处方：知母8克，黄柏8克，熟地30克，生地15克，山萸肉15克，山药15克，丹皮10克，泽泻10克，茯苓15克，肉苁蓉20克，淫羊藿15克，仙茅10克。7剂水煎服。

4月28日复诊。服7剂后舌中流水明显好转，大便亦通畅，咽干、双肩沉重感减轻，腰酸微疼，脉沉。继上方加麦冬15克、五味子6克，15剂水煎服。

5月20日再诊。舌中流水消失，咽干消失，二便正常，仅有双肩、腰部略不适。继前方15剂以巩固疗效。

辨奇

本案之奇在于舌心流水不止，同时又出现咽干便秘的内津不足之里证及双肩沉重、腰酸之形体症状，当细辨之。

从病因病机而言，劳累加感冒，感冒愈后，病症出现，劳累伤肾，感冒引发肾之功能异常是关键；从病症而言，舌中流水与水不固有关，又兼腰酸，显然与肾虚有关，肾虚夹水上逆，类似《素问》所论之风水、肾风。

风水是由劳甚汗出遇风，风邪客于玄府，行于皮里，传为胕肿而发。其病机是自恃其勇，入房或劳力过甚，汗自肾出。汗出遇风，向内不能入于脏腑，向外不能泄于皮肤，滞留汗孔，流行于皮肤腠理，于是形成胕肿。因其本在肾，病发于风，故称风水。《内经》中对肾风、风水的记载颇多，如《素问·风论》云："肾风之状，多汗恶风，面疣然浮肿，脊痛不能正立，其色炲，隐曲不利，诊在肌上，其色黑。"《素问·奇病论》云："有病疣然如有水状，切其脉大紧，身无痛者，形不瘦，不能食、食少……病生在肾，名为肾风。"《素问·评热病论》云："有病肾风者，面胕疣然壅，害于言……至必少气时热，时热从胸背上至头，汗出手热，口干苦渴，小便黄，目下肿，腹中鸣，身重难以行，月事不来，烦而不能食，不能正偃，正偃则咳，病名曰风水。"《灵枢·论疾诊尺》云："视人之目窠上微痈，如新卧起状，其颈脉动，时咳，按其手足上，窅而不起者，风水肤胀也。"纵观各篇的相关论述，风水、肾风的症状与机制显然内在肾，外有风，外风则风引水动，内则肾不封藏，肾水易被风而引动，从而形成水上逆之病证。

《素问》论肾风之主症为"面胕痝然壅，害于言"。因为肾系水脏，肾病则化气行水功能障碍，水液代谢失常，泛溢肌肤为肿；肾脉循喉咙夹舌本，故妨害于言语。《素问》也提出"阴虚者，阳必凑之"是肾风之关键病机，即肾阴不足，风阳之邪乘而客之。阴虚，指肾阴不足。因肾为先天之本，藏一身之真阴和真阳，诸脏腑之阴阳非此真阴不能滋，非此真阳不能发。

可见，《内经》之肾风本属虚证，肾虚受风，阴虚阳乘，水停内外。肾为水脏，具有化气行水的功能。肾阴不足，风邪侵袭，聚水为肿，形成面目浮肿、目下窒起的肾风证。一方面水泛周身，一方面阴虚生火，故见少气时热，热从胸背上至头，汗出手热。水邪盛而泛溢，上迫于肺，则咳嗽，仰卧尤甚；水邪凌心，虚火外越，则口苦舌干，小便色黄；水邪侮脾，则烦不能食，身重难以行；水邪于胃，则腹中鸣响，不得仰卧，咳出清水；水邪闭阻胞络，则月事不来。

本案之形成机制，与《内经》风水、肾风之机制一致，但其病症表现有异。劳累加感冒是本案很重要之病因病机，是引动肾虚而水泛的关键，水泛于上，肾脉循喉咙夹舌本，表现出舌中流水之奇症，溢于肩则沉重不适。之所以肾水被动，其肾之阴虚是本，腰为肾府，腰酸为肾虚之明症，咽干为肾阴虚在经络中的表现，便秘亦阴虚而肠失润。明确本案之机制，以知柏地黄加味治疗就是对证之治。

从用药而言，知柏地黄丸滋阴泻火是治本，加肉苁蓉、淫羊藿、仙茅，调补肾之阴阳以助肾气；后加麦冬、五味子，既可补阴，又可引水下行归肾。标本兼治，以治本为主，肾阴得补，肾水得降，舌中流水之奇症自然消失，诸症亦随之消解矣。

案五十　心悸恶梦惊恐案

提要

本案辨奇，体现了惊恐情志病的内在演变机制，不仅外在情志变化致病，内在噩梦长期刺激亦可转变为情志病。本案辨析心神、肝魂生理病理关系与心惊、肾恐的情志关系，以及神不控魂的五神异常转变为神不控志的情志异常机制。同时，在辨治中，桂枝甘草龙骨牡蛎汤与桂枝加龙骨牡蛎汤的巧妙变化，深刻体现经方治病的灵活性及临床疗效的显著性。

病案

郑某，男，33岁，2019年6月10日初诊。

主诉：心悸多梦年余，伴惊恐半年余，加重1个月。

病人1年前因工作紧张并过度劳累出现心悸不安，时有胸闷短气，梦多，多以惊恐之梦为主，有时因梦惊吓而醒。半年前不仅心悸噩梦增多，又出现惊恐之症。也不仅因梦而惊恐，白天亦有从心中惊恐现象，极易受到惊吓，精神不振，不思饮食。1个月来，诸症加重，前来就诊。现病人心悸，喜以手捂心而舒，仍夜间梦多，但入眠正常，晨起醒来较累，精神不振，无烦躁，有惊恐之状，不敢独居。二便可，舌质淡，苔薄白，脉细而弦。诊为心阳不足，心不交肾证。拟方桂枝甘草龙骨牡蛎汤加味。

处方：桂枝12克，甘草9克，龙骨30克，牡蛎30克，当归9克，丹参12克，炙远志9克。7剂水煎服。

6月24日复诊。病人服用7剂后，心悸、梦多、惊恐诸症明显改善，又自取上方药7剂服用。现偶有心悸，做梦次数明显减少，自捂胸口现象消失，惊恐症状改善，但仍不敢独居。舌质淡红，苔薄白，脉有浮芤之象，似心阳复而欲浮之机。继上方加炒白芍9克、生姜3片、大枣6枚。继服7剂。

7月6日再诊。病人服7剂后诸症消失，甚喜，外出游玩3天以散心。现精神状态尚可，饮食尚可，心悸多梦消失，只稍有恐惧之状。效不更方，继服上方10剂以巩固疗效。

辨奇

本案从表面看病症并不复杂，但细分析有三奇：一则由心悸噩梦演变出惊恐情志病；二则心悸有梦多伴失眠，而本案一直无失眠，只是噩梦不断；三则多数情志病有烦躁症，而本案并无烦躁发狂，只是易惊易恐。治疗角度，从桂枝甘草龙骨牡蛎汤到桂枝加龙骨牡蛎汤的内在机制转变亦是经方之奇用奇效。如此恒中有奇，可从病症变化辨析其内在脏腑神志的变化规律。

悸与惊属心，恐属肾，梦多属肝魂所作。从发病之始，劳累加紧张，气血损耗又有气血不畅，表现在心、肝二脏。于心则悸动不安，于肝则梦多不断。心藏神，肝藏魂，神为主宰，可调控肝魂，现心悸动不安，心神必伤而主宰之力不足，肝魂随动而生梦。随病情之发展，梦为噩梦，因惊恐之噩梦而暗伤心肾，惊则伤心，恐则伤肾。久之，伤心则又易惊，伤肾则又易恐，于是病变由心、肝的神魂之噩梦病转变为心惊肾恐的惊恐情志病，其表现亦由梦中之惊恐变为醒时惊恐而不敢独居。

进而言之，本案所涉脏腑主要是心、肝、肾，病之始由心而肝，病之变由肝而心而肾，病机演变也就心肝传变到心肾为主的惊恐情志病。由此破解了由心悸噩梦演变出惊恐症的情志病之奇。明确了病情之演变，但并没有达到辨证之要求，当有可疑之处需明确。病人为什么没有失眠、烦躁等病症呢？从临床表现而言，心悸但喜手捂胸，是心阳虚之明证，《伤寒论》有"发汗过多，其人叉手自冒心，心下悸，欲得按者，属桂枝甘草汤"。病症演变由心而肝而肾之势，显然是阳虚不断深化而下及肝肾，心神受损又加阳气不足，阳气不足而疲惫，极易受阴之吸纳，阳入阴则易，而无失眠；阳气不足易化寒不易化热，亦就不易扰神烦躁了。当然也有例外，阳气不足无力，亦极易被火邪所激而浮越，阳浮则神躁，就出现失眠烦躁之症，118条"火逆下之，因烧针烦躁者，桂枝甘草龙骨牡蛎汤主之"即是受心阳虚而火逆之攻出现的阳虚而又阳浮之烦躁证。火迫劫之严重者可出现惊狂卧起不安证，112条"伤寒脉浮，医以火迫劫之，亡阳必惊狂，卧起不安者，桂枝去芍药加蜀漆牡蛎龙骨救逆汤主之"，进一步说明心阳虚而火劫严重，而易致阳浮而到亡阳，引发惊狂卧起不安的严重病症。从病理关系而言，本案心悸梦多惊恐，心、肾、肝三者之间以心阳虚为主，心与肝存在着木火关系，木生火，火亦助木气升，肝之相火源于心之君火，相火激发肝之少阳升发，肝气又可助生心火；心与肾存在着水火关系，火可温水，因此治心生阳以求治病之本。一方面治心阳则心阳复而心神有主，心气自壮，悸惊自消；另一方面心阳复而心火下布肝肾，归肾则温水生精以纳恐志，归肝则肝气得温以生血气，魂神得养而安。

　　本案与桂枝甘草龙骨牡蛎汤证皆以心阳虚为主，其不同在于桂枝甘草龙骨牡蛎汤证为火逆后心阳虚而浮越烦躁，而本案则仅仅是心阳虚而无阳浮之机，可参考桂枝甘草龙骨牡蛎汤证治疗。桂枝甘草龙骨牡蛎汤证有阳虚阳浮之机，故桂枝用量极少；而本案无阳浮之机，可以重用桂枝，以助甘草辛甘化阳之功。本案形成之始之变，皆有心神受损不振而无所主。心神不安则悸动，神不主魂而魂妄动梦多，神不主志则惊恐而生病变，故可用龙骨入心安神，牡蛎入肝宁魂。方中更加远志安神定志，以平神志之乱；当归、丹参养血助心主血脉与肝藏血之功，体现了"血者神气也"的养血藏神关系。治疗过程中脉现浮芤之象，说明阳复太过而有浮越之机，此时又加白芍养营阴以收阳气，实则由桂枝甘草龙骨牡蛎汤变成了桂枝加龙骨牡蛎汤。《金匮要略》云："夫失精家少腹弦急，阴头寒，目眩，发落，脉极虚芤迟，为清谷，亡血，失精。脉得诸芤动微紧，男子失精，女子梦交，桂枝加龙骨牡蛎汤主之。""失精家"出现脉芤精亏而阳浮越之象，与桂枝甘草龙骨牡蛎汤证的阳虚又阳浮有别，一为精亏而阳浮，一为火邪劫迫而阳浮。当然，治疗上亦有别。失精者当以白芍养营气，调卫收阳，火迫阳浮者则不可以白芍之酸寒更伤胸阳。《伤寒论》中胸阳受损不宜用白芍，如"太阳病，下之后，脉促胸满者，桂枝去芍药汤主之""若微恶寒者，桂枝去芍药加附子汤主之"。本案病人病起过度劳累紧张，虽未失精，但气血营卫损伤是本病之基础，因此本案之心阳虚类似桂枝甘草龙骨牡蛎汤之心阳虚，本案之气血营卫受损又类似桂枝加龙骨牡蛎汤之失精。也正因如此，在重用桂枝的桂枝甘草龙骨牡蛎汤之后，阳过复而现阳浮之芤脉，阳复太过，乘营血弱而不纳阳气之势而浮，病证亦转变成了桂枝加龙骨牡蛎汤证之精亏阳浮类证，故方中又加了白芍、姜、枣，调养营气，这又蕴含着"损其心者，调其营卫"的辨治思路。

案五十一　发热吐解反复案

提要

发热而吐后热退，不定时发作，是奇。究其病机，邪结于偏里部位，时散时聚，结聚内迫而吐，因吐而助正气向上向外。邪散热退但邪未解除，邪再聚结之时，症状又复发，如此邪结少阳之证明矣，小柴胡汤便是方证相对。

病案

陈某，男，73岁，2019年7月8日初诊。

主诉：发热不能食反复发作6个月，近1个月加重。

病人半年前因感冒月余，出现不定时发热不食症状。每次发作时，先怕冷，全身拘紧；继而发热，不欲食，微微恶心，胃中不适，心烦不能睡，持续一二日。病人呕吐一次，吐出胃中食物，诸症自行消失。每次发作，甚为痛苦，二便正常。近1个月来，病人发作次数明显增加，每周发作两次，发时自服小柴胡颗粒剂一包即愈。现自述发热不食时周身拘紧明显，心烦欲呕感强烈，吐后立即轻松。晨起时口苦，偶有头晕，平时手足微凉，口干，大便无稀泻或便结。舌质红，苔白厚，脉弦细。诊为邪结少阳迫胃，拟大柴胡汤合不换金正气散加减。

处方：柴胡15克，黄芩10克，半夏10克，党参15克，枳壳8克，炒白芍8克，酒大黄6克，苍术10克，厚朴15克，陈皮10克，羌活6克，藿香10克，砂仁6克，甘草6克。7剂水煎服。

7月16日复诊。服上方7剂，阵发性发热与不欲食大减，1周仅发作一次。心烦减轻，欲呕明显减轻，仅出现轻微呕吐，大便微稀，无头晕或手足凉冷。舌质红苔白厚，脉细。效不更方，继上方7剂。

7月25日再诊。病人诸症已解，周身轻松，精神大好，改以六君子汤善其后。

半年后，病人告知未再复发。

辨奇

本案发热不食，吐后自解，症状并不复杂，但反复发作不能根治却甚为痛苦，亦为奇症。

病症之特点，发热之前周身拘紧感明显，说明阳气有内聚之势；不能食，影响胃气而致不受纳；更有强烈的心烦欲吐症状，是迫胃上逆严重。伴以头晕、手足微凉，不难辨属于柴胡证，是邪结半表半里。但此症有两个"奇"：一则为不定时发作，且周期逐渐缩短；二则为吐后自解。

邪结少阳之柴胡证，主要有3种情况：一为典型柴胡证，当和解之；二为邪结偏表，柴桂汤之类；三为邪结偏里迫胃。其法有二：一则心下痞硬而呕吐下利证，用大柴胡汤，无大黄；一则心下急，大便或溏或硬，阳明腑实，用大柴胡汤，有大黄。若邪结偏里，邪出表亦难，入里不能之时，病情就不易愈。更有邪结者，往往又有邪结时轻时重，容易反复。本案当属于此类。不难看出，不定时发作也正是邪结之状态的变化。之所以由一月一发到一周二发，也正是邪结不除，邪结频数增加所致。自服小柴胡颗粒缓解，说明小柴胡作用已击中邪结之机，但不能全解。症状有呕吐，且强烈，即说明迫胃之力重；吐后自解，说明是吐本身也治法，可以使邪结散解，虽能缓解但不能尽除邪。如此病机病势之关键在于邪结之偏里部位，时散时聚，治疗自然以大柴胡汤为主，破结排邪。不仅如此，还应考虑邪当从胃而走，故合之不换金正气散，既化胃之浊邪，又可快速清理邪结之邪，更能助正气透达表里，清理表里之余邪。如此合方用药，不仅辨药，更是辨经方，作用相得益彰，除邪解结，复正愈疾，快速有效。

案五十二　心悸腹胀浮肿案

提要

本案为年高脏衰水肿的重症，但用平淡之经方却显神效，提示临证要善用经典。取《素问》治水肿之思路，关键要先"复其形"。病机抓住脏衰水肿，有3个关键环节：一则脏衰而气化无力，二则津液内停，三则气机阻遏。三者孰轻孰重，当分辨主次。但脏气阳衰是本，津停内阻为标，病人年高气复为难，而祛水通气为易。"去菀陈莝""开鬼门，洁净府"之治则治法提示脏衰水肿者祛水通气之重要性。本案小柴胡汤通调水道，下输膀胱；苓桂术甘汤通化散水；生脉饮养心顾本。皆为平淡之经方，却收神奇之功效。

病案

施某，女，93岁，2021年6月5日初诊。

主诉： 心悸，腹胀，水肿月余。

病人近几年多次因心力衰竭住院治疗，1个月前又因心力衰竭住院。双下肢浮肿甚，腹胀腹水，小便少，神志不清，住院1周病情未见好转。因年事已高，家人要求回家等待。其子邀我前往家中诊治。查病人双下肢水肿较甚，腹胀，按其虚里，心动甚，神志不清，大便少，小便失禁而量少。脉轻按滑而有力，重按为芤，舌质红苔厚白。初诊脏虚水滞，内三焦水道不通，外水溢下肢，拟苓桂术甘汤、生脉饮、小柴胡汤合方试之。

处方： 茯苓20克，桂枝8克，炒白术10克，柴胡12克，黄芩8克，半夏8克，西洋参10克，干姜4克，五味子6克，麦冬15克，当归10克，丹参15克，龙骨30克，炙远志10克，炒酸枣仁30克，砂仁6克，甘草6克。7剂水煎服。

6月12日复诊。服上方7剂，甚效，神志已清，下肢浮肿减半，腹胀减半，小便通利，失禁消失。效不更方，继上方7剂水煎服。

6月20日再诊。病人浮肿消失，且能下床行走，仅有大便不畅而干，上方茯苓改为10克，加火麻仁15克。7剂以巩固疗效。

辨奇

本案年高，心力衰竭，水泛之机明确，不是病症之奇。从整个治愈过程看，以平淡之经方合用，针对年高之人祛顽疾而起生，其疗效才是奇。

脏衰水肿，《素问》论之，当今治法也没有脱离其中原则。"五脏阳以竭"是《素问》对水肿的病因病机的高度概括。至于"竭"字,古医家多释为阳气"竭尽"或有阴无阳。李今庸认为:"如此文'五脏阳已竭'之义,果为'阳气竭尽',则下文所论治法'开鬼门''洁净府'以汗之泄之则不可理解矣,以汗、泄则阳更伤也⋯⋯竭、遏二字俱谐'易'声,例得通假"。他列举古经书中"竭""遏"二字互通的数例后指出:"其实,在古典医学著作里,'竭'字读为'遏'而训'阻塞'之义并不是少见的,如《素问·举痛论篇第三十九》所谓'阴气竭,阳气未入'者,即是言'阴气遏,阳气未入'也。"李氏所言有据。因此,本句"五脏伤以竭"的"竭"应读作"遏",全句是说五脏脏气内伤,因而气化失司致气阻津停,是水肿病总的病因病机。

可见脏衰水肿病,有3个关键环节:一则脏衰而气化无力,二则津液内停,三则阻遏气机。三者孰轻孰重,当分辨主次,但脏气阳衰是本,津停内阻为标。病人年高气复为难,而祛水通气为易,"去菀陈莝""开鬼门,洁净府"之治则治法,提示以祛水通气治疗脏衰水肿者之重要性。本案小柴胡汤"通调水道,下输膀胱";苓桂术甘汤通化散水;生脉饮养心顾本,此平淡之经方,却收神奇之功效。由此深悟《素问》之"其有不从毫毛而生,五脏阳以竭也,津液充郭,其魄独居,孤精于内,气耗于外,形不可与衣相保,此四极急而动中,是气拒于内而形施于外,治之奈何?岐伯曰:平治于权衡,去菀陈莝,微动四极,温衣,缪刺其处,以复其形。开鬼门,洁净府,精以时服。五阳已布,疏涤五脏,故精自生,形自盛,骨肉相保,巨气乃平",治疗脏衰水肿病典型案例,先"以复其形",再"精以时服",最后"巨气乃平"的深刻内涵。

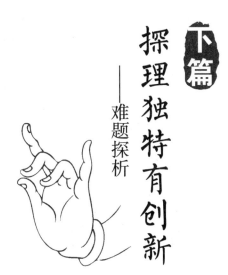

下篇

探理独特有创新

——难题探析

　　临证过程中运用经典理论深透辨析，是提高临床疗效之关键，也充分体现经典思维的临床价值。本篇精选十余个难题，透析常中之奇，深探奇之理，从理论、辨证、辨治、方药等方面深度探析内涵，彰显理论之价值、辨析之巧细、方药之妙用、显效之根由，为临证提供更多辨奇的思路与方法。

一难　脏腑气分阴阳

一、内容摘要

中医从气的本义探讨了脏腑冠以气的含义，认为脏腑之气具有物质性与功能性。研究的重点则当指活力，包括阴、阳两个方面。正确理解脏腑冠以气的含义，对于藏象学说的理论研究与临床实践都具有重要意义。

二、问题探析

中医学的脏腑是五脏六腑及奇恒之腑的简称，在生理功能方面的论述都冠以"气"字，如心气、脾气、胃气等。对"气"字的理解，目前存在两种不同的观点。一则认为气是脏腑的生理功能。如《章真如医学十论》："故五脏之气简称脏气，实际上是指五脏（腑）的生理功能的总称"。一则认为气是脏腑实体及其功能的物质基础。如《中医藏象学》："脏腑、经络之气是推动脏腑与经络进行生理活动的物质基础"。可见其争议的焦点在于是物质的还是功能的。正确认识脏腑冠以"气"的分歧及其含义，是确立藏象理论研究方向的关键。

（一）"气"的含义及脏腑冠"气"

中医从元气论出发，认为气是世界万物之本源，是无形质的，在内部没有空隙，外部没有边界的连续性物质，其自身具有运动特性。人作为万物之一，与万物同本同源，正如《素问·宝命全形论》所说："人以天地之气生……天地合气，命之曰人"。因此，气是构成人体的基本物质。人体之气是一种活动力很强的精微物质，它的运行促进了生命活动，它流行全身，无处不到。气又是激发、推动脏腑、器官功能活动的动力。因此，中医学用气这一概念来论述人体时，其常常同时具有生命物质与生理功能两种含义。脏腑冠以"气"字，当然亦包括生命物质和生理功能两种含义。《素问·五脏别论》有"所谓五脏者，藏精气而不泻也"。其中的"精"与"气"就包括了生命物质与生理功能。"精"是构成人体的基本物质，即产生形和神的基本物质，也是人体各种功能活动的物质基础，如《素问·金匮真言论》"夫精者，身之本也"即指出了精是生命的根本。精气之气是"气化"之意，气化维持着生命，也就是说，精的活力即产生的功能活动。因此脏腑之气既具有物质性，又具有功能性，是物质与运动的统一。

按照辩证唯物主义，世界上不存在没有物质的运动，也不存在没有运动的物质，或者说没有物质的功能是不存在的。其强调气的物质性，认为脏腑之气绝不能脱离物质基础而存在，这种基础就是脏腑之气的物质构成。毫无疑义，脏腑之气也同样是构成人体的最基本的精微物质，其功能活动就是脏腑之气的运动表现。因此，从气的物质性对脏腑之气加以界定，认为脏腑之气是脏腑实体及其功能的物质基础，是符合辩证唯物主义基本原理的。元气论区别于原子论的特质在于它研究对象的整体性、过程性（动态性、功能性）和不言而喻的物质性。因此，中医对气的研究，不是研究气的物质本质与形态结构，而是强调气的温煦、推动、气化、固摄、濡养、防御等作用，认为人的生命活动就是气的升降出入，即气的功能性。

正因为中医注重气的功能性，所以在生理功能和组织器官的名称上冠以气字，如正气、真气、胃气、脾气等；就连外在表现也都加以气字，如神气、气色等。这些"气"字都是指"活力"，物质与结构上加"气"是物质与结构的活力，功能与表现上加气是活力产生的功能与表现。从这个意义上讲，没有了活力，也就失去了功能与表现，没有活力的物质本身也就不存在。脏腑既维持人体结构，又发挥其生命活动，关键就是脏腑的生命物质具有产生生理功能的内在活力。因此，从这个意义上讲，脏腑之气当为脏腑生理功能提供内在活力，只有这种活力才能表现出脏腑功能。这种活力之气不能脱离物质而存在，正如张景岳所云："气非质不立，质非气不行"。因此脏腑之气指"活力"，也是强调脏腑在物质基础上的功能活力，而研究的重点就是活力产生的本能活动。

（二）脏腑之分阴阳

脏腑之气包括阴气、阳气，实源于"气分阴阳"这一哲学命题。《易经》有"易有太极，太极生两仪"之论，为气分阴阳之源。《春秋繁露·五行相生》云："天地之气合而为一，分为阴阳。"《朱子语类》云："阴阳虽是两个字，然却是一气之消息。"《正蒙·神化》云："气有阴阳，推行有渐为化，合一不测为神。"如此等等。哲学概念的气一分为二，这一观念得到《内经》的认同与发挥。《灵枢·脉度》指出："气之不得无行也，如水之流，如日月之行不休。"表明气包含着相互对立的两个方面。《素问·阴阳应象大论》认为阴阳者"神明之府也"。所谓"神明"就是指事物运动变化的内在动力——阴阳。

哲学概念上的气有阴阳之分，具体到医学方面的气也有阴阳之分。《内经》则明确指出了气具有温煦与濡润阴阳两个方面的功能。《灵枢·决气》云："上焦开发，宣五谷味，熏肤，充身泽毛，若雾露之溉，是谓气。""熏肤"实指气中之阳的温煦作用，如《难经·二十二难》所云："气主煦之"。"泽毛""若雾露之溉"就是气中之阴的濡润滋养作用。《难经·三十七难》云："人气内温于脏腑，外濡于腠理。"其中，"温"与"濡"也是指气中之阳与气中之阴的双重功能。在病理、治则方面，《灵枢·终始》提出："少气……则阴阳俱不足，补阳则阴竭，泻阴则阳脱。如是者，可将以甘药。"对于气虚而表现阴阳俱虚者，以阴阳双调，滋温并施的治疗原则。可见《内经》《难经》从生理、病理乃至治疗等方面对"气分阴阳"这一观点有深刻阐述。

后世医家对"气分阴阳"论点也有发挥，王肯堂指出："阴阳各因其对待而言之。形与气对，则以形为阴，气为阳；寒与热对，则以寒为阴，热为阳；升与降对，则以降为阴，升为阳；动与静对，则以静为阴，动为阳……一气之中而有阴阳，寒热升降，动静备于其间。"清代石寿棠亦说："阴阳互根，本是一气，特因升降而为二耳。"明代汪机亦有"阴中有阳，阳中有阴，阴阳同一气也"之论。可见"气分阴阳"观是中医学气学理论的本意。因此，脏腑之气亦应包括阴阳两个方面。

其实，据元气的演化理论，元气演化成阴阳二气，阴阳二气的离合运动产生三阴三阳之气，三阴三阳的相互作用产生偏于形质的五行之气，具体到人体就是五脏之气。《素问·平人气象论》有"脏真濡于脾""脏真高于肺""脏真散于肝""脏真通于心""脏真下于肾"；《金匮要略》有"若五脏元真通畅，人即安和"。其中"脏真""元真"皆是真元之气，即元阴元阳分布于五脏，形成五脏之气，五脏之气实质就是元气。之所以有五脏气之别，就是由于三阴三阳相互作用而在"量"上有差异，产生"异用"。《素问·至真要大论》所说："愿闻阴阳之三也何谓？岐伯曰：气有多少，异用也。"《素问·天元纪大论》说："何谓气有多少，形有盛衰？鬼臾区曰：阴阳之气各有多少，故曰三阴三阳也。"阴阳之气在"量"上的差异，使阴阳对立互根两种势力相互作用而产生不同的脏气，没有气之阴阳相互作用就不可能产生功能。脏腑皆禀元气之阴阳，都具有相同的阴阳活力。但具体到不同脏腑，由于所禀阴阳之气的多少不同，又产生不同的生理功能。因此脏腑之气包括阴气与阳气，是阴阳之气的共同作用的表现。

脏腑之气分阴阳既是中医学气学理论的本意，又是五脏各自内在本能"活力"的两个方面，即脏阴活力与脏阳活力。脏阴活力是脏气之滋养、濡润的部分，脏阳活力是脏气之温煦的部分。脏阳促进脏阴的化生，并卫护于外，使脏阴不致耗散，即所谓"阳者，卫外而为固也"。脏阴充足，以为脏阳生化之源，并安谧于内，牵制脏阳，使阴制阳动，阳胜阴亢，即所谓"阴者，藏精而起亟也"。阳固阴静，阴阳平衡，共同维持脏气的生生之机。

由此可见，脏腑之气是五脏各自的内在"活力"，包括阴气与阳气两个方面，也是脏腑生理功能的高度概括。正如张珍玉教授研究"肾气"概念时指出："肾气，就是由物质的肾所产生的活动。它这种活动包括阴气和阳气两方面。一般讲，阴代表物质，阳代表功能，为什么阴和阳都加一'气'字呢？这里的气是意味着阴阳本身各自具有的活力，而肾气则是肾的阴活力与阳活力的总称。"推而广之，其他脏腑之气也具有相同的含义。虽脏腑之气分阴阳，但并不是所有脏腑之气都可以分阴阳。具体到中医理论与临床上，可以分阴阳的主要是五脏之气与胃气，且在临床应用上也有不同。如肺气，讲肺阴者多而肺阳者少；脾气，讲脾阳者多而脾阴者少，也是理论在临床应用过程中的一些体现。

六腑之中，主要是胃气分阴阳。胃有主受纳、腐熟水谷、通降的作用，叶天士认为"此胃汁渐枯，已少有胃气下行之旨""胃中阳伤，不能传及小肠……为胃气不主下行故也"。说明要保证胃之受纳腐熟水谷的健全功能及胃降则和的特点，不仅需要脾脏升运功能的配合，胃腑本身的阴阳也必须充足协调。胃阴胃阳都具有纳腐水谷、助胃气下行的作用。胃阴与胃阳各为胃气的一个方面，胃阴是胃气之滋养、濡润、下行的部分，胃阳是胃气之温煦、动力的部分，二者相互为用，相辅相成，对立而统一，以维持胃之正常生理功能。即胃之纳降功能赖于胃中阳气之温运及胃阴之濡养，任何一方偏胜或偏衰都会发生病理改变。

（三）脏腑之气分阴阳的临床意义

既然脏腑之气包括脏腑阴、脏腑阳，脏腑阴、脏腑阳各为脏气之一方面，那么临床上脏腑气虚当包括阴阳两个方面。若脏腑气虚而无热象或寒象，是脏腑之阴阳俱虚而又相对平衡；若出现热象或寒象，则是由于脏腑阴、脏腑阳在虚损程度上有差别而出现偏颇，偏于阳虚者出现寒象，偏于阴虚者出现热象。治疗上滋脏腑阴，或温脏腑阳，或平补脏腑之阴阳，都有补益脏腑之气的作用。而补益脏腑之气则既可以滋脏腑阴，又可以温脏腑阳，因此益脏腑之气药若发挥滋脏腑气之阴的作用，则必须与滋脏腑阴药相伍；若发挥助脏腑气之阳的作用，又必须与温脏腑阳药相伍。

1.脏腑气虚

脏腑气虚而无热象和寒象，是脏阴阳俱虚而又相对平衡，因此根据脏腑气与阴阳的关系，调补脏腑之阴阳就是益脏腑之气。

如《太平惠民和剂局方》之四君子汤，由《金匮要略》之人参汤化裁而成。人参汤去干姜加茯苓，而成四君子汤，显然由补脾气之阳的方剂，变成了纯补脾气之剂。方中主药人参体阴而用阳，既可滋阴又可温阳，因此可直接补益脾气，用于治疗面色萎白，肢体倦怠，不思饮食，大便溏泻，脉弱无力等不偏寒亦不偏热之脾气虚运化失司证。本方就是用人参平补脾阴脾阳而达到补益脾气的目的。

又如仲景肾气丸亦是调补肾阴肾阳以恢复肾气的方剂。肾气丸出自《金匮要略》，由干地黄、山萸肉、山药、泽泻、茯苓、丹皮、桂枝、附子八味药组成。从肾气丸主证的病机上看，其在《金匮要略》用于治疗"脚气上入，少腹不仁""虚劳腰痛，少腹拘急，小便不利""短气有微饮""转胞，不得溺""消渴，小便反多"等既不偏寒亦不偏热的病证。然究其病机，均为肾气虚衰，膀胱之气不化，水液代谢障碍所致。至于消渴病小便反多，以致"饮一斗，小便一斗"，亦为肾气不足。一方面，因不能蒸腾津液上升；另一方面，不能固摄小便，致开合失司而引起。故取异病同治之法，设肾气丸以补肾气。肾气得复，膀胱气化自行，小便开合有度，诸证自解。故罗天益说："八味丸，补肾气不足。"从肾气丸的药物组成上可以看出，该方具有阴阳平补之效。方中主要以干地黄甘苦而寒，滋补肾阴；山萸肉补肝肾之阴；山药滋补脾阴；桂枝、附子辛甘温热，温补肾阳，为本方之主药。佐以茯苓甘淡而平，既可健脾补气，养后天以资先天；又可利水渗湿；泽泻利水通淋而补阴不足；丹皮活血以利水，应《金匮要略·水气病脉证并治》之"血不利则为水"。故本方集寒热补泻不同之药，共奏平补肾阴肾阳之效。正如吴鹤皋所说："肾中水火俱亏者，此方主之"。肾气丸调补肾之阴阳就能补益肾气，就是因为肾气包括肾阴肾阳两个方面，肾阴肾阳是肾气的主要内容。

对于脏腑气虚证，临床上调补阴阳以益脏腑之气的方药很多，如《伤寒论》炙甘草汤就是调补心之阴阳以达恢复心气而复脉的目的；《永类钤方》之补肺汤、《太平圣惠方》之补肺阿胶汤都是在补肺阴肺阳基础上补肺气。都说明脏腑之气包括阴阳，脏腑气虚是脏腑之阴阳在低水平上的相对平衡。

2.脏腑阳虚

脏腑阳虚是在脏腑气虚损基础上而出现的阳气偏损，临床上往往表现为阳不制阴而阴气相对偏盛的虚寒性病理变化。根据脏腑气与脏腑阳的关系，温脏腑阳能益脏腑气，而益脏腑气必须与温脏腑阳药相伍才能达到温补脏腑之气阳的效果。因此，对于脏腑阳虚证治疗，或温阳以益气，或在补气基础上以助阳。

如《伤寒论》理中汤就是治疗脾气阳虚的代表方，方由人参、白术、干姜、炙甘草组成。方中人参大补元气，与助阳药相伍，得益气助阳之功；白术甘温培土，和中而燥湿；炙甘草甘平益气，和中补脾。人参、白术、甘草为甘温补脾气之品，脾气虚得此则能补之，健运之。干姜辛热，为温暖中宫之主药，中焦脾虚脏寒者，得此而能温煦之，消除之。诸药同用，深得辛甘化阳，有助阳益气之妙，阳气振奋，阴寒消除，脾气得以恢复，这就是在补气基础上补阳，治疗脾气虚而偏于阳虚有寒证。

又如肺气阳虚即《千金要方》所说的"肺虚冷"："病若少气不足以息，嗌干不津液，名曰肺虚冷"。《金匮要略·肺痿肺痈咳嗽上气病脉证治》对虚寒肺痿亦有论述："肺痿吐涎沫，而不咳者，其人不渴，必遗尿，小便数。所以然者，以上虚不能制下故也。此为肺中冷，必眩，多涎唾，甘草干姜汤以温之。"对于肺阳虚的治疗，在药物中，张锡纯提出黄芪可补肺阳，临床多用干姜、桂心等配合而治之。肺阳虚之证，《千金要方》所谓不津液；《金匮要略》所谓小便数，必遗尿等症，便正是肺气阳虚温煦生化无力，津液的输布排泄受到影响所致。若肺阳得复，肺气生化有权，则诸证可除。

临床上，心气阳虚之桂枝甘草汤、肾气阳虚之四逆汤等，也都体现了温阳与益气的关系，其目的是恢复脏腑之阳的功能。

3.脏腑阴虚

脏腑阴虚是在脏腑气虚基础上而出现的阴气偏损证，表现为阴不制阳而阳气相对偏亢的虚热性病理变化。根据气与阴的关系，滋阴可补气，而益气必须与滋阴药相伍才能达到滋补气阴的作用。因此对于脏腑阴虚证的治疗，或滋阴以益气，或在益气基础上滋阴。

如《金匮要略》之麦门冬汤，就是治疗肺阴虚而致火逆上气，咽喉不利之证，方由麦冬、半夏、人参、粳米、甘草、大枣组成，其中人参大补肺气，又合麦冬养肺阴，诸药合用是在补肺气基础上补肺阴，以达到止逆下气的目的。

再如《伤寒论》之小建中汤，就是在滋脾阴基础上以化生脾气的方剂。方由由饴糖一升，芍药三两，桂枝三两，大枣十二枚，甘草三两，生姜三两组成。从方中药物配伍看，滋阴药与助阳药并用，而滋阴药的数量和重量超过助阳药，其意不在"阴中求阳"以补脾阳之虚，而在于滋养脾阴。方中重用饴糖、芍药为君，以甘酸化阴，补虚养血，缓解急迫。《伤寒论条辨》云饴糖"甘以润之，土润则万物生也"。芍药长于敛营养阴，饴糖与芍药相配，长于补脾气之阴。《慎斋遗书·古方解》说："加芍药则补脾阴。"甘草能补益脾气。饴糖配阴柔之大枣则能益气生津，以滋脾阴。大队的滋阴之品，少佐桂枝、生姜辛温益阳，有阳生阴长，以刚济柔之意。桂枝在滋阴药中，通阳化气，使脾气微微化生，以达恢复脾气之目的。脾气得复，中气自立，故名小建中，治疗脾气虚而偏于阴虚有热之证，如《金匮要略·血痹虚劳病脉证并治》："虚劳里急，悸，衄，腹中痛，梦失精，四肢酸疼，手足烦热，咽干口燥，小建中汤主之。"此虚劳证为阴阳气血俱不足，从咽干口燥、手足烦热等热候，可以认为是在阴阳俱虚的基础上偏于阴虚，腹中、四肢、手足为脾之外候，因此，本证为阴阳两亏，但已突出表现为脾气阴虚。本病的病理特点是在阴阳两虚的低水平上出现的阴阳失调，此时补阴则碍阳，补阳则碍阴，仲景根据《灵枢·终始》"阴阳俱不足，补阳则阴竭，泻阴则阳脱，如是者，可将以甘药"的理论，创建中一法。

当然，临床上对于脏腑阴虚治疗的方药颇多，如肝气阴虚之一贯煎、芍药甘草汤，肾气阴虚之六味地黄汤等，都深刻体现阴与气及滋阴与益气的关系。

综上所论，脏腑之气分阴阳，既有其理论渊源，又有其临床意义，因此这一理论具有重要的理论与实践价值。

二难　脾胃为气机之枢

一、内容摘要

"脾胃为枢"是脾脏理论体系的核心内容之一，本节通过剖析脾胃为"仓廪之本"的深刻含义，解释机体以脾胃为枢的道理；从枢纽中气、阴升阳降、气机之枢三方面揭示"脾胃为枢"的理论内涵，并结合临床进一步阐述脾胃为"仓廪之本"与"气机之枢"的内在关系。这些基本问题具有极高的理论价值与临床指导意义。

二、问题探析

"脾胃为枢"是脾脏理论体系的核心内容之一，历代医家均有论述。但对人体为什么以"脾胃为枢"、"脾胃为枢"的内涵是什么这些深层问题，中医界未曾有过深入系统的回答与论述，因此有必要进行深入探讨。

（一）脾胃者"仓廪之本"

《素问·六节藏象论》曰："脾、胃……仓廪之本，营之居也。"脾胃本是受纳、运化水谷的"仓廪之官"，为何又言其"本"呢？人体内任何一脏的功能，既是本脏功能活动的表现，又是整体功能的需要，因此言其"仓廪之本"乃是全身之本。脾胃不仅是受纳、运化水谷的"仓廪之官"，而且也是供养全身营养的根本，全身之"仓廪"本于脾胃。《素问·灵兰秘典论》言其"十二官"者，是针对各脏腑的生理本能而言。如"心者，君主之官""肺者，相傅之官""肝者，将军之官""肾者，作强之官"等是以制度的模式来类比说明各脏腑的生理功能及其之间的关系。而《素问·六节藏象论》言其五脏之"本"者，是其全身生命之活动关键，如"心者，生之本""肺者，气之本""肝者，罢极之本""肾者，主蛰，封藏之本"等，是对全身生命活动而言。因此脾胃为"仓廪之本"是全身生命活动的"仓廪"之根本。

1.气血之源

《素问·调经论》云："人之所有者，血与气耳。"人体的各种生命功能无不是以气血为基础，而气血主要由水谷化生，其根源则在于脾的运化水谷功能。

脾主运化，胃主受纳，同主水谷之消化、吸收与输布，其吸收水谷精微上输于肺而变化为营卫气血。《灵枢·营卫生会》说："人受气于谷，谷入于胃，以传于肺，五脏六腑皆以受气，其清者为营，浊者为卫，营在脉中，卫在脉外。"《灵枢·营气》亦有"营气之道，内谷为宝。谷入于胃，乃传于肺，流溢于中，布散于外，精专者行于经隧，常营无已，终而复始，是谓天地之纪"。《灵枢·五味》说："谷始入于胃，其精微者，先出于胃之两焦，以溉五脏，别出两行，营卫之道。"《灵枢·邪客》又指出："营气者，泌其津液，注之于脉，化以为血，以荣四末，内注五脏六腑。"皆说明了脾胃化生之水谷精微是营卫气血的主要物质基础。其精微一部分上输于肺，化生营气，注之于脉，以营养脏腑及诸经百骸；另一部分循皮肤肌肉之间，至于肓膜，散于胸腹之中为卫。

水谷精微变化而为营卫气血，然从其营卫气血生成而言，则又必须是水谷之精气、自然界之清气、人身先天之元气三者共同化为气血。如"中焦受气取汁，变化而赤，是谓血"，其"受气"就是受自然界之清气与人体之元气，"取汁"是取水谷精微。又如"天食人以五气，地食人以五味"，也说明气血必须由天地之气合而成之。因此气血生成的"原料"中，水谷只是其中之一。水谷之精气、自然界之清气为后天之气，人身元气为先天之气。后天之精气必须与人身元气结合才能发挥充养、支持全身的作用，而元气也必须以后天之精气充养、支持才能发挥生命作用。水谷之精气、自然界之清气、人身之元气是化生营卫气血的"原料"，三者之中尤以水谷为要。先天之元气来自父母，呼吸自然界之清气来自天气，而且呼吸又出于自然，唯有水谷可人为进行调节且属"地气"，是立形之本，从这个意义讲，水谷之精气是决定天之清气与人之元气在生命活动中发挥作用的关键，故生命以水谷为本。《灵枢·刺节真邪》云："真气者，所受于天，与谷气并而充身也。""天"是指先天之天与自然界之天，重点提出"与谷气"，显然是说明谷气在三者中的重要地位。因此往往以不同的水谷之精气而划分或命名，如"荣者，水谷之精气""卫者，水谷之悍气"等，把呼吸之清气及人体之元气看成是"天"的范围，由此体会，李东垣《脾胃论》"真气又名元气，乃先身生之精气也，非胃气不能滋之"的深刻含义。故《灵枢·五味》有"故谷不入，半日则气衰，一日则气少矣"；《素问·刺志论》有"谷盛气盛，谷虚气虚，此其常也"。

水谷是维持生命的主要物质来源，而受纳、运化水谷是脾胃的功能，即是胃气。故《素问·平人气象论》指出："平人之常气禀于胃，胃者，平人之常气也，人无胃气曰逆，逆者死。"即所谓"得谷者昌，失谷者亡"。正因为如此，《灵枢·决气》把血定义为"中焦受气取汁，变化而赤，是谓血"，把血中最有营养的"营气"归之于脾所藏之精和中焦脾胃所化生的血气，即"脾藏营""营出于中焦""脾胃……仓廪之本，营之居也"。这充分体现了维护人体生命活动的气血与"仓廪之官"的脾胃关系至为密切。人身之气血源于脾胃，正如张景岳所言："血者水谷之精气也，源源而来，而实生化于脾。"《张氏医通》亦说："气之源头在于脾。"

2.五脏之本

水谷入于胃，则五脏六腑皆以受气。《素问·六节藏象论》云："五味入口，藏于肠胃，味有所藏，以养五气。"《素问·玉机真脏论》亦有"五脏者，皆禀气于胃，胃者，五脏之本也"。说明五脏功能赖胃气的支持，在胃气的支持下，才能发挥各自的生理功能，"胃气"就是正气、真气，就是人体的营卫气血。五脏中任何一脏的功能的正常发挥都要以气血为物质基础，气血支持、供养五脏。

心主血脉与藏神，要使心的这两项功能正常发挥，就要有充足的气血作为物质基础。心的气血充足，则心脏正常搏动，神志活动正常，面色红润，脉搏和缓有力，舌体红润灵活。若脾胃虚弱，气血生化乏源，则心气、心血不足。心气不足，不能正常推动血运行，脉搏细弱无力，甚则结代；心血不足，不能滋养心神，则心神不宁，出现心悸、怔忡、健忘、失眠、多梦等症。脾气健运则"浊气归心"，心之气充足，心之功能就会正常，临床以归脾汤治心血不足之证，意在治脾以养神宁心。"损其心者，调其营卫"，以其营卫为水谷之精气所化也。

肝为体阴用阳之脏，疏泄与藏血的生理功能均需以充足的营血作为物质基础。肝血充足，疏泄正常，气机调畅，则情志正常，气血津液运行畅达。肝血充足，血有所藏则魂有所归，视物清晰，筋膜得养，爪甲坚韧。正如《素问·经脉别论》之"食气入胃，散精于肝，淫气于筋"。若脾胃虚弱，气血生化不足，则肝血不足，临床以培土荣木法治脾以补肝血。

肾为藏精之脏，所藏"后天之精"赖脾胃运化的水谷精气所化。故脾胃运化水谷功能正常，则肾中精气充足，主生长发育、生殖、水、纳气、骨生髓等功能正常。若脾胃虚弱，肾中精气不足，或小儿发育迟缓，或青壮年生殖功能减退，或小便频数、失禁，或尿少、水肿、腹水，或头发早白、枯槁、脱落等。《素问·阴阳应象大论》有"精不足者，补之以味"，观六味地黄丸之用山药、茯苓，金锁固精丸之用芡实，其意也在补脾气以益肾精。前人谓："补肾不如补脾，以饮食之精，自能下注于肾。"

肺主气与主宣降的功能均需宗气的支持，而宗气又靠中气的支持。何梦瑶说："饮食入胃，脾为运行精英之气，虽曰周布诸脏，实先上输于肺，肺先受其益，是为脾土生肺金，肺受脾之益，则气愈旺化水下降，泽及百体。"若脾胃虚弱，则宗气生成不足而引起肺气虚证，或宣降失常，水湿内停，聚为痰饮，形成咳喘，故"脾为生痰之源，肺为贮痰之器"。从五行关系来看，脾为肺之母，补母可以实子，临床常用的培土生金法即据此理论而设。此外肺气虚还可使卫气虚，而使卫外功能下降，故玉屏风散用芪、术，其意亦即补脾气而益肺卫。

从以上分析可以看出，五脏中皆有脾胃之气，正如《景岳全书》所言："脾为土脏，灌溉四旁，是以五脏中皆有脾气"。故曰脾胃为五脏之本。

脾胃为气血之源，五脏之本，故李中梓称之为后天之本。《医宗必读》说："人体一有此身，必资谷气，谷入于胃，洒陈于六腑则气至，和调于五脏而血生，而人资之以为生者也，故曰后天之本在脾。"《景岳全书》说："凡胃气之关乎人者，无所不至，即脏腑声色，脉候形体，无不皆由胃气。""人之始生，本于精血之原，人之既生，由于水谷之养，非精血无以立形体之基，非水谷无以成形体之壮，精血之司在命门，水谷之司在脾胃。"皆体现了脾胃为"仓廪之本"的深刻内涵。

脾胃为"仓廪之本"的意义在于生命活动的物质基础——气血，源于脾胃；生命活动的内部结构——五脏，本于脾胃。可见，人是以胃纳脾运的生理活动为中心推动着心、肺、肝、肾正常的生理活动。就气机升降而言，脾胃升降功能推动着人体一切气机之升降，或者说人体气机升降是以脾胃之升降为内在推动力，因此气机升降是以脾升胃降为轴心，脾胃升降构成了气机升降之枢纽。

（二）脾胃是气机之枢

枢，《说文解字》解释为"户枢也，户之所以转动开闭之枢机也"。即关键、冲要的意思。正如《类经》所言："枢则司升降而主乎中者也"。以五脏配五行而言，脾胃乃为五行之土，其位居中央，是机体气机升降的枢纽，具有运转四旁，长养四时之功，这实际是脾胃为"仓廪之本"的体现。

1.枢纽中气

明代吴崑说："中气者，脾胃之气。"黄坤载亦说："脾为己土，以太阴而主升；胃为戊土，以阳明而主降。升降之权，则在阴阳之交，是谓中气。"可见中气是脾胃交合之气，居中，象如枢轴。黄坤载说："中气者，阴阳升降之枢轴，所谓土也。"又说："中气者，和济水火之机，升降金木之轴。"尤在泾亦说："四运之轴，而阴阳之机也。"转枢是中气的一种特殊功能。

中气实由脾胃之气交合而来，不能脱离脾胃而存在。脾胃为中气之本，中气为脾胃之合，中气的转枢作用就是通过脾升胃降来实现的。其实，中焦脾升胃降本身就是中气转枢作用的体现。正如黄坤载说："脾升胃降，则在中气，中气者，脾胃旋转之枢轴，水火升降之关键。"脾胃之气升降，为中气转枢的体现，有此转枢，方有彼升降，才有斡旋脏腑升降，以清升浊降。

脾胃属土，因此枢纽中气具有中土冲和之德，因而运转有节、有度，具有调衡之功。尤在泾说："土具冲和之德，而为生物之本，冲和者，不冷不热，乃能生化万物，是以湿土宜燥，燥土宜润，使归于平也。""归于平"就是土的冲和之德。朱丹溪亦说："脾具坤静之德，而有乾健之运。"

脾胃交合，升降有节，清浊之气各得其位，气机调畅。然就脾、胃对中气而言，以脾与中气的关系最为密切。中气之脾升胃降的作用，其关键在于脾，前面已有论及。仲景理中汤补脾阳、小建中汤补脾阴及李东垣补中益气汤等补脾气，都是通过调脾以达理中、建中、补中的目的，这足见脾与中气的关系。

2.阴升阳降

脾升胃降之枢，实质是枢转阴阳之气的升降。五脏之升降，以气不以质。《医学求是》说："五行之升降，以气不以质。"张景岳亦说："五行即阴阳之质，阴阳即五行之气，气非质不立，质非气不行。行也者，所以行阴阳之气也。"所以脾升胃降之枢纽作用，就是运转五脏阴阳之气的作用。

阴主濡之，性偏下、向内，其势为降；阳主煦之，性趋上、向外，其势为升，此阴阳之本性，但人体阴阳之间必须互根互用，相互制约，才能相处在统一体中，达到阴平阳秘。脾胃阴阳，属阴者当升，属阳者当降，如此才能共同完成饮食的受纳、运化，同时发挥气机升降出入的枢纽作用。故张令韶在《伤寒论直解》中云："阴阳与水火，位居上下，而土居其中，上下交合，必由中土。"黄坤载亦说："中气升降，是生阴阳，阴阳二气上下回周。"故而脾升胃降"能使心肺之阳降，肝肾之阴升，而成天地交泰"。

中气之脾升胃降就是通过阴升阳降运行五脏之阴阳，阴升以化阳，阳降以化阴，正如黄坤载所言："中气左旋，则为己土；中气右旋，则为戊土。戊土为胃，己土为脾。己土上行，阴升而化阳。阳升于左，则为肝，肝升于上，则为心。戊土下行，阳降化阴，阴降于右则为肺，降于下则为肾"。

可见，脾胃枢纽的枢转动力在于阴升阳降，若阴不升，阳不降，就会形成"阴阳反作"的病态，气机因此而紊乱，正如《素问·阴阳应象大论》所言："清气在下，则生飧泄，浊气在上，则生䐜胀。此阴阳反作，病之逆从也。"

3.气机之枢

人体气机主要是五脏气机升降。人体五脏的活动规律，居上者以降为顺，居下者以升为健、心肺在上焦，肝肾在下焦，故心肺主降，肝肾主升。脾胃枢纽以阴升阳降运行五脏之气，则五脏气机升降正常，以维持正常的生命活动。如呼吸这一生命现象，《难经·四难》曰："呼出心与肺，吸入肾与肝，呼吸之间，脾受谷味也。"呼出之气由心肺，是心肺之气上升外出；吸入之气由肝肾，其气下入肝肾；呼吸之间由脾居中。心肺在上，呼气时心肺欲升；肝肾在下，吸气时肝肾欲降，但其五脏之升降，赖于中焦脾胃升降枢纽，故呼吸之间由脾胃之升降以枢转，使心肺由升转降，肝肾由降转升，以达调衡的目的。如此，再进行呼或吸，维持呼吸的正常活动。可见，只有脾胃中州枢转，才有一呼一吸的有节律的呼吸，脾胃功能也只有在呼吸之间才显露出来，即"呼吸之间，脾受谷气也"。呼吸如此，其他生命活动也是如此。可见，脾胃升降是人体气机升降出入的枢纽，故《素问·六节藏象论》曰："脾胃……仓廪之本……能化糟粕，转味而入出者也。"《医门棒喝》亦说："盖三焦主升降者也，升降实由脾之转运而中焦为机枢也。"

（三）"仓廪之本"与"气机之枢"的关系

脾胃既是"仓廪之本"又是"气机之枢"。之所以称"仓廪之本"，是因为脾胃的升降运动以受纳、运化水谷，产生气血，供养全身；又之所以称"气机之枢"，是因为其化生的气血又支持全身气机的升降运动。故"仓廪之本"与"气机之枢"的关系集中体现在气血生成与脾胃的升降运动。

1.气血对脾胃升降运动的影响

气血有支持、供养、调节脏腑功能活动的作用，从而表现出气机的升降运动，体现脾胃为气机之枢。若气血受损，就会影响到脏气的运行，脾胃升降及其枢纽作用受抑。如外感疾病伤及营卫之气，不仅不能抗邪外出，反而致邪气内入影响脏气的升降运动，《伤寒论》之小柴胡汤证就是"血弱气尽"，外邪入半表半里，气血不能支持脏气而引起脏气升降运转不利成郁。

血弱气尽，腠理开，邪气因入，与正气相搏，结于胁下。正邪分争，往来寒热，休作有时，嘿嘿不欲饮食。脏腑相连，其痛必下。邪高痛下，故使呕也，小柴胡汤主之。（97条）

血弱气尽，外邪伤及气血而结于胁下，胁下是左肝右肺，一升一降，肝肺皆郁，不欲饮食是脾气受抑，呕是胃气不降反上逆。外邪伤及气血，影响肝升肺降，进而脾不升、胃不降，气机升降之枢受抑。纵观小柴胡汤，就是以调气机升降之枢为主的方剂。柴胡升肝气，散邪；黄芩降肺气，清郁火，共调肝升肺降。半夏一味具有辛开苦降之性，辛开发散可助柴胡升散外达，苦降可助黄芩降清郁火，共奏开郁散结之功。人参甘温入脾，补升脾气；生姜、大枣调和脾胃。可见外则升肝降肺，内则升脾降胃，而肝升肺降又助脾胃升降，以调其"枢"。枢机灵，气血生，则外邪除，正如《伤寒论》所言："上焦得通，津液得下，胃气因和，身濈然汗出而解"。若柴胡证不解，复以下之，病情就会进一步发展为单纯脾胃升降不利的痞证。

伤寒五六日……但满而不痛者，此为痞，柴胡不中与之，宜半夏泻心汤。（149条）

半夏泻心汤就是单调脾胃之剂。

若劳倦伤及气血，也会影响脾胃的升降运动，而引起气机失调，故《素问·调经论》言："有所劳倦，形气衰少，谷气不盛，上焦不行，下脘不通。胃气热，热气熏胸中，故内热。""劳则气耗"，因此劳倦损伤气血进而影响脾胃升降，气机郁滞发热，此属气虚发热，当以补中益气法，以增强气血，少佐以调脾胃升降之品，补中益气汤中、党参、黄芪、白术补脾气，升麻、柴胡升脾气，当归加强养血之功，陈皮又少佐调脾胃之枢。

2.脾胃升降运动对气血的影响

气血支持、供养着脾胃及全身的气机升降运动，而脾胃的升降运动又运化着水谷以产生气血，体现出脾胃为"仓廪之本"。若影响脾胃的升降运动，就会影响气血的化生与运行。如饮食不节，食积于胃，导致脾胃升降失职，则脘腹胀满，恶心呕吐，嗳腐泛酸；升降失司则清浊不分而肠鸣泄泻，臭如败卵。不仅如此，还会出现脾不升清，不能化生气血的症状，如周身倦懒乏力等，可以保和丸消食导滞，攻其食则脾自健，气血化而周身倦懒乏力诸症也会消失。再如思虑过度，"思则气结""思则伤脾"，首先影响脾胃升降之枢而气结，表现出肠胃病证，进而气血生化不足而出现心脾两虚证，归脾汤是对症之方。以健脾生血名曰归脾，实则归脾以解脾郁。方中木香辛且散，解脾郁，脾气升发则气机畅达。

脾胃既为"仓廪之本"又为"气机之枢"，体现出脾胃升降运动与人身气血之间的关系。《素问·五常政大论》曰："根于中者，命曰神机。神去则机息。根于外者，命曰气立。"人身之气是根于脾胃受纳、运化的水谷之精气。形寓气，气充形，形因气血而立，故曰"根于外者，命曰气立"。脾胃升降运动亦是五脏阴阳升降运转之枢机，脏气的活动产生气血，"血气者，人之神"，属"神机"，而脾胃升降又居于中，故曰"根于中者，命曰神机"。神机靠出入之气的支持、供养，气立又靠神机的升降运转的维持。神机与气立互相依存，神机离不开气立；气立亦离不开神机，故"神者，水谷之精气也"（《灵枢·平人绝谷》）。若出入废则神机灭，神机灭则气立不存，故《素问·六微旨大论》有"出入废则神机化灭，升降息则气立孤危"。可见人体之"神机"与"气立"都本于脾胃。

综上所述，脾胃是人体"仓廪之本"，脾胃的升降运动构成人体气机升降出入的枢纽。

三难　风湿相搏

一、内容摘要

风湿相搏证出自《伤寒论》，对"相搏"之含义与治疗，历代医家并未阐明清楚，我们研究《内经》中"阳受风气，阴受湿气"之风湿二气的作用，对《伤寒论》风湿相搏进行诠释。

二、问题探析

《伤寒论》风湿相搏证的阐述有两条。

伤寒八九日，风湿相抟，身体疼烦，不能自转侧，不呕，不渴，脉浮虚而涩者，桂枝附子汤主之。若其人大便鞕，小便自利者，去桂加白术汤主之。（174条）

风湿相抟，骨节疼烦，掣痛不得屈伸，近之则痛剧，汗出短气，小便不利，恶风不欲去衣，或身微肿者，甘草附子汤主之。（175条）

对风湿相搏病机解释多为阳邪之风为阴邪之湿相搏，若基于"阳受风气，阴受湿气"，风湿对阴阳作用的病理关系，则会得到更为合理的诠释。

（一）风湿相搏之内涵

阳受风气，若是风气太过，会导致阴转化阳向上向外亢奋；阴受湿气，若湿气太盛，会导致阳转化阴向内向下亢奋，风湿二邪侵入都对阴阳转化亢奋，但方向截然相反。不难看出，风湿相搏不是表面上的风与湿相互搏争，而是阴阳转化，方向相反的力量搏击，从而导致气机紊乱郁滞，疼烦一症也就不难理解了。阴受湿邪，转化向内则气血郁滞，不通而痛；阳受风邪，转化向外则欲出不能而烦。

（二）风湿相搏之分类

根据风湿二邪的盛衰不同，搏争就出现不同趋势，也就产生了不同的证候，即风湿并重、风重湿轻、湿重风轻3种情况。

1.风湿并重之相搏

174条就是风湿并重相搏，其身体疼烦，不能自转侧，风湿亢盛，阴阳转化之向内与向外之力相当，而搏于肌表。其不呕，说明内迫之力因外出之力的制约而并未及胃；不渴，说明转化外出之力也因向内化阴之力的制约而未伤阴津；其脉浮虚而涩更是体现了风湿并相搏而相持于肌表；脉浮说明阳受风邪，转化向外向上而浮；脉涩说明阴受湿邪，转化向内而迫，气血郁滞使然；脉虚是肌表相搏激烈而亢盛，相对而虚芤之脉。风湿并重，但治疗关键在于湿。附子既可以温补阳气，又可以祛湿镇痛，与桂枝相伍，内则通阳化气，利湿去水，外则通阳助卫去风湿。生姜、大枣、甘草调理脾胃。此方有二法，方后注云："此本一方二法，以大便鞭，小便自利，去桂也；以大便不鞭，小便不利，当加桂。"关于是否有内湿，给出了桂枝的使用方法，无内湿，症见大便硬、小便自利，不用桂枝；若大便不硬、小便不利者，当用桂枝。从强调有无内湿的加减而言，风湿相搏证治疗关键在于湿，其原因就在于"阴受湿气"，湿气阻碍阳转阴而向上之力，不利肌表之外出，因此治湿就是扭向内之力而向外，重用附子为主药，助阳走表向外。附子助阳化湿止痛，为治风寒湿痹之药；桂枝通阳化气利水，为治水湿内停之要药。桂附合用，使表里之湿分消。

2.风重湿轻之相搏

风重湿轻的风湿相搏，以无内湿为标志。174条有小便通利、大便硬的表现，这是湿全在表，并无里湿。这样就不必重用桂枝利小便，可易以白术，即去桂加白术汤。尽管是风重湿轻之风湿相搏，其治疗也以治湿为第一要义。方中加白术并不是针对大便硬，何况这里所说的大便硬只是不溏不薄，并非真硬。之所以加白术，是为了健脾散精，协同附子走表祛湿。所以病人服汤后会觉得周身顽痹不仁，若三服都尽，其人能自觉头"如冒状"，这就是附子与白术并走皮内，向外祛逐水湿的好现象。不必惊慌，等到皮肤的水湿被除之后，这些症状自会消失。

若大便硬、小便利，脏腑气化正常，里无湿气，则无需桂枝通阳化气。加白术走表祛湿，术、附合用，走皮内，逐水气，去湿痹，体现走表祛湿的目的。

3.风轻湿重之相搏

风轻湿重的风湿相搏，阴受湿邪，阳转化阴而内迫下行之势强大，从而导致相搏病位发生变化，由肌表流注骨节，疼痛更重。175条出现"骨节疼烦，掣痛不得屈伸，近之则痛剧""或身微肿"等湿重流注关节之症，更有"小便不利"的内湿症状，内外湿并重。其外汗出恶风症虽与风邪有关，但是湿重而表阳转阴，内迫于里，表阳不足，阳气不固不温所致。"恶风不欲去衣"就是阳虚之明证。短气一症，有内迫而气不宣不利，更有内湿之邪。上焦之阳转阴下行，而致上焦阳气不足，是主要病因病机。可见湿重风轻，不仅疼烦病位移向骨节，更导致肌表阳气、上焦阳气之不足，由此可理解"湿盛则阳微"之理。喻嘉言云："风则上先受之，湿则下先受之，逮至两相博聚，注经络，流关节，渗骨体躯壳之间，无处不到，则无处不痛也。于中短气一证，乃汗多亡阳，阳气大伤之证，故用甘草、附子、白术、桂枝为剂，以复阳而分解外内之邪也。"也提出了阳气大伤。

风轻湿重的风湿相搏，已经出现湿盛阳微之势，故而扶阳祛湿是关键，这也就是附子、桂枝、白术三药并用的意义所在。同时关注脾胃而用甘草、姜、枣，且重用甘草，又可以甘以缓之而减轻疼痛之症，这就是甘草附子汤组方的意义。

从"阳受风气，阴受湿气"探《伤寒论》风湿相搏证的机制，论其辨治用药，无辨非风、湿孰轻孰重。治湿是第一要义，且时时重脾胃，重阳气，重阴阳转化。可见仲景也深得"阳受风气，阴受湿气"所蕴之风湿与脾胃相关性的深刻含义。

四难　厥阴病病机演变

一、内容摘要

历来医家对三阴病的认识多以寒化与热化分，殊不知"厥阴之为病，消渴，气上撞心，心中疼热"的提纲中却表现着热的特点。《素问·热论》中有"烦满而囊缩"的厥阴热证，后世更有温病的"逆传心包"等厥阴热证。为什么厥阴病易出现热的特点呢？与病势的寒化、热化有何关系呢？张仲景论厥阴病，是继承了《素问·热论》的厥阴热证，又为后世温病学厥阴证的发展奠定了基础，并体现着厥阴病本身的病机特点与演变规律。对厥阴证病机特点与演变规律进行探析，有利于进一步认识其实质，以启仲景论厥阴病之奥义。

二、问题探析

（一）厥阴及厥阴病的涵义

所谓厥阴，即一阴也。《素问·阴阳类论》云："一阴至绝，作晦朔。"

晦，指阴历每月的最后一天，月体无光，即月魄满之时，此时为阴中有阳；朔，是阴历每月的初一，是月体将生出一线光明，晦尽又朔，朔自晦来，象征着阴尽阳生。由于阴尽，阴气少，阳初生，厥阴又在三阴中阴气为最少，"最少"有将尽之意，"厥者，尽也"，故《素问·至真要大论》称厥阴为"两阴交尽"。但阴阳总是互为消长、互为进退的。阴尽则阳生，故厥阴亦即阴阳的转折点。月体从晦到朔所生之一线光明，并非无中生有，它本来是藏于月魄（月的黑暗处为阴魄）之中的，所以说阴中有阳。阴尽阳生，所以也是阴中有阳。此时阴气少而精，阳气初生，故又是弱阴弱阳，可见阴尽阳生、阴中有阳、弱阴弱阳是厥阴的涵义。

厥阴有阴尽阳生、阴中有阳、弱阴弱阳的意义，此时阴阳纯洁，多为纯阴纯阳。纯阴多指精与血，纯阳多指相火、少火。把阴中有阳、阴中有阳、弱阴弱阳这一概念拓展到人体，最适合说明人体阴气最少、最精专、内藏相火（少火）的肝与心包。若内外病因影响了肝与心包而引起病理变化，就称为厥阴病。当然，就厥阴病的发病形式而言，有自发与转属之不同。自发之厥阴病是邪气直中肝与心包而引起的病变；转属之厥阴病由太阴、少阴转属而来，乃其他影响肝与心包而引起的病变。但其结果都与厥阴相火有关，这是厥阴病易出现热象的内在因素。

阴中有阳、阴尽阳生、弱阴弱阳都属于厥阴的特点。就厥阴病而言，阴中有阳反映了厥阴病的本质，而阴尽阳生则是指厥阴病的转化过程。尤其是厥阴病的厥热转化，既反映了厥阴是阴阳的转折点，也说明病至厥阴，病情是极不稳定的。从厥热往来这一特点看厥阴病，说明人体的阴阳在邪正斗争中是互为消长、互为进退的。从病理推知生理可知，人体即使在正常情况下，阴和阳也总是互为消长、互为进退的，从来也没有绝对稳定的平衡。不过由于不断地进行自身调整，可以保持相对的平衡。相对平衡了，人也就不出现临床症状。这种自身调整的活动，可以从厥阴和少阳的关系中体会。譬如按阴尽阳生这一转化过程来说，阴尽之前，还属厥阴；阳生之后，便属少阳。又如从阴阳的消长进退来体会，消属于厥阴，长就属于少阳。阳气不能敷布条达，进而向内，就属于厥阴；能敷布条达，退而向外，就属于少阳。在病情表现上，也同样如此。上热下寒，厥热往来，重点在内，就属于厥阴病；胸胁苦满，寒热往来，重点在外，就属于少阳病。因此可知，厥阴病和少阳病都是相火病，只是表现的形式不同罢了。临床常见，少阳病进，就成为厥阴病；厥阴病退，也可能外出少阳。无论病理现象还是生理活动，都足以说明厥阴和少阳是一个事物的两种不同表现，所以两经相表里。厥阴在经既然是肝与心包，故肝和心包病就是厥阴病。肝为将军之官，其性主急，若失于条达，必横逆上冲。其脉夹胃贯膈，故能出现胸满、呕逆、飧泄等证。心包位于膻中，为臣使之官，主布施气化，若失于布施，就会相火内郁。其脉循胸出胁，就会出现胸胁支满、烦心、心痛等证。《灵枢·经脉》中称之为"是主肝所生病者"和"是主脉所生病者"。

（二）厥阴病的病特点

不论自发的厥阴病，还是转属的厥阴病，也不管厥阴的表现多么复杂多变，最终都是影响肝与心包的精血、相火而发病，表现出共同的病机特点。由于厥阴有阴尽阳生、阴中有阳、弱阴弱阳的生理特点，反映到病理上，往往表现出阴易亏损，阳易化火，即乘阴消之势而损伤精血，乘阳生之势相火与邪相搏而易化为壮火。厥阴居内，故厥阴之火不易外散，则内伏于内，更易自耗精血；精血消耗则更易助势化火，从而导致阴越亏火越旺，火越旺阴越耗的内在病理变化特点。因此，其病性往往以内热为特征。柯氏曰："厥阴之热，肝胆热而拂郁之火内热也。"又言："盖寒虽外来，而热从中发。"张锡纯言："为肝中寄有相火，因外感之激发而暴动。"可见，无论感受阴邪还是阳邪，也无论是寒化还是热化，厥阴病总是出现阴精易损、相火被郁的病势，表现内热的特征。

肝和心包都属脏属阴，又都藏相火，正是阴中有阳，属厥阴之气。阴中之阳的厥阴之气贵在敷布条达，尤其重要的是生生不息，生化无穷。心包能敷布，肝气能条达，同时又生生不息，生化无穷。此阳即为生气勃勃之少阳，可见厥阴之气当舒畅条达，不郁不滞，敷布于上下内外。如果心包不能敷布，肝气不能条达，邪与相火搏结或阴精消耗，不制相火，则厥阴之气易郁易滞，火郁而向内，耗阴最捷，形成阴亏热伏证，热越深伏阴精内耗越速，病情则更加危急。这就是厥阴病的病机特点。

326条"厥阴之为病，消渴，气上撞心，心中疼热"就充分体现了阴亏热伏的病机特点。心中疼热是热伏于内，气上撞心是厥阴之气不能上下通达，反而上冲，其消渴症，既是阴亏不濡，又是热伏耗阴的表现。当然，它与一般的口渴不同，而是随饮随消，饮不解渴，说明精亏较甚，热耗较重，真阴已经消耗到了不能化为解渴之阴气的地步，故而消渴，与五苓散证之消渴有别。五苓散证是气化受阻，气不化津而消渴，同时伴有小便不利，脉浮，表有微热等症；而厥阴之消渴伴有心中疼热，气上撞心。后世医家对此又有补充，张卿子说："尝见厥阴消渴数证，舌尽赤红，脉微，厥冷，渴甚。"更充分显示了厥阴病阴亏热伏病机特点。

（三）厥阴病的演变规律

阴亏热伏证是厥阴病自身的病机特点。就阴亏热伏本身而言，有其演变的内在规律，或向阴亏方向发展，或向热伏方向演化，形成热伏外厥、耗阴动血、上逆扰神等。同时，厥阴有其生理的特殊性，从而导致病理上的特殊性，即在阴亏热伏的基础上，往往表现整体上的特殊演变规律，形成转出少阳、脾胃隐寒、肝胃有浊、胃有伏饮、热迫胃肠等。为了便于论述与理解，我们把阴亏热伏的自身演变称为本机演变，把在阴亏热伏的基础上的整体上演变称为整体演变。以下分别论述之。

1.本机演变

（1）热伏外厥

热伏外厥是在阴亏热伏病机基础上，以热伏为主要发展的病机。

凡厥者，阴阳气不相顺接，便为厥。厥者，手足逆冷是也。（337条）

厥的原因，主要是阴阳气不相顺接。所谓顺接，是针对阴阳的出入消长而言。譬如两阴交尽，接着一阳又生；或阳入里，接着又能出于外，便是阴阳气相顺接。反之，若寒邪深重，阳气只消不长；或热邪内结，阳气内而不外，便是阴阳气不相顺接。阴阳气不相顺接，就会手足厥冷，叫作"厥"。

厥，既有热结于里阳气不能外出的，又有寒邪深重阳气只消不长的，所以从病理上又分为热厥和寒厥两大类，但两者都蕴含着阴亏耗生内热、阳不生而外厥的热伏外厥之机。

厥阴病之热厥是热邪深入，阳气结聚，所以热邪入里越深，手足厥冷就越重；热邪不深不重，手足厥冷也较轻，或仅仅指头寒。若里热消除，手足即可转温。热厥的特点是手足虽冷但体温却升高，即使热深厥深，心窝部也必高热，并有舌绛、苔燥、小便赤涩、大便秘结等症。热厥发展快的，能于一二日或四五日即发厥。其厥是先从发热而来，故手足厥又必与身热并见。

热厥既然是热邪入里，治疗就应当根据里证采取或清或下之法，如果反发其汗，不但不能清热，反会更伤其阴，迫使热邪上窜，出现口腔糜烂的变证。

伤寒一二日至四五日而厥者，必发热。前热者，后必厥；厥深者，热亦深；厥微者，热亦微。厥应下之，而反发汗者，必口伤烂赤。（335条）

此乃厥阴提纲证。张卿子已经指出，还有手足厥冷一证，因为是厥阴热证，所以也是热厥。其机主要是热伏。

热深伏时厥亦深，热微伏时厥亦微，治疗时必须以里证为主。只要里证存在，厥深时用这样的方剂，厥微时或不厥时也用这样的方剂，所以条文中不附加"手足厥冷"这样的症状。凡属热厥，只要里热消除，其厥即止，不会厥热往来。其厥热往来的，只是在寒厥的部分中才会出现。

厥阴病之寒厥，主要是阴寒极盛，阳气大衰所致。寒重厥亦重，寒轻厥亦轻。阳衰寒盛，并不等于无阳以生，相反阴寒极则少阳生，少阳生气外达，即可不厥。但在正常阴气也极少的情况下，阳回太过，也易化热，又能手足发热，甚至伤阴灼血，出现化痈脓、便脓血等变证。因此，在厥阴病之寒厥之中亦包含着阳回热伏之机。

厥与下利并见的厥阴病之寒厥，是阴寒极盛。但是人体的元气有最后挣扎搏斗的力量，所以有时能阴极阳生，不经治疗亦能厥退热回，利亦自止。不过老年、久病的病人，这是阳气做最后的挣扎，已极勉强，病情极不稳定，也可能热退厥进，又复下利，形成厥热往来。因此，对寒利的诊断和治疗，可综合分析。

下利，有微热而渴，脉弱者，今自愈。（360条）

厥退热回，是阴消阳长的好现象。但是阳气初回，病情还不十分稳定，可能阳回不足，也可能阳回太过，所以寒厥初退时，对于脉象、身热、食欲、口渴等，必须仔细观察。出现微热、微渴、脉弱的，是邪衰阳回，下利必会自止。

下利，脉数而渴者，今自愈。设不差，必清脓血，以有热故也。（367条）

若不是脉弱，而见数脉，一般说来，下利也当自愈，但数脉究竟不同于弱脉，因为在久利伤阴的情况下，数脉意味着热伤荣血，这就是阳回太过。所以如果利不自愈，就必接着便下脓血。

下利，脉数，有微热汗出，今自愈，设复紧，为未解。（361条）

脉数、微热，同时又周身微汗，这是寒去阳通，邪气出表，下利必将自愈，若脉不久又由数变紧，汗亦必止，这说明寒邪复聚，仍为未解。

伤寒先厥后发热，下利必自止，而反汗出，咽中痛者，其喉为痹。发热无汗，而利必自止，若不止，必便脓血。便脓血者，其喉不痹。（334条）

下利虽止，却汗出咽痛，这是太过之热不下趋而上窜，这样就不会便脓血，却会咽中肿痛而成喉痹。所以这样的利止也不等于痊愈。

下利，寸脉反浮数，尺中自涩者，必清脓血。（363条）

下利与发热并见，不少是阴阳离决的死证，但如果脉象是微弱之中见数，不是实大鼓指之数，其发热就属于阳回之热，而不是死证。凡下利证，寸脉见浮数，尺中脉涩的，便是已经伤及下焦血分，必便下脓血。厥退热回，本当利止，若身虽转热而仍不止，又不汗出咽痛，是太过之热不上窜而仍向下，也必转为便下脓血。

厥阴里热，外出少阳，出现呕而发热的，当用小柴胡汤枢转，使热从少阳外出。但厥阴外出少阳，脉必弦数不弱，小便必黄。如果呕而微热，脉弱无力，小便清利，又手足厥冷，与其说是少阳欲枢转外出，不如说是阴阳分驰，阳气将脱。这是比较难治的病证，不可用小柴胡汤，当以四逆汤温其里。

阴极阳生，病有自愈的可能，但阴伤情况下的阳回必须适可而止，不然的话，阳回太过，就有灼伤阴血，导致化痈脓、便脓血的可能。阳不回，或阳回不及，则会病情加重，甚至死亡。出现上述几种不同情况的关键，与其说是阳回的程度，不如说是阴伤的程度。伤阴不重者，阳一回就阴阳平衡而痊愈；伤阴极重者，阴一回就伤阴灼血，就要化痈脓、变脓血。所以篇中有厥热平、厥多热少、厥少热多等不同的论述。

这里还要说明一下，厥热往来之厥几日热几日，都不是单纯的手足厥和手足热。其热时，必食欲好转，精神慧爽，下利亦止。其厥时，则食欲减退，精神萎靡，又复下利。厥热的日数，也不是实数，是用以表示厥热多少的假设数。厥，是手足冷；热，是手足热。厥热平的，一般是手足温或稍热。至于厥少热多，化痈脓、便脓血的手足热，则必灼热，如少阴移热膀胱的一身手足尽热，即是其例。

（2）耗阴动血

耗阴动血证是在阴亏热伏病机的基础上，以阴亏为主要发展的病机。

厥阴病中消渴和便血就属耗阴动血证。消渴一证，绝不见于太阴和少阴，便血一证也仅见于少阴移热膀胱，而厥阴病则渴到随饮随消的程度，下痈脓、便脓血等症也最为常见。这是因为三阴虽然同出一源，但阴气的多少不同，所以在人体中的作用和受邪后所出现的症状也不相同。太阴主水谷之津液，为盛阴，故自利不渴；津液中之精微，归于五脏六腑，由肾受而藏之，为少阴所主。精微不足，虽然能出现口渴，如少阴病自利而渴，但绝不至于消渴。唯厥阴之阴主荣血，血是精微之中更为精专的部分注脉中所成，即《灵机·营气》所说"精专者，行于经隧"；《灵枢·营卫生会》所说"此所受气者，泌糟粕，蒸津液，化其精微，上注于肺脉，乃化而为血，以奉生身，莫贵于此"。正因为厥阴之阴主荣血，是精微中之精专者，所以在人体中最为重要而又最少。因此，厥阴病本身不仅渴，而是消渴，且常出现化痈脓、便脓血等变症。推而广之，即使不是厥阴本经自病，而是其他经伤寒或杂病，凡由于久病耗阴，阴亏化热出现渴，热盛灼血出现化痈、脓便脓血等变症，都符合阴中有阳、阴尽阳生这一概念，仲景也都归在厥阴篇中论述。

之所以厥阴病亦出现耗阴动血之证，也不仅是因为厥阴之阴主荣血，更重要的是因为厥阴病的内在病理特点——阴亏热伏。由于厥阴病的寒化证与热化证都有阴亏热伏之机，因此都会出现耗阴动血之变证，但各有偏重，厥阴病热化证表现以耗阴为重，寒化证表现以阳回化热动血为主。阴证以有阳为可贵，所以热多于厥总是好现象。但热多总不如阴阳相平好，尤其在久利伤阴的情况下，阳回稍过，就会发痈脓，如341条"四日至七日，热不除者，必便脓血"。

（3）上逆扰神

厥阴在脏是肝与心包，故肝病和心包病就是厥阴病。肝为将军之官，其性主急，若失于条达，必横逆上冲。其脉夹胃贯膈，故能出现胸满、呕逆、飧泄等症。心包位于膻中，为臣使之官，主布施气化，若失于布施，就会相火内郁。其脉循胸出胁，就会出现胸胁支满、烦心、心痛等症。这种上逆扰神的机制的内在因素就是阴亏热伏，导致气机逆乱而上扰神明。

2.整体演变

厥阴在生理上的特殊性导致其在病理上的特殊性，即在阴亏热伏的基础上，往往表现在整体上有特殊的演变规律，形成转出少阳、脾胃隐寒、肝胃有浊、胃有伏饮、热迫胃肠等。

（1）转出少阳

伤寒热少厥微，指头寒，嘿嘿不欲食，烦躁，数日小便利，色白者，此热除也，欲得食，其病为愈。若厥而呕，胸胁烦满者，其后必便血。（339条）

厥阴和少阳按阴尽阳生这一转化过程来说，阴尽之前，还属厥阴，阳生之后，便属少阳。从阴阳的消长进退而言，消属于厥阴，长就属于少阳；阳气不能敷布条达，进而向内，就属于厥阴；能敷布条达，退而向外，就属于少阳。在病情表现上，也同样如此。上热下寒，厥热往来，重点在内，就属于厥阴病，胸胁苦满；寒热往来，重点在外，就属于少阳病。因此可知，厥阴病和少阳病都是相火病，只是表现的形式不同罢了。临床常见，少阳病进就成为厥阴病，厥阴病退也可能外出少阳。无论从病理现象还是生理活动，都足以说明厥阴和少阳是一个事物的两种不同表现，所以两经相表里。厥阴里热外出少阳，出现呕而发热的，当用小柴胡汤枢转，使热从少阳外出，如379条"呕而发热者，小柴胡汤主之"。

同理厥阴病也可从少阳枢转而来。少阳柴胡证本来就有胸胁苦满、默默不欲饮食、心烦、喜呕等症状，这时如果手足不厥，或兼往来寒热，是少阳还想枢转外出而仅仅枢机不利，这样就当用小柴胡汤助其枢转。假若不往来寒热，又由不厥而逐渐指头寒，逐渐由指头寒而手足亦厥，心烦又进一步烦而且躁，从只是喜呕变为呕吐，由胸胁苦满进为烦满，这就是热深厥深。已转属厥阴，须用大柴胡汤下之。如果失治，就有热盛灼阴，出现便脓血的可能。少阳枢转不利，转属厥阴，也有在热微厥微之时病势停止发展，而于数日之后小便逐渐清利，食欲逐渐增进而自愈的，这是心包之热由三焦下出膀胱的缘故。敷布有权，脏病还腑，故能自愈。

（2）脾胃隐寒

厥阴一但受邪，心包失于敷布，就会明显出现症状。如提纲证中的消渴，心中疼热，是上热；饥而不欲食，食则吐蛔，是下寒。厥阴篇中提到的上热下寒证，是风邪中于厥阴，从心包相火而化热所致。厥阴篇有称厥阴中风者，实际也是指此证。由于心包不能敷布君火，风煽火炽，独盛于上，必心中疼热。"疼热"，是又热又痛，病人有焦灼牵急的感觉。厥阴之阴本来最少，又被火灼，所以舌绛少苔，渴思饮水，饮不解渴，形成消渴。水虚不能涵木，肝气又因风而动，必气上撞心，凌胃克脾，饥而不能食，食即呕吐。火炽于上而不下达，肝气又上逆，所以膈上虽然有热，而膈下已隐伏无形之寒。病人如果胃肠道有蛔虫，蛔虫避寒就温，就可能趋向膈上，随吐而出。这一系列的症状，实质已经包括肝所生病和心包主脉所生病，所以也是最典型的厥阴病。

厥阴病篇以本证作为提纲，其原因也就在这里。"食则吐蛔"仅是供参考的症状，是有蛔则吐，无蛔则不吐——有这种可能性，而不是必吐。"下之利不止"，是预测的症状，提出这一预测的目的是供读者推想，心中疼热并非实热，误用下法，就会上热未除，下寒又起。

（3）肝胃有浊

干呕，吐涎沫，头痛者，吴茱萸汤主之。（378条）

脾胃隐寒进一步发展，产生寒浊于胃中，肝气往往夹胃中寒浊上逆。肝脉夹胃贯膈，夹胃中寒浊上逆，必干呕不止，其特点是呕的全是粘连不断的涎沫，而不是水谷。肝脉又与督脉会于巅顶，所以寒邪又能冲头作痛。当用吴茱萸汤主治，吴茱萸能温肝降逆，兼化浊饮，故主之。

（4）胃有伏饮

伤寒厥而心下悸，宜先治水，当服茯苓甘草汤，却治其厥。不尔，水渍入胃，必作利也。（356条）

脾胃隐寒进一步发展，产生寒饮于胃中，上逆寒饮阻碍胸阳外达导致手足厥冷，其表现形式也是多式多样的。有兼心下悸的，为水上凌心，阳被水困。当先用茯苓甘草汤治其水，水去阳通，厥亦自愈。若厥仍不愈，再用四逆汤治厥。若不先治水，只见厥治厥，不但对厥的治愈没有把握，而且还有可能使水趋大肠，转为下利，使治疗更困难。饮在膈下，能凌心作悸，饮在膈上，又能干呕。寒饮所致的干呕和吴茱萸汤证的干呕不同。二者都不吐谷食，但吴茱萸汤证是胃寒生浊，呕吐黏液丝，粘连不断，且多兼有胸满烦躁等证；膈上寒饮的干呕，是水饮清澈，绝不粘连，一般也不出现烦躁等症状，是中焦虚寒，不能化饮，以致水泛上隔而成，当用四逆汤助阳化饮。若不干呕，仅仅喜唾的，理中丸亦可用。

（5）热迫胃肠

热利下重者，白头翁汤主之。（371条）

下利欲饮水者，以有热故也，白头翁汤主之。（373条）

热邪伏于肝经，不仅能导致脾胃隐寒，而且肝气不能疏泄，夹胆火也能下迫大肠而致肠胃郁热。由于肝性急迫，所以其下利有滞涩难出、里急后重等特点，须用白头翁汤主治。以白头翁入肝清热，消毒止利；黄连、黄柏厚肠胃；秦皮苦寒而涩，清肝胆之热，坚阴止利。本方不但能治里急后重之下利，凡下利又兼口渴欲饮冷水的，都与肝热有关，也都可用本方。

总之，病入厥阴，病情复杂多变，虽可以寒化与热化为病机纲目，但不能概括厥阴的复杂多变，究其实质就是在寒化与热化的深层中都蕴含着阴亏热伏的病因病机病理特点，同时也体现着厥阴阴尽阳生、阴中有阳、弱阴弱阳的生理特点。明乎此，厥阴病热的实质及演变规律也就清晰可见了。

五难　太阳病蓄水证

一、内容摘要

本节从病势、药理、病症、方证等方面，结合《伤寒论》的有关条文，对太阳蓄水证的内在机制进行系统探讨与辨析，揭示太阳病蓄水证的病位在三焦，病机为三焦气化不利，体现仲景伤寒理论体系的深刻内涵。

二、问题探析

太阳蓄水证是《伤寒论》太阳病变证的重要内容之一，历代医家对其病机、病位争议颇多，但大多注家认为是太阳之邪随经入腑，以致热与水互结在膀胱，致太阳腑（膀胱）证。太阳之邪如何循经入腑，又如何使热与水互结在膀胱，很难理解，且《伤寒论》中并无"膀胱蓄水"一说。因此有必要对此类问题进行深入剖析，揭示《伤寒论》太阳蓄水证的内在机制。

（一）析病势——水势外泛与循经入腑

太阳之邪循经入腑形成蓄水证是多数医家的看法。纵观《伤寒论》原文，"太阳病，发汗后，大汗出"（71条）、"发汗已"（72条）、"伤寒，汗出而渴"（73条）、"中风发热，六七日不解而烦"（74条），可以看出，太阳蓄水证出现在太阳病发汗之后，或自汗出之后。为什么呢？人体内的水液由三焦外出皮肤腠理就是汗，由三焦下输膀胱就是尿。汗和尿虽然出路不同，名称各异，但在体内时不能分家，而且都与三焦膀胱有关。因此，汗多者尿必少，汗少者尿必多。正如《灵枢·本脏》云："三焦膀胱者，腠理毫毛其应。"太阳病发热、脉浮，水液本来就有升向体表准备作汗的趋势，表虚自汗者自不必说，即使是无汗表实证，也可因发汗而使水液乘势外泛，尤其是平素三焦气化不足的病人，一经大汗，或中风汗出延至六七日，水液外应皮毛，其下输膀胱的功能就会逐渐减弱，但其上行外泛之水又不能尽出体外，势必留滞于三焦，这就形成了小便不利、消渴的蓄水证。若认为蓄水证是太阳之邪循经入腑，岂有发汗竟把经邪引入太阳之腑的道理？注家把蓄水证解释为循经入腑，是根据经络与脏腑的关系撇开临床，又加以想象得出来的。经络和脏腑之间，肯定是有关系的，但经络不是水的通路，因此把蓄水说成循经入腑是讲不通的。

（二）论药理——寒温并用与水热互结

水虽然不能循经入腑，但是太阳经中之热可以循经入腑，与膀胱中的水相结。这一说法正好就是"热与水结"的理论根据。因此，有必要分析一下蓄水证的病理是否因水热结，水热互结是否符合五苓散寒温并用之理。

治疗太阳蓄水证的主方是五苓散，方由茯苓、猪苓、泽泻、桂枝、白术组成。茯苓、猪苓、泽泻是利水药，其中只有泽泻味咸微寒，稍有清热的作用，而茯苓、猪苓都味甘性平，只能利水，不能除热。尤其是方中的桂枝和白术，一属辛温，一属甘温，一味微寒的泽泻加入两味温性药中，难以说明本方具有清热利水的作用。真正热与水结致小便不利是有治方的，譬如猪苓汤。但是猪苓汤症并不是热邪循经入腑，方中也不用白术和桂枝，除茯苓、猪苓、泽泻之外更重要的是用阿胶养阴，用滑石甘寒利窍。因此把太阳蓄水证理解为热邪循经入腑与水互结，是不符合临床实际的。

（三）剖症机——小腹满与小便不利

受水蓄膀胱的影响，小腹满与小便不利为太阳蓄水的主要症状。

太阳蓄水证，就是水的代谢异常，主要是水的排泄有问题。三焦是行水之道，膀胱是贮水之器，水的排泄通过上、中、下三焦最后进入膀胱贮存起来，到一定程度，再排出体外，即《内经》所言"通调水道，下输膀胱"。由此推知，如果三焦不利，水道不畅，水不仅会郁在下焦，而且还会郁滞在人体上、中、下三焦的任何部位，使上焦不能如雾，中焦不能如沤，下焦不能如渎。如果不是三焦不利，仅仅膀胱不能排泄的话，就会形成尿潴留，出现小便难而小腹满等症。尤其是小腹满，在膀胱蓄水时必然存在，而三焦水道不利时，其水下输膀胱的功能迟滞，不能或很少出现小腹满而仅出现小便不利。纵观太阳病典型的蓄水证，"脉浮，小便不利，微热消渴"（71条）、"渴欲饮水，水入即吐"（74条）都没有小腹满。而"消渴"却是蓄水证的主要症状，恰好就是水饮停蓄，致使正津不布，也就是上焦不能如雾的表现。可见，把蓄水的病理看作三焦不利，比看作蓄在膀胱更有说服力。如"水入则吐"的水逆现象，水的逆吐，自然吐自中焦胃脘，说明此是中焦蓄水太多，不纳新水所致。若是膀胱蓄水，何能水入则吐？

三焦水道不利时，其水下输膀胱的功能迟滞，而出现小便不利。但有些注家除了引用经络和脏腑的关系以证明"循经入腑"之外，还常引用《伤寒论》原文证明太阳蓄水证必有小腹满。

太阳病身黄，脉沉结，小腹鞭，小便不利者，为无血也。（125条）

有医家认为这就是太阳病蓄水和蓄血两大腑证的鉴别。其之所以需要鉴别，就是因为蓄水证也有小腹满。还有人因临床用五苓散治膀胱尿潴留确实行之有效而认为这几条蓄水证就是水蓄在膀胱。这些说法都是片面性的。我们当然知道小便不利又加小腹满是蓄水证，但这并不是说所有的蓄水证都小腹满。五苓散可以治尿潴留，但是也有针对性，而不是能治所有的尿潴留，更不是凡用五苓散都是为了治疗尿潴留。125条为茵陈蒿汤症，予以茵陈蒿汤就能"一宿腹减，黄从小便去也"。它和五苓散证根本没有对比的价值。

（四）辨方证——五苓散证与太阳蓄水证

五苓散于《伤寒论》属表里双解（发汗、利小便）之剂。有关五苓散证的8条原文中，除156条"水痞"未具体言及表证外，71条、72条、73条、74条、141条、244条皆有"表里证"，即外而表邪未罢，内而水饮停蓄。这就证明五苓散之桂枝主要是发汗解表，不可但言化气行水。《金匮要略·消渴小便不利淋病脉证并治》径言"宜利小便发汗，五苓散主之"，与《伤寒论》71条大致相同，只多"宜利小便发汗"六字，而其"发汗"，则非桂枝莫属。仲景本意，跃然纸上。故尔，无论是"脉浮发热"的太阳蓄水证，还是"其热被劫不得去"的水寒郁热证，或是"头痛发热"的霍乱吐利证，桂枝均主在解表。当然，若说桂枝于解表同时尚兼以化气行水，亦未尝不可。但若不分外感内伤，不管脉证实质，硬云桂枝化气行水，则未免以偏概全，反客为主。仲景用五苓散，其桂枝是否都是解表呢？也不是如此。《金匮要略·痰饮咳嗽病脉证并治》云："假令瘦人，脐下有悸，吐涎沫而癫眩，此水也，五苓散主之。"此则纯属无表的蓄水证，方中桂枝自然是"温药和之"了。由此推论，《伤寒论》141条水痞证，若会通六经，讲成外兼表邪是可以的；若会通《金匮要略》，讲成无表之水痞证，亦未尝不可。

五苓散既可治蓄水有表证，亦可治蓄水无表证。似乎无论外感内伤，五苓散总是主治蓄水的，所以一旦提出五苓散，人们就将其归属于蓄水之治，于是以为五苓散证就是蓄水证。其实，这种看法是片面的、肤浅的，未及五苓散主治之本质。所治虽不离水，然"水"病却不局限于"蓄"上。比如霍乱之治，若讲成蓄水，恐怕于理难通。霍乱之用五苓散，实是分利清浊，利小便而实大便。故治水虽同，却不能称之为"蓄水证"。可见，五苓散虽治蓄水证，但五苓散证的概念范围比蓄水证更为广泛。《伤寒解惑论》记载一例五苓散治皮肤湿疹案。湿疹发于皮肤，是水气分布失常，当下渗而不渗，外泛肌表使然。以桂枝配合猪苓、茯苓、泽泻、白术淡渗利水，使水气从下窍而出，湿疹自然痊愈，可谓"用巧"之治。《伤寒思辩》曾治一三焦气化不利、水液分布失常之"多尿"病人，从本求治，通因通用，以五苓散加麻黄、附子治愈。以上两证，虽均治以五苓散，但却不可称之为"蓄水证"。因水泛皮肤，多尿无度，是无水可"蓄"的。

可见五苓散虽可主治蓄水证，但五苓散证的概念范围比蓄水证更为广泛。确切的说，五苓散是调节与纠正水液代谢失常及分布失常的方子，即具有调理三焦气化的功能，故其方后注云"多饮暖水，汗出愈"。若是蓄水，何以言"多饮暖水"？若是利水剂，何以言"汗出愈"？显然说明五苓散证的重点在三焦不能化气布津。"多饮暖水"者是助三焦，通水道而布津液；"汗出愈"是三焦化气行水之功已经恢复，表里水道已通之明示。方为散剂，散者散也，就要达到化气行水、调理三焦之目的。

综上所述，从病势、药理、病症、方证等方面，都说明太阳病蓄水证的关键是在三焦，不是在膀胱。其实，翻阅旧注，少数注家对此已有所认识。譬如柯韵伯解释水逆证云："邪水凝结于内，水饮拒绝于外，既不能外输于玄府，又不能上输于口舌，亦不能下输于膀胱，此水逆之所由名也。"清楚地指出"不能下输膀胱"是三焦不利，不是膀胱蓄水。不过这些说法还是少数，还未被人们所重视。

六难　太阴病表证

一、内容摘要

本节从寒热、汗、脉象、四肢、二便等方面，结合《伤寒论》的有关条文，对太阴病表证的症状特点与病理特点进行系统的探讨与辨析，以期提高对太阴病表证的辨识能力，并从中领悟到仲景对太阴病表证只言"脉浮"的深刻含义。

二、问题探析

太阴病表证期的症状与特点《伤寒论》中并没有系统的论述，只是在276条提出"太阴病，脉浮者，可发汗，宜桂枝汤"。认识与把握太阴病之表证，是早期治疗与防止传变的关键，因此有必要对太阴病之表证进行探讨与辨析。

（一）表证寒热问题

表证一般有发热恶寒，而论中有明文："无热恶寒者，发于阴也"。因此对太阴病之表证有无发热症就值得分析。是否阴经病的初期都不发热呢？

少阴病，始得之，反发热脉沉者，麻黄细辛附子汤主之。（301条）

说明阴经病初期外邪也能郁闭肤表之阳而发热。如果说少阴病之表证在脉沉的情况下能够发热，那么太阴病表证在脉浮的情况下就更应该发热了。

其实，六经病中脉浮者必发热。正如论中所言："阳浮者，热自发"。言脉浮而暗示发热。其他条文亦能证明。

太阳之为病，脉浮，头项强痛而恶寒。（1条）

太阳受邪，脉必浮，热必发，"发热"已蕴含于"脉浮"之中。

太阳病，或已发热，或未发热，必恶寒，体痛，呕逆，脉阴阳俱紧者，名为伤寒。（3条）

"或已发热，或未发热"是言太阳病伤寒初期，有的发热，有的暂时不发热，与脉"浮"与"不浮"相应，若脉阴阳俱紧而不浮，就暂时不发热，但脉象由紧而不浮变为浮紧时就该发热了。可见在太阳病伤寒中，脉浮者必发热，太阴病表证亦是如此，尽管脾阳不足，但仍可以达表抗邪于外，因此在脉浮的同时就有发热了。当然，这种发热与太阳病发热相比轻得多，但比少阴病表证脉沉而发热的热势要高，持续的时间也长。脉浮者必发热，只适应六经病，若脉浮而不发热，那是内伤杂病，而不是外感六经病。既然太阴病表证有发热，就得以汗法退热，故曰"可发汗，宜桂枝汤"。

由此可见，太阴病在表证期当有发热恶寒症。

（二）表证汗症问题

汗之有无也往往是表证的反映，且论中有太阴病脉浮宜用桂枝汤。因此有人以方测症，认为太阴病表证当有汗出症。关于这一问题应首先搞清楚无汗可不可用桂枝汤。

"无汗不用桂枝"之说，是有的注家根据16条提出的。

桂枝本为解肌，若其人脉浮紧，发热汗不出者，不可与之也。（16条）

此条是说发热汗不出，是在脉浮紧的情况下才禁用桂枝汤。重点在于脉紧，不在于发热无汗，这和42条"太阳病，外证未解，脉浮弱者，当以汗解，宜桂枝汤"一样，都是以脉象作为桂枝汤宜忌的根据，而不是重点放在有汗无汗上。当然，太阳病在脉浮紧的情况下是不出汗的，而在脉浮弱的情况下，有汗无汗都是可能的。因此，不能以汗的有无来判断是否使用桂枝汤。

桂枝汤可以用于有汗表证，但太阴病的表证是否也有汗出呢？

脉虽沉紧，不得为少阴病，所以然者，阴不得有汗，今头汗出，故知非少阴也。（148条）

"阴不得有汗"不仅适用于少阴病，也适用于太阴病。正如王肯堂对276条的解释："病在太阳，脉浮无汗宜麻黄汤，此脉浮当亦无汗而不言者，谓阴不得有汗，不必言也。"因为三阴病不能有汗出，若有汗出，便是亡阳，故283条云："病人脉阴阳俱紧，反汗出者，亡阳也。"

不仅可从"阴不得有汗"判断太阴病表证是无汗，从其他条文中也可以推知。

伤寒，脉浮而缓，手足自温者，是为系在太阴。太阴者，当身发黄，若小便自利者，不能发黄。（187条）

由小便自利反推太阴病发黄，当小便不利，似乎发黄只与小便有关，而与汗无关。其实发黄与汗也密切相关，如199条云："阳明病，无汗，小便不利，心中懊恼者，身必发黄。"236条云："阳明病，发热汗出者，此为热越，不能发黄也。"而178条的太阴病发黄为什么只提小便利与不利，而不提汗之有无呢？因为伤寒系在太阴，属太阴病表证，本是无汗，只有在这种情况下，才能根据小便利与不利来判断是否有湿郁而发黄。

再如阳明中寒症之汗出是"手足濈然汗出"（191条）、"反无汗，其身如虫行皮中状者"（196条）、"奄然发狂，濈然汗出而解"（192条）等，可知阳明中寒作汗如此费力，比其更甚的太阴脾阳不足的表证就更不可能作汗了。

太阴病表证阶段之所以无汗以出，就是因为太阴病得病的病理基础就是脾阳素虚，阳虚无力蒸化津液以为汗。因此，从严格意义上讲，太阴病表证阶段的无汗并不是表证本身的无汗，而是太阴病阳虚本质在表证阶段的体现。为了解除表邪，用桂枝汤也是助阳以发汗。

（三）表证脉象问题

太阴病表证脉浮，但由于太阴病得病的病理基础是脾虚有内湿，同时其外来之邪又有中风、伤寒之别，因此其脉象又有不同的特点。

太阴中风，四肢烦疼，阳微阴涩而长者，为欲愈。（274条）

此论太阴中风表证，可从欲愈时脉象来推想其未愈时的脉象——自然是阳脉不微、阴脉涩而不长。阳脉不微，应当是轻按即得，这就是浮脉。浮主风，涩主湿，阳浮阴涩正好是风湿之象。因此太阴病中风表证，其脉象是浮而涩，反映了风为阳邪易引动内湿，有相搏于肌表之病势。

太阴病伤寒表证，其脉象在187条、278条有论："伤寒脉浮而缓，手足自温者，（是为）系在太阴"。其脉浮是邪在表，缓是脾湿之脉，因此太阴病伤寒表证脉象是浮而缓，反映了寒为阴邪易伤阳气，有加重脾虚湿胜之势。

可见太阴病表证是脉浮，但中风表证脉浮而涩；伤寒表证脉浮而缓，这些太阴病表证之脉象不仅说明了在表有风邪、寒邪之不同，而且更能反映出脾虚内湿的病理因素，在受表邪诱发所表现出的病理变化趋势，体现着太阴病的发病特点。

（四）四肢太阴问题

太阴脾主四肢，因此太阴病必然从四肢表现出来，即使在表证阶段，四肢也必然体现着太阴病的发病特点。

"太阴中风，四肢烦疼"（274条）就明确提出，太阴病中风表证在四肢的表现是烦疼。太阴中风之所以出现四肢烦疼，就是由于外感风邪引动太阴之里，湿而相搏结于脾所主的四肢。风湿相搏可引起烦疼，论中就有明论，如174条"伤寒八九日，风湿相抟，身体疼烦，不能自转侧，不呕，不渴，脉浮虚而涩"，为风湿相搏于太阳之肌表而致的身体烦疼，与太阴病表证的四肢烦疼是相似的，只不过太阳病之身体疼烦是全身性的，说明太阳主全身肌表，而太阴病中风表证之烦疼只在四肢，说明脾主四肢。当然太阳病的风湿相搏之湿邪主要来自外感湿邪，而太阴中风的风湿相搏之湿邪主要来自脾阳虚不化所生的内湿。

至于太阴病伤寒表证的四肢表现，"伤寒脉浮而缓，手足自温者，是为系在太阴"已明示，说明太阴病伤寒表证的四肢表现是手足自温。手足自温比正常手足温度低，但未达到手足冷的地步，也就是介于手足正常的温热与手足厥冷之间，反映了四肢阳气已比正常时的阳气稍显不足，但尚未到阳气不足而生寒冷的地步，只是手足自温，当然也是四肢因阳气不足而得不到正常温煦的表现，属太阴表证阶段的四肢表现。

在大论，中除太阴病伤寒出现手足温外，另有"伤寒四五日，身热恶风，颈项强，胁下满，手足温而渴者"（99条），此手足温是因表邪侵入少阳，少阳郁结，阳气不能正常外达而致四肢阳气相对不足，出现手足温症。因属少阳结郁，故伴有口渴。当然太阴伤寒表证的手足温与此不同。太阴病伤寒表证之所以出现手足温，就是由于在素体脾阳虚的基础上又外感寒邪伤阳，致脾阳不足以温煦四肢。若进一步发展，到了手足厥冷的地步，就会出现典型的太阴病自利腹痛的里证。

可见，太阴病表证有中风、伤寒之别，在四肢的表现亦不同，中风者四肢烦疼，伤寒者手足自温。以症推理，四肢烦疼与手足自温一则偏于阳邪，属于太阴中风；一则偏于阴邪，属于太阴伤寒。

（五）系在太阴问题

太阴病表证，虽然是在表证阶段，但毕竟是病发于太阴，且太阴主里，因此往往会出现太阴里证的早期症状，同时也能反映出表证阶段太阴病的发展趋势和病理特点。太阴里证的早期症状主要是通过二便表现出来。

伤寒脉浮而缓，手足自温者，是为系在太阴。太阴者，身当发黄，若

小便自利者，不能发黄。至七八日，大便鞕者，为阳明病也。（187条）

从"若小便自利者"的"若"字和"至七八日，大便鞕者"的"至"字，可知伤寒系在太阴的太阴病表证当有小便不利、大便不实之症状。尤其是大便不实，不实并非下利，只是便溏而已，若下利，则是邪陷太阴的里证已成，便溏只不过是太阴病里证的早期表现，实属表证阶段。结合脉缓、手足自温，可以说明体内已有太阴脾阳不健，里有湿邪的因素。因此对其治疗所用的桂枝汤，不仅能解除表邪，而且也有温振脾阳的作用。

对于太阴中风，论中没有提出"系在太阴"的二便异常问题，但从太阴中风风湿相搏的四肢烦疼与太阳病风湿相搏的身体疼烦相似，可以进行探析。

伤寒八九日，风湿相抟，身体疼烦……桂枝附子汤主之。若其人大便鞕，小便自利者，去桂加白术汤主之。（174条）

从"若"字看，桂枝附子汤证当有小便不利、大便不实之症。小便不利、大便不实症反映了有脾不化湿的内在因素，当然，太阳病风湿相搏的全身疼烦其湿主要是外来之湿邪。因为太阳主表，脾不化湿的内湿或有或无。有者则小便不利，大便不实，用桂枝附子汤；无者则小便自利，大便硬，用去桂加白术汤。但对于太阴中风的四肢烦疼，其风湿相搏于脾所主的四肢部位，说明风湿相搏之湿邪主要是来自脾不化湿的内湿，因此太阴中风证必定有小便不利、大便不实的"系在太阴"的特点，对其治疗可以选用桂枝附子汤，内则温脾阳以化湿，外则去风去湿。当然桂枝附子汤也属桂枝汤的加减方。

可见，太阴表证，无论中风还是伤寒，都有小便不利、大便不实的太阴病里证的早期表现，说明太阴表证阶段就有向里证发展的趋势。

综上所述，太阴病表证有中风、伤寒之别，发热恶寒、无汗、脉浮、小便不利、大便不实等是其共同症状。其不同点在于中风者脉涩、四肢烦疼；伤寒者脉缓、手足自温，反映出阳邪与阴邪的不同。无论中风还是伤寒，恶寒无汗、脉涩脉缓、四肢烦疼与自温、小便不利、大便不实等均属"系在太阴"症，是太阴病表证阶段的发病特点。只有脉浮发热才是真正的表证表象，且发热往往寓于脉浮之中，由此体会，276条"太阴病，脉浮者，可发汗，宜桂枝汤"中对太阴病表证只言"脉浮"的深刻含义，是对太阴病表证阶段的高度概括。

七难 病愈汗出

一、内容摘要

病愈有汗出，是临床常见之吉兆。病愈之汗不仅是仲景临床观察、判断疾病痊愈过程的经验总结，也反映了机体内一系列由病理向生理转变的复杂机制，如表闭阳郁，表开则汗；营卫不和，和则汗出；枢机不利，能枢则汗；里有郁热，热散则汗等。这些病愈之汗的内在机转是仲景学术思想的重要内容，具有重要的临床指导价值。

二、问题探析

《伤寒论》中，对治疗或未经治疗病愈有汗的现象论述颇多。如柴胡桂枝干姜汤证"初服微烦，复服汗出便愈"、五苓散证"多饮暖水，汗出愈"及"翕翕如有热状，奄然发狂，濈然汗出而解"等。病愈之汗不仅是仲景临床观察、判断疾病痊愈过程的经验总结，也反映了机体内一系列由病理向生理转变的复杂机制。深入探讨由病理向生理的内在机转，无疑对于认识疾病、判断预后、提高辨治能力具有重要意义。

（一）表闭阳郁，表开则汗

外寒束表而表闭，表闭则阳郁，因此开表是泄卫阳之关键，表闭得开，卫阳则汗出而泄。大论中，麻黄汤类发汗剂皆以开毛窍而汗出泄卫。

太阳病，头痛发热，身疼腰痛，骨节疼痛，恶风无汗而喘者，麻黄汤主之。（35条）

寒邪伤于太阳，寒性凝敛故汗孔闭塞，卫阳郁滞肤表，卫阳郁则经气不利，内迫于肺则肺气不宣而喘，属表闭阳郁的表实证，以麻黄汤"复取微似汗"，汗出则表闭得开，卫阳得泄，外寒消散而愈。

太阳中风，脉浮紧，发热恶寒，身疼痛，不汗出而烦躁者，大青龙汤

主之。（38条）

"不汗出而烦躁"属表闭太重，阳气郁而不得宣泄，扰于胸中所致，因此应加重麻黄开表之力，佐以石膏以制约麻黄之热，以辛透之力助麻黄达表，故以大青龙汤开表，表闭得开，汗出卫泄，诸证得消。

（二）营卫不和，和则汗出

营卫不和证，调和营卫，往往周身有轻微汗出。大论中的桂枝汤服药后"啜热稀粥一升余，以助药力。温覆令一时许，遍身絷絷，微似有汗者益佳"。"微似有汗"就是营卫由不和到和的结果。

太阳中风，阳浮而阴弱，阳浮者，热自发，阴弱者，汗自出。啬啬恶寒，淅淅恶风，翕翕发热，鼻鸣干呕者，桂枝汤主之。（12条）

外感风邪，风性疏泄致卫气但开不合而营阴外出以汗自出，属营卫不和证，以桂枝通卫阳以解肌，芍药敛营阴，调和营卫，营卫和则周身微似汗出而自汗遂止，诸证皆去矣。

病常自汗出者，此为荣气和，荣气和者，外不谐，以卫气不共荣气谐和故尔。以荣行脉中，卫行脉外。复发其汗，荣卫和则愈。宜桂枝汤。（53条）

营卫不和而自汗出，根本原因是卫气不谐，卫气受风邪摧残而不固，尽管发热等外症不显，却常自汗出。这种自汗出是因卫气不固，故仍以桂枝汤调和营卫，营卫和则微微汗出而愈。这种服桂枝汤之汗出，不仅把隐而不显的风邪祛除尽，而且桂枝、甘草辛甘化阳，又啜以热粥，有食入于阴，气长于阳则营卫调和的外在表现。

以上营卫不和证，一则受风性疏泄的影响而卫气病理性亢进，但开不合；一则受风性日久摧残而卫气病理性衰退，卫气不固。桂枝汤既可解肌发汗以泄卫，治疗卫气病理性亢奋的营卫不和证；又可辛甘化阳，更有热粥相助，有食入于阴，气长于阳之功，治疗卫气病理性衰退的营卫不和证。不论何种营卫不和，以桂枝汤调其营卫，其营卫由不和到谐和，表现都有微微汗出。

（三）枢机不利，能枢则汗

少阳主枢，若少阳枢机不利，就会影响正气由里达表；若少阳能枢转，正气就会抗邪于外而汗出。

伤寒中风，有柴胡证，但见一证便是，不必悉具。凡柴胡汤病证而下之，若柴胡证不罢者，复与柴胡汤，必蒸蒸而振，却复发热汗出而解。（101条）

凡伤寒中风出现柴胡证，绝不可用下法，若误用下法挫伤了正气向外之势，就容易变成坏病。但有时虽经误下，而柴胡证仍在，这是正气受挫较轻，仍以小柴胡汤。不过，邪入少阳，已居半表半里，因此小柴胡汤中人参助正气，柴胡枢转气机，黄芩清郁火，使气机枢转，正气祛邪外出，但总是正气受挫而勉强吃力，因此出现战而得汗，说明少阳已能枢转，正气达表。

邪入半表半里，不仅小柴胡汤可助气机枢转，针刺亦可助气机枢转而汗出。

阳明病，下血谵语者，此为热入血室，但头汗出者，刺期门，随其实而泻之，濈然汗出而愈。（216条）

血室，即子宫，居躯壳之内，肠胃之外，居半表半里。热入血室之热欲外出而枢机不利，使郁热由子宫随冲脉上逆而头汗出。胞脉属于心而络于胞，热上扰心则谵语。半表半里属少阳肝胆，故刺肝之募穴期门以泄之。刺期门就是疏通经络，枢转气机。气机枢转，正气抗热外散而濈然汗出病愈。

少阳枢机不利，影响表里之气的通达，治疗后，其汗出标志表里通达，少阳转枢。

（四）里有郁热，热散则汗

汗出不仅消散表热，而且亦能宣散里热。

大病差后劳复者，枳实栀子豉汤主之。（393条）

大病初愈，气血尚未平复，余热未净，若操劳过早，最易热气浮越。枳实破胸中滞气，栀子清热除烦，豆豉宣散郁热，使热得清得散，故方后注曰"温分再服，覆令微似汗"，此汗即热邪外散之征。

再如《金匮要略·疟病脉证并治》"温疟者，其脉如平，身无寒但热，骨节疼烦，时呕，白虎加桂枝汤主之"。温疟之病，热邪留着筋骨关节之间，白虎汤清泄筋骨和关节间的郁热，反佐以桂枝宣阳通络，使热从汗孔而散，故方后注曰"温服，汗出愈"。

又如《金匮要略·呕吐哕下利病脉证治》"吐后，渴欲得水而贪饮者，文蛤汤主之"。此为热郁水停证，文蛤汤是越婢汤加文蛤而成，是取麻黄协石膏以清透里热，从汗而出，故方后注曰"汗出即愈"。

里有郁热证由于热邪迫津外出，往往有汗出，但与清宣郁热后汗出不一样。前者说明郁热炽盛，汗出而热不减，症不清；后者说明热得宣得清，且汗出后诸症随之消失。

（五）近表之邪，邪出则汗

邪气离表较近，离里较远，居肌肉、关节经络者，应当从汗孔而出。

若脉浮，小便不利，微热消渴者，五苓散主之。（71条）

发汗伤及三焦通调水道之功，致使水邪蓄于三焦腠理之间，形成太阳蓄水证。若水蓄于内，则从小便而走；若水蓄于腠理，应从汗出。故以茯苓、猪苓、泽泻淡渗之品，使水有下行之势。白术散水，桂枝辛温通阳，外达皮肤，内行三焦，化气行水，合为散剂，"散者，散也"。又多饮暖水，令其出汗，使陈积宿水上下分消，近表者从汗而出，故曰"汗出愈"。此汗出不仅说明三焦气化功能得以恢复，而且说明腠理之水邪也已泻出。

风湿相抟，骨节疼烦，掣痛不得屈伸，近之则痛剧，汗出短气，小便不利，恶风不欲去衣，或身微肿者，甘草附子汤主之。（175条）

其方后注曰："初服得微汗而解。"这是风湿流注关节证，风湿相搏于关节则骨节疼烦较甚，因此以术、附走表胜湿，正如去桂加白术汤方后注云："三服都尽，其人如冒状，勿怪。以附子、术并走皮内，逐水气未得除，故使之耳。"又加桂枝通阳达外，使周身微微得汗，湿邪得化得出而病解。

再如《金匮要略·痉湿暍病脉证治》中"风湿，脉浮，身重，汗出，恶风者，防己黄芪汤主之"。其方后注又言："下有陈寒者，加细辛三分。服后当如虫行皮中，从腰下如冰，后坐被上，又以一被绕腰以下，温令微汗，瘥。"风湿病人，腰下有陈寒者"怕冷较甚"，在防己黄芪汤之固表去风湿的基础上加细辛，以温散下寒，服后，陈寒之邪欲出不能，故"从腰下如冰"，又加坐被上，另将一被环绕着腰部，令温暖得微汗，使陈寒散出而病瘥。

大论中，邪从汗泻之证颇多，如麻杏薏甘汤证取"微汗"，麻黄加术汤证"覆取微似汗"，这些汗出都是偏表、偏上之水邪泻出之兆，正如《金匮要略·水气病脉证并治》云："师曰：诸有水者，腰以下肿，当利小便；腰以上肿，当发汗乃愈。"

（六）郁结之证，结开则汗

郁结之证，往往影响气的升降出入而导致汗出不畅或无汗，若郁散结开，气升降出入正常，往往有周身汗出。

伤寒五六日，已发汗而复下之，胸胁满微结，小便不利，渴而不呕，但头汗出，往来寒热心烦者，此为未解也，柴胡桂枝干姜汤主之。（147条）

此为痰饮郁结少阳，应以化痰开结、枢转少阳为治，方中栝楼根化痰生津，牡蛎清热化痰软坚，痰饮之结的小便不利只可宣化，不宜渗利，所以不加茯苓，却加干姜协牡蛎以宣化痰饮。头汗出说明阳郁太重，加桂枝既能温化痰饮，又有助于柴胡解外，合之有开郁散结之功，方后注曰："初服微烦，复服汗出便愈。""初服微烦"并非药不对证，而是痰饮郁结未消散之时，姜、桂反助其热，续服，痰化饮消，郁结散开，三焦通畅，柴胡、桂枝即可使阳气透出于体外，溅然汗出而病解。此汗出是痰已化、结已开、郁已散、阳已通之征。

服桂枝汤，或下之，仍头项强痛，翕翕发热，无汗，心下满，微痛，小便不利者，桂枝去桂加茯苓白术汤主之。（28条）

这是太阳病兼心下饮结证，太阳病虽然应该发汗而解，但水饮结于心下，不能外供皮毛，故发汗无效，应以开水饮为主。故以桂枝去桂加茯苓白术汤以利小便，开水饮，水饮一开，水精四布，经气畅达，随翕翕发热之势，太阳表证作汗而解。由无汗至汗出，不仅说明表证已去，更重要的是说明饮结已经消散，阳气、津液已能达外。

（七）表兼里虚，正复（聚）则汗

表兼里虚证，扶正后则自然汗出病解。

伤寒二三日，心中悸而烦者，小建中汤主之。（102条）

伤寒二三日就出现"心中悸而烦"的症状，说明平素里虚，营卫不足，经不起外邪侵袭。营虚于里，心气失养则悸；卫气不足，欲作汗而不能就烦。营卫不足就不可发汗，须建中气，中气得建，中焦受气取汁，营阴得补，正气渐充，能并津液以外出作汗，烦就消失，表邪亦去，此即寓汗于补之意。

表兼里虚证，有时可以不经治疗，自行得汗而解。

脉浮数者，法当汗出而愈，若下之，身重心悸者，不可发汗，当自汗出而解。（49条）

脉浮数，为表邪入里化热，但尚未完全入里，当先解表，后治里，若径攻其里，是治疗错误，挫伤正气。幸喜表已极轻微，故未成结胸、痞硬的严重变证，而仅仅出现了身重、心悸等症。心悸为营虚，身重是卫气受挫，里虚而有极轻微表邪，待营卫之气恢复，正气内外充实，津液自和，便可自汗而解，故曰"所以然者，尺中脉微，此里虚，须表里实，津液自和，便自汗而解"。

大论中关于表兼里虚而自汗病解的论述不少，但由于正虚程度不同，表邪轻重不同，其自汗而解之前表现出不同的症状。郁冒汗出而解者："太阳病，先下而不愈，因复发汗，以此表里俱虚，其人因致冒，冒家汗出自愈"（93条），"下利，脉沉而迟，其人面少赤，身有微热，下利清谷者，必郁冒汗出而解"（366条）。战栗汗出而解者："太阳病未解，脉阴阳俱停，必先振栗汗出而解"（94条）。发狂汗出而解者："阳明病，初欲食，小便反不利，大便自调，其人骨节痛，翕翕如有热状，奄然发狂，濈然汗出而解者，此水不胜谷气，与汗共并，脉紧则愈"（192条）。郁冒、振栗、发狂都是正气恢复而郁聚抗邪外出的表现形式，亦是作汗而解的先兆。

（八）表药治里，阳通则汗

解表药治疗里证，其汗出往往标志着阳已通，气已化。

如《金匮要略·水气病脉证并治》云："里水，越婢加术汤主之，甘草麻黄汤亦主之。"甘草麻黄汤是宣肺化气，通阳发汗剂，服后汗出而里水消。汗出说明甘草麻黄汤已宣通里气，里水消散。"水之为病，其脉沉小，属少阴；浮者为风，无水虚胀者为气。水，发其汗即已。脉沉者麻黄附子汤""发其汗即已",汗出不仅为水有出路,尤其是脉沉用麻黄附子汤发汗,是使阳气通达,气化正常,其水自消之意。"气分,心下坚,大如盘,边如旋杯,水饮所作,桂枝去芍药加麻辛附子汤主之"。水饮结于心下较重,有心下坚重症,利小便已无济于事,只有以辛散通阳化气为法,故以桂枝汤去敛阴之芍药,加麻黄、细辛、附子宣通里气,"大气一转,其气乃散",阳通气化,饮邪自消。何以知阳已通,气已化?服药后"当汗出,如虫行皮中"便知。

阳明病,胁下鞕满,不大便而呕,舌上白苔者,可与小柴胡汤。上焦得通,津液得下,胃气因和,身濈然汗出而解。(230条)

"上焦得通,津液得下,胃气因和",是服小柴胡汤的病理机转,"身濈然汗出"正说明"上焦得通",上焦阳气得通,气机得化,则外有汗出,下有胃气因和,便硬自除。

(九)表里不和,和通而汗

有些疾病,虽然病情复杂,表里寒热错杂,但往往最终"汗出而愈",此汗出说明表里之气相通、相和。

下利,脉数,有微热汗出,今自愈。(361条)

虚寒下利证,里虚寒而外有微热汗出,并非里阳外越,而是里阳恢复到能由里达表,表里气和而汗出,故断定下利即将自愈。

伤寒六七日,大下后,寸脉沉而迟,手足厥逆,下部脉不至,喉咽不利,唾脓血,泄利不止者,为难治,麻黄升麻汤主之。(357条)

伤寒大下后,寒热错杂,虚实并见,表里不和,仲景以麻黄升麻汤清上温下,里气之阴阳恢复,气能由里达外,表里气和,故方后注曰:"令尽,汗出愈。"此汗出就是气相和、相通于表里而愈之兆。

(十)津液不升,津升则汗

大论中津液难升证,一则津液郁而不能升达,一则阴津亏而无津升达。津液能升达时说明津液得布或阴津恢复能升。何以知津液已能升达于上?汗出便知。

太阳与阳明合病者,必自下利,葛根汤主之。(32条)

太阳与阳明合病，不下利但呕者，葛根加半夏汤主之。(33条)

太阳与阳明合病，表闭较重，使胃中津液不能正常宣泄，或下迫为利，或上逆为呕，以葛根汤开表，升津，汗出而解。汗出不仅表明表闭得开，而且亦说明津液已升达。

太阳病兼项背强几几证，项背强属津液不能升达，筋脉失养所致，桂枝加葛根汤、葛根汤都有"复取微似汗"这种病解，不仅开表祛邪，调和营卫，而且亦反映葛根生津液且升达以滋养筋脉。

又如《金匮要略·痉湿暍病脉证治》"太阳病，其证备，身体强，几几然，脉反沉迟，此为痉，栝楼桂枝汤主之"。柔痉就是素体津液不足，又受风邪所致，故以栝楼根大生津液，桂枝汤调和营卫，去风邪，又啜热粥以助药力，使津液达，滋养筋脉。方后注曰"取微汗"，此汗既说明风邪去，又说明津液已经充足并能升达。

综上所述，病愈时周身微微汗出，并不是简单的表证消除，而是正气恢复、邪气排泄、气机畅通的复杂过程的外在表现。临床上应仔细观察病情，正确辨析汗出，有时汗出是病愈之吉兆。

八难　景岳补肾法中阴阳关系

一、内容摘要

明代医家张景岳善用温补，重视补肾，并从理论的深度与实践的要求认为，补肾之法，真阴为本；育阴之用，涵阳为度；扶阳之妙，培阴生阳，形成了独特的补肾阴阳观的学术思想。

二、问题探析

明代张景岳重视肾与命门的理论与临床的研究，被后世称为温补派的补肾派，而补肾无非是补肾精、补肾气、补肾阴、补肾阳，景岳的具体补肾方法中，充分体现着他的整体学说中的阴阳观、生理病理观，是独特的补肾法学术思想，因此有必要对其补肾法的学术思想进行探析，以指导临床。

（一）补肾之法，真阴为本

景岳所言"真阴"系指肾中精气，是生命活动的根本，故在《真阴论》中指出："此所谓元阴元阳，亦曰真精真气也。"景岳非常重视"真阴"在疾病过程中的作用，认为"无论阴阳，凡病至极，皆所必至，总由真阴之败耳，然真阴所居，惟肾为主……余故曰：虚邪之至，害必归阴，五脏之伤，穷必及肾。"并且认为"治病必当求本。盖五脏之本，本在命门，神气之本，本在元精，此即真阴之谓也"。这充分说明景岳重视真阴，认为真阴是人体一切功能活动的物质基础，而病邪外侵，耗伤正气，必损及作为根本的真阴，若正不胜邪，必致真阴不足。故景岳治病视病情而注重调补真阴，以真阴为本。纵观能集中体现他补肾思想的《新方八阵·补阵》，有方29首，用药55种，唯熟地用量较大，使用最频，药量之大可达二三两。使用之频，29首方剂中22首有之（若算加减则25首有之），他之所以在补肾中用熟地之多之频，就是在于大补肾中真阴，也正因为善用熟地补真阴，故被称之为"张熟地"。

景岳所创制的左归饮（丸）、右归饮（丸），是补肾阴肾阳的代表方剂，列在补阵之首，其中也充分体现了补肾之法、真阴为本的思想。左归饮由熟地黄、山药、山茱萸、枸杞子、茯苓、炙甘草组成，左归丸由熟地黄、山药、山茱萸、枸杞子、牛膝、菟丝子、龟甲胶、鹿角胶组成；右归饮由熟地黄、山药、山茱萸、枸杞子、杜仲、炙甘草、附子、肉桂组成；右归丸由熟地黄、山药、山茱萸、枸杞子、杜仲、当归、附子、肉桂、菟丝子、鹿角胶组成。不难看出，四首方中有四味药物是固定的基础配伍，即熟地黄、山药、山茱萸、枸杞子。这四味基础用药，都是甘温滋润的药，是主滋阴补肾之佳品，景岳补肾阴肾阳的四首代表方剂均以此四味为基础配伍，又充分体现了补肾重视真阴，以真阴为本的思想。

（二）育阴之用，涵阳为度

育阴就是滋阴，是针对肾阴虚而言，通常来讲，育阴可以制阳亢、降虚火，但景岳育阴之用，是为了涵阳，是治疗肾阴虚的基本方法，这又形成了景岳补肾法思想的一个方面。王旭高评景岳语："左归是育阴以涵阳，不是壮水以制火；右归是扶阳以配阴，不是益火以消水，与古方知柏八味、附桂八味，盖有间矣。"其意是言左归较"知柏八味"和缓，只是通过育阴以涵蓄肾中之阳，不使其离越，无明显制火之意。而右归又因去掉了三泻之味，有补无泻，故不是益火以消水，而是扶阳以配阴。

进一步分析景岳补肾阴的代表方——左归饮、左归丸的药理药效作用，就可以体会育阴以涵阳的深刻含义。左归饮是以熟地黄、山药、山茱萸、枸杞子甘温滋补，大补肾中真阴，滋阴以敛阳，并以茯苓之淡渗微取降下之性，加炙甘草以中和调补。左归丸是在四味育阴基础上加气微凉、性降而滑的牛膝，配咸寒入阴、清阴中之火的龟甲胶，另加鹿角胶、菟丝子以增补肾益精之力。诸药相伍可以看出，景岳治疗肾阴虚的基本原则是主育真阴，而泻火之力较轻。故他认为"虚火者，真阴之亏，真阴不足，又岂苦劣难堪之物所能补？矧沉寒之性，绝无生意，非惟不能补阴，抑且善败真火"。可见景岳补肾阴主以育阴，而少用泻火，是防其抑败真火，绝其生生之气。

在左归饮、左归丸中，景岳补肾阴主以育阴，不仅要防其抑败真火，而且又都不同程度地佐以温品，以达到育阴以涵阳而助其生生之气的生理要求。左归饮有枸杞之温，景岳曰："枸杞，味甘微辛，气温，可升可降，味重而纯，故能补阴；阴中有阳，故能补气。所以滋阴而不致阴衰，助阳而能使阳旺。"左归丸又有枸杞子、菟丝子、鹿角胶共助阴中之阳。温性主升，寓于育阴之中，正是景岳育阴以涵阳法的独到之处。

育阴以涵阳，是景岳"若以精气阴阳，阴阳不可分"以及阴阳之间互根互用思想的体现。具体讲，治肾阴虚他主张用甘平、甘温之滋润，也就是注重滋补，但不忘升发，虽然目的是育阴，是补水，但要达到涵蓄、包容肾中之阳，不使其离越的生理要求，又给阳气以生发之生机，这就是育阴之用，以涵阳为度。育阴以涵阳为度，既体现了阴阳之间的生理关系，又体现了育阴不可太过与不及。太过则会抑制阳气之生机，不及则达不到涵阳的要求而阳气有离越之势。可见景岳在补肾阴的左归饮、左归丸组方思想体现出在育阴的基础上又能包容阳气、涵养阳气，以取阳主升发之性，激发人体的生化功能而又化生阴精，这也是阴阳"阴以阳为主"和"阳中求阴"理论的深刻体现。

育阴之用，涵阳为度，既符合于肾中精气生命活动的生理要求，又顺从于肾中之阳气的生理特性。从而充分调动与激发人体自我康复的能力，使阴虚得充，以达到治愈肾阴虚的目的。

（三）扶阳之妙，培阴生阳

景岳对肾阴虚不是单纯育阴，而用育阴以涵阳，所育之阴，是含有生生之气之阴。同样对于肾阳虚也不单纯温阳，而是在培阴基础上以扶阳之妙法，也就是说虽是温补肾阳，但不是单纯地直接地温阳补阳，而是依据"阴为阳之基"的原理，以防单用温燥之药而劫伤真阴，即欲扶助人体之阳气，必须从人体之阴精入手。具体地说，是在温补肾阳之时，以填精补髓、滋养阴精的药物为主为基础，配合温阳化气之品，而达到阴阳相偶，化生阳气的综合作用。如此配伍，在人体所产生出的阳气，是有化生基础的阳气，是阳中含阴、阴中含阳的阳气，是人体正常生理状态下"阴阳不可分"的生理性阳气，这既体现了景岳重视真阴的思想，又体现了景岳深得阴能生阳之妙理。

培阴生阳，以达扶阳之妙法，主要体现在右归饮、右归丸两方上。右归饮以熟地黄、山药、山茱萸、枸杞子补肾中真阴，用附子、肉桂温阳化气，构成了培阴以生阳的主体。另取炙甘草中和调补，杜仲补肾强精。右归丸与此大意相同，只是因为丸剂力缓，故又加当归、菟丝子、鹿角胶，以加强益精填髓、强肾之力。

扶阳之妙，在于培阴以生阳，充分体现了景岳的"阴为阳之基"的阴阳观，也充分体现了景岳善用温补的特征，他不仅运用于治疗肾阳虚证，而且还推而广之，用于脾气阳虚证。如补阵的补阴益气煎，就是景岳发挥培阴以扶阳思想对东垣补中益气汤进行化裁而成。他认为补中益气汤"以升柴助升气，以参、芪、归、术助阳气，此东垣立方之意诚尽善矣。肺本象天，脾本象地，地天既交所以成泰，然不知泰之前犹有临，临之前犹有复，此实三阳之原始，故余再制补阴益气煎，正所以助临复之气，庶乎得根本之道，而是补东垣之未尽也"。即景岳认为补中益气汤虽升气助阳，但滋润涵养的力量有所不足。所以景岳把补中益气汤的黄芪、白术去掉，代之以熟地黄（重用）、山药，而成补阴益气煎。其功效也从东垣的益气升阳转变成培阴益气而升阳。再如理阴煎，就是景岳去掉仲景理中汤人参、白术，加熟地黄、当归或肉桂而成，其功效从温中散寒，为理阴生阳之功能，以达补阴中之阳气，是阳从阴出。可见补阴益气煎与理阴煎二方，都充分体现了景岳扶阳以培阴生阳的学术思想及制方之精巧构思。

以上所论可以看出，景岳非常重视理论的研究，其阴阳观与温补观在补肾法中得到充分体现，补肾之法，真阴为本；育阴之用，涵阳为度；扶阳之妙，培阴生阳，这三个方面是互相关联的。补肾以真阴为本，是育阴以涵阳和培阴以生阳的基础与前提。而育阴以涵阳与培阴以生阳两者也是互相关联、互相渗透的，两法皆以培阴育阳为主，而通过协调阴阳双方以达到涵阳与生阳的整体功能的作用，只是因为所针对的病证不同，故调整配伍关系而呈补阴与补阳的两类方剂。所以从实质上讲，补阴补阳都是通过巧妙地调整、协调阴阳双方，以符合于肾中精气之阴阳相互作用的生理与特性而实现的。正如景岳所言："善补阳者，必于阴中求阳，则阳得阴助而生化无穷；善补阴者，必于阳中求阴，则阴得阳升而泉源不竭"。

九难　绮石虚劳辨治重在脾

一、内容摘要

明末医家汪绮石《理虚元鉴》辨治虚劳病中的脾胃学术特征，在虚劳病因病机认识上，重视精气火（神）的关系，认为阳虚三夺统于脾；在辨治方面，强调了脏腑的整体联系，提出治虚有三本，脾肺肾也。而三者之中又特别重视脾土的作用。同时，在调治脾胃方面，宗东垣而不拘泥于东垣，遵丹溪而异于丹溪，以"执两端而用中"，形成独特的脾胃调治特点。

二、问题探析

《理虚元鉴》一书言简意深，论理精湛，提纲挈领，创治虚劳"三本二统"说，即"治虚三本，肺、脾、肾是也""治虚二统，统之于肺、脾而已"。然纵观绮石用药却独重于脾胃，这充分体现了"脾为百骸之母"的学术思想。兹就有关内容探析如下。

（一）阳虚三夺，统于脾

虚劳之属于阳虚的，常见3种证型，即夺精、夺火、夺气。所谓夺精，主要是指色欲过度，耗损阴精，以致精竭。由于精为火之原，气之所主，所以夺精者必兼伤火损气。所谓夺气，是指劳役辛勤太过，耗伤真气。又因气为火之属，精之用，所以夺气者又每兼损火伤精。所谓夺火，主要是指真阳耗散。其病因又有二：一由夺精而来，一由多服寒药所致。以致命火衰弱，阳痿不起。从以上三夺症型来分析，夺精、夺火主于肾，夺气主于脾。为什么把三夺都统之于脾？对此，绮石先生有其独到见解——"阳虚之症，虽有夺精、夺火、夺气之不一，而以中气不守为最险。故阳虚之治，虽有填精、益气、补火之各别，而以急救中气为最先"。他又说："余尝见阳虚者，汗出无度，或盛夏裹棉，或腰酸足软而成痿证；或肾虚生寒，木实生风，脾弱滞湿，腰背难于俯仰，腑股不可回伸，而成痹证；或面色㿠白，语音轻微，种种不一。然皆以言口不进饮食，及脾气不化为最危。"由此可知，虚劳之于脾胃中气要特别重视，所以他把阳虚之劳悉统于脾。

另外值得指出，绮石把遗精梦泄也归于阳虚范围。如说："虚劳初起，多由于心肾不交，或一念之烦，其火翕然上逆，天精摇摇，精离深邃。浅者梦而遗，深者不梦而滑，深之极者则漏而不止。甚或症成骨痿，难于步履，毕竟是少火衰微，则成阳虚一路，不为阴虚之症。"

总之，虚劳论证都从五脏着眼，如劳嗽、吐血、骨蒸等。责之肺肾，兼及心肝，但尤重于肺。梦泄滑精，以及惊悸怔忡，责之脾肾，亦实乎心，但尤重于脾。虚劳而抓住肺脾，比一般泛论五脏者能突出重点，比主张脾肾先后天之论者，亦显出其特点，同时，绮石论阴证、阳证固然各有侧重，但指出阴虚之久者阳亦虚，阳虚之久者阴亦虚，辨证、用药，都应考虑到这一点，所以反对偏执补火之说与偏寒凉伤中，以中和为治，这是他的成功之处，足补前人所未备者。此外，他把梦遗滑精与惊悸怔忡联系起来讨论，着重在精、气、神上认识问题，着重在脾气（或心脾、心脾肾）上进行诊治，这与肝肾相火之论，以滋阴降火为治者，亦是有别的。

（二）治虚三本，独重脾

绮石先生在重视五脏间整体关系的基础上，结合自己长期临床经验，提出了治虚"三本"脾肺肾和治虚"二统"脾与肺的著名论点，然在三脏的调治中，重脾胃甚于其他。

1.清金保肺，贵在培土

虽然在调治脾、肺、肾的次第上主张"先以清肺为主，金气少肃，则以调脾为主"。但清金保肺却是用培土生金之妙法，正如绮石所言："培土调中，以奠生金之母"。

绮石保养肺气，从理脾土以生肺金入手，其喻肺为天，喻脾为地，但治肺而强调理脾，是深知培土生金之意义，他在论说"枳壳"时指出"不知虚劳治气与杂证不同，其滞也，不可以利之；其高也，不可以下之；其满也，不可以破之"，故在脾、肺、肾调治中，不以"枳壳"之类以利下、破损气，而强调以平调脾胃为先。他说："黄芪、白术、茯苓、山药有功而无过，夫虚劳之培土也，贵不损至高之气。"因此，平调脾胃者当以不损肺金为宗旨，如此则脾土得旺，肺金自生。

清养肺阴，也是从养胃阴始，肺与胃在生理与经络上也是休戚相关的，如《素问·经脉别论》说"饮入于胃，游溢精气，上输于脾，脾气散精，上归于肺"，说明水精输布中肺胃的相互关系；《灵枢·经脉》曰"肺手太阴经，起于中焦，下络大肠，还循胃口"，指出了肺胃在经络上的连属关系。肺主气性燥，喜润恶燥，主宣发与肃降；胃主受纳，为阳明燥土，也是性燥，亦喜润恶燥，主降，故二者异中有同，其性则一。且在五行中土生金，因此养肺阴之剂多用养胃阴之药。仲景首创麦门冬汤，就是治疗肺胃阴伤之祖方；绮石所列7张清金加减方，均用滋养胃阴之品，有培土生金，肺胃同治之功。故在用药上，多用诸如生地、沙参、玄参、麦冬、天花粉、百合等甘寒入胃以润燥之品，胃阴充盈，津液上承，则肺金得清，肺阴得养，可见养肺阴实从养胃阴入手。

2.补肾之法，建中为先

治虚三本，绮石先生尤其重视肺、脾二脏，正如其所说："治虚二统，统之于肺、脾而已"。他把虚劳症状归纳为阴虚、阳虚二证。阳虚者，统之于脾；阴虚者，统之于肺，故有"治虚二统"之说。但是统于肺脾并非置肾于外而不顾，而是因他不满于时弊"治阳虚者唯言命火，治阴虚者只求肾水"的泛泛之论，正如他所指出的——"前人治阳虚者，统之以命火，八味丸、十全汤之类，不离桂、附者是；前人治阴虚者，统之以肾水，六味丸、百补丸之类，不离知、柏者是"。为了改变这种积习，提高虚劳病的治法和疗效，绮石创造性地把补肾之法分寄于肺、脾之中，明确指出"专补肾水者，不如补肺以滋其源……专补命火者，不如补脾以建其中""先以清金为主，金气少肃，则以调脾为主。金土咸调，则以补肾要其终"。这样，不仅避免了辛热伤阳，苦寒伤胃的弊端，更为虚劳病的治疗开辟了一条新的途径。

补肾水之法，取补肺以滋其生化之源之妙法，而补肺又在培土，如此则脾土得旺，肺金自生，次第相生，肾水自足。而补命门之火，则补脾以建中，绮石独立"阳虚统脾"之说，实是突出了补养后天的重要性。自东垣创著《脾胃论》之后，一直有补先天、补后天之争，甚至有"补脾不如补肾"之说，绮石此论进一步说明了脾胃在人体中的重要性，为脾胃学说进一步加固了基础，充实了理论。绮石认为："以先天生成之体论，则精生气，气生神，以后天运用之主宰论，则神役气，气役精……治之原不相离……盖安神必益其气，益气必补其精"。精、气、神为人之三宝，三者依存互根，然补精益气，当有先后缓急，故又言："有形之精血不能速生，无形之真气所宜急固，此益气之所以急于填精也。回衰甚之火者，有相激之危；续清纯之气者，有冲和之美，此益气之所以妙于益火也。夫气之重于精与火也如此，而脾气又为诸火之原，安得不以脾为统哉。"揭示了补脾益气在补命门火中的地位。其治疗所立补元汤、固本益肾丸等，皆以参、芪、术、草等补中益气、甘温调中之品。

补肾水、益命火，以建中为先，此绮石所创之大法，其目的是激发人体自我恢复能力，发挥"脾为百骸之母"的作用，非废弃补肾水、益命火之品的运用。只是在运用中不忘"中和为治"，时时顾护中气，此又是其补肾水、益命火当建中之变法。绮石在补肾药中很重视药物的温热、滋腻之性与脾胃的关系，以防温肾壮阳药的温热之性伤及肺胃之阴，滋肾养阴之剂的滋腻之性有碍中州之运化。实际是运用补肾药以不伤脾胃为前提，同时又调动补肾药在补肾的基础上发挥益土的作用，因为滋肾水之品也有养胃阴的作用，补命火者也有生土之妙用。这实际也体现了补肾之法以建中、顾中为先的思想。因此他在补火之中谆谆告诫："未至于乘金"。此是"补火亦是生土之妙用"，诸如养心固本丸、固本肾气丸、还元丹等方，皆是脾肾双补，注重平调。在用药配伍上常以石莲肉、山药、芡实、杜仲、黄芪等中和平调之品，而如龟甲胶、鹿角胶等滋腻温热助阳之峻品，别具匠心地用红曲炒珠入药，可见补命火，不伤中阳之妙法。

（三）脾胃调治，执其中

执中求衡，调治脾胃，这又是绮石脾胃学术思想的重要内容。绮石认为："东垣发脾胃一论，便为四大家之首……然皆主于一偏，而不获全体之用，是以脾胃之论，出于东垣则无弊，若执东垣以治者，未免以燥剂补土，有拂干清肃之肺金"。又谓："若执丹溪以治，全以苦寒降火，有碍于中州之土化"。不用东垣温燥之剂以补土，但在用寒凉之剂时又需顾及脾胃之运化，一是温运脾土，不致温燥之剂，灼劫胃阴；一是甘寒润燥，不致苦寒败胃，寒凝中州。因此在选药上多用甘润平调之品，如人参、黄芪、白术、茯苓、山药、沙参、麦冬、甘草等，禁用苦寒之剂，慎用黏腻之味。在《治虚药讹十八辨》中，特将黄柏、知母列为禁用之例，并说："黄柏伤胃，知母滑脾，胃伤则饮食不进，脾滑则泄泻无度，一脏一腑乃人生之本，经云：得谷者昌，失谷者亡……今以苦寒伤胃，岂非失谷者亡乎！"又说："意在清金而不知中土既清，绝金之源……吾知用此者，未见其利，徒见其害耳。每见虚劳之人，未有不走脾胃而死者，则知柏之厉也。"

绮石大赞黄芪、茯苓之用。于黄芪，他说："余尝说建中之义，谓人之一身，心上、肾下、肺右、肝左，惟脾胃独居于中。黄芪之质，中黄表白，白入肺、黄入脾，甘能补中……黄芪益气甘温之品，主宰中州，中央旌帜一建，而五方失位之师，各就其列，此建中之所由名也。"于茯苓，他说："其质重，其气清，其味淡。重能培土，清能益金，淡能利水，惟其得土气之厚……精纯之品，无以过之。"因此，绮石选药处方宗东垣而不拘泥于东垣，遵丹溪而异于丹溪，故其总结言之："余惟执两端以用中"，"用中"二字，可谓中肯。绮石执中，目的是求其衡，即"清金保肺，无犯中州之土""培土调中，不损至高之气"，如是则土金相生，金水相益，五脏气旺，虚疾则除矣。执中以求衡而无偏执之见，虽其讨治虚劳脾胃之调理，然对内伤杂病，足可借鉴与效仿。

综上所述，绮石以脾胃治虚劳的学术思想虽源于《内经》，用于仲景，但在具体运用上，却博采众家之长，融会了各家之说而独树一帜，可谓学有根柢，法有可度，医道高玄。综观绮石脾胃学术思想，远胜于各家，虽于虚劳论治有独见，理脾胃医律之细更值得推崇。

十难　内外伤病建中法

一、内容摘要

重视建中调枢，通达内外，充分体现以人为中心的治病理念，更适应于内外伤之复杂病症。张仲景治里虚外感，从建补中焦入手，治以小建中汤；治疗风气虚劳，治以薯蓣丸。李东垣治脾虚外感暑湿，从补益脾胃入手，治以清暑益气汤。可见，内外伤病从脾胃论治、重气化的学术论点是有重要价值的。

二、问题探析

（一）虚人伤寒先建中

表兼里虚证，扶正后则自然汗出病解。

伤寒二三日，心中悸而烦者，小建中汤主之。（102条）

此为平素里虚，营卫不足，外邪侵袭，营虚于里，心气得不到供养则悸，卫气不足欲作汗而不能故烦，营卫不足者不能发汗，要建中化生气血，使营卫有源，如此能使津液以外出作汗，烦及表邪皆无，此为寓汗于补之意。正如《伤寒溯源集》所说——"建中者，建立中焦之脾土也"。"建中"之法，始于《内经》，创立于张仲景。以甘温立法，代表方有大、小、黄芪建中汤。小建中汤为建中之祖方，清代张璐《千金方衍义》称其为"诸建中之母"。《素问·至真要大论》说："虚者补之，劳者温之。"《灵枢·终始》说："阴阳俱不足，补阳则阴竭，泻阴则阳脱。如是者，可将以甘药。"小建中汤就是根据以上法则而制定的。补脾胃，必用甘味，甘有甘温、甘凉之别，喻嘉言在《医门法律》中说："胃属土而喜甘，故中气不足者非甘温不及。"认为甘温药能助脾阳之升，临床上常用的补脾方药，亦以甘温药为主。"建中"者，中为中焦脾胃，盖人以胃气为本，五脏六腑皆禀气于胃。虚劳病，其病理机制主要是五脏气血阴阳虚损，以建中气、补脾胃、平调阴阳为治疗大法，中气立，则气血生，协调阴阳。正如尤怡在《金匮要略心典》中所说："欲求阴阳之和者，必于中气，求中气之立者，必建中也"。

可见，建中之义，虽立在中，却有达四旁之功，甚则寓汗之效。之所以有如此之强大功效，就是调动了脾胃阳道实、阴道虚的虚实气化功能。由中焦之脾胃，至虚实气化内循环，至六经气化层，无不体现脾胃气化之强大作用。就小建中而言，小建中汤即桂枝汤倍芍药加饴糖所成。诸药合用，达温中补虚，调营卫，调和阴阳之功用。这实则重视脾之阴道虚化上升之力，化生气血，输布到全身，从而达到阴阳相生相和的目的。

（二）风气百疾重建中

《金匮要略·血痹虚劳病脉证并治》谓："虚劳诸不足，风气百疾，薯蓣丸主之。""风气"通指风邪，"风气百疾"指与风邪相关的多种虚劳病证。《杂病原旨·自序》言："仲景治虚劳病，立祛风、补虚、破瘀三法，陈修圆谓'三纲鼎足为此症不易之准绳'。"薯蓣丸证的病机是虚劳诸不足，兼夹风气的内外伤之为病，所以补虚放在首要位置，然补虚重在补脾建中，体现了重脾胃虚实气化运动是补虚祛风的建中之法。

薯蓣丸之方，重视补虚与祛风的运用。尤怡《金匮要略心典》云："虚劳证多有夹风气者，正不可独补其虚，亦不可着意去风气。仲景以参、地、芎、归、苓、术补其气血，胶、麦、姜、枣、甘、芍益其营卫，而以桔梗、杏仁、桂枝、防风、柴胡、白蔹、黄卷、神曲去风行气，其用薯蓣最多者，以其不寒不热，不燥不滑，兼擅补虚去风之长，故以为君，谓必得正气理而后风气可去耳。"言补虚，含有从四君补气、四物补血，或八珍气血双补之义，实则填补精气、血液之阴道之体，保证阴道虚化升发之基础。

薯蓣丸由21味药物组成，滋脾补肾养肺之山药用三十分，在方中独重。薯蓣丸滋脾益气，扶正气以祛风邪，是扶正重视滋阴精血的体现。山药用量之大，反映出仲景治疗虚劳重视后天以大补脾、肺、肾为主的思想。而脾、肺、肾正是脾胃虚实气化内循环的3个重要转化点。

可见，薯蓣丸之方，扶正重视滋阴精血为主，且重用滋脾补肾养肺之山药为主药，实则为脾胃阳道实化、阴道虚化之内循环提供了化浊阴精华归五脏而满而不实的要求，也达到了五脏阴精虚化上升，从而虚实气化内循环不断激发旺盛，虚劳之虚得以复，外有风邪除的建中而达外之效果。

（三）暑湿气虚亦建中

暑湿之病，李东垣有专门论述，《内外伤辨惑论》曰："此病皆因饮食失节，劳倦所伤，日渐因循，损脾胃，乘暑天而作也。"《脾胃论》曰："时当长夏，湿热大胜，蒸蒸而炽，人感之多四肢困倦，精神短少。"

李东垣首创清暑益气法，《脾胃论》曰："以黄芪甘温补之为君；人参、橘皮、当归、甘草甘微温，补中益气为臣；苍术、白术、泽泻渗利而除湿；升麻、葛根甘苦平，善解肌热，又以风胜湿也。湿胜则食不消而作痞满，故炒曲甘辛、青皮辛温，消食快气。肾恶燥，急食辛以润之，故以黄柏苦辛寒，借甘味泄热补水。虚者滋其化源，以人参、五味子、麦门冬酸甘微寒，救天暑之伤于庚金为佐，名曰清暑益气汤。"李东垣此方重在健脾燥湿，适宜中气损伤兼受暑湿侵犯者。后世王孟英所立之清暑益气汤与李东垣之清暑益气汤不是同一首方子，应予以区别。临床中暑湿感冒常常不仅有肺脾气虚、中阳不振之内因，且有暑湿伤表之外因，予以香薷饮类芳化剂效果并不好，用李东垣的清暑益气汤疗效很好。

综上所述，张仲景治里虚外感，从建补中焦入手，治以小建中汤；治疗风气虚劳，治以薯蓣丸。李东垣治脾虚外感暑湿，从补益脾胃入手，治以清暑益气汤。可见内外伤病从脾胃论治、重气化的学术论点是有重要价值的。

十一难　益火补土法

一、内容摘要

益火生土法体现了火对土的生理作用。益火补土法是基于五行相生理论确立的治法，当益心火、补脾胃才是。但临床脾胃气虚阳虚者却很少采用益心火、补脾土，相反，心气血不足者反而健脾养心。脾胃气虚阳虚者，或直接用理中汤、四君子汤、补中益气汤类以补脾胃；或补肾、命门间之阳气，如四逆汤、四神丸之类，从补肾阳而益脾土成了益火补土法，益肾阳补土法便取代了五行相生所产生的益心火补脾法。两种不同的论治都体现着中医的整体辨治规律，体现火对脾胃之土发挥的作用，其中有一重要关系就是这两种辨治法体现着心与小肠的经络表里关系，是揭示益火生土法的关键。

二、问题探析

益火补土法是基于五行相生理论确立治法，当益心火、补脾胃才是，但通常益肾阳补土法便取代了五行相生所产生的益心火补脾法。许多人不理解，甚或怀疑五行之理不正确，下面针对这一理论疑难问题做探析。

中医讲辨证论治，辨什么证就有什么治，一一对应。这也成为惯性思维。其实论治也要辨，病症依附于人体，治也要调动人的内在能力而治，这才是中医学之特点。为什么脾胃阳气不足不是益心火，反而直接温脾胃或补肾？其深层内涵就是辨治使然。脾胃，尤其是胃肠，在人体有其特殊性。其中，小肠是胃肠之中最长的一段，而心与小肠表里也在其中，因此认识小肠问题是解开这一问题之关键。

（一）关于小肠

1.小肠的解剖

小肠位于腹中，中医认为小肠属六腑之一，属手太阳经。古代文献中早有小肠的结构记载，如《灵枢·肠胃》记载："小肠后附脊，左环回周迭积……长三丈二尺。"《灵枢·平人绝谷》："大二寸半，径八分分之少半，长三丈二尺，受谷二斗四升，水六升三合合之大半。"《难经·四十二难》中增加了小肠重二斤十四两的论述；《难经·四十四难》将大、小肠之会称为阑门；《存真图》谓小肠在胃之下，后接大肠。大肠、小肠居于胃下，共同组成消化系统的主体。可见古代医家对其解剖已经有一定程度的认识。

2.小肠的作用

小肠是人体中最长的器官，能够传送饮食物，参与饮食物的吸收消化，为受盛之官。《素问·灵兰秘典论》记载小肠居胃之下，受盛其物。小肠接受从胃传来的饮食物，进一步将食物分为营养物质和糟粕，消化吸收营养物质。而其作为胃与大肠的中间承接部分，发挥着承前启后的作用，受盛胃中水谷而分清浊。滑寿在其代表作《十四经发挥》中指出，水谷在小肠下口水分穴泌别清浊，至此水液入膀胱，水谷残渣入大肠。故小肠也参与人体津液代谢。所以小肠还有主液的功能，临床上"利小便以实大便"的治法就是取自小肠的功能。

3.小肠属胃

《医学入门》指出"脾与小肠相通"，《灵枢·本输》有大肠、小肠皆属于胃的说法。《内经》中常将肠胃并提，提示了小肠与胃存在密切联系。手太阳小肠经循咽下膈，直接联络胃腑；阳明经为十二经脉之长，乃多气多血之经，循行范围广，其经脉分支起于胃下口，经别"入于腹里"，经筋"上腹"，在循行过程中输布经气于腹腔，濡养大、小肠。胃肠是消化功能的主体部位。小肠居胃之下，经过胃初步消化的饮食物下传于小肠，小肠受盛进一步消化，将食糜转化为水谷精微，分清别浊后又将水谷精微上输于脾。胃肠配合，虚实更迭，是"阳道实，阴道虚"观点的重要体现。胃为五脏六腑之大主，胃气充盛，才能荣润五脏六腑、经脉窍道，更能发挥小肠作用。故《中藏经》言："胃气壮，五脏六腑皆壮也。"《伤寒论》以"胃家"概括大、小肠，也体现了胃对肠腑的统帅作用。足阳明之别又上络头项，在头项统络大、小肠经，合诸经之气。同时胃经通过腧穴与小肠经进行经气的相互沟通。如小肠经与胃经交会于睛明穴和大椎穴，在交会穴处沟通。小肠下合于胃经的下合穴下巨虚，也受盛胃经之经气荣养。小肠的脏腑之气可通过这些腧穴通达于胃经，反映其生理病理状态，故临床上可以通过针刺胃经调理肠腑。《四总穴歌》中也有"肚腹三里留"的治疗思想。这些都为"大肠、小肠，皆属于胃"的观点提供了理论支持。

所以无论是脏腑层面，还是经络层面，胃对小肠皆起到统领之用。张景岳认为胃为六腑之长，又与大、小肠直接相连，居胃之下，故气本一贯，皆属于胃。胃与小肠位置延续，经络相连，经气相通，二者关系密切，功能互相影响。脾主升清，胃主降浊，小肠主化，三者同居腹中，共主人体消化吸收。小肠是最长的消化器官，居腹中不断运化，其功能实际上是脾胃生化之气的一部分，故禀胃之精气，归属于胃。

4. 小肠与心相表里

在经络系统中，心经走肢体内侧，属心络小肠；小肠经走外侧，属小肠络心。心经经脉起于心中，在此接纳足太阴脾经之气。其发出的经脉，一条从心脏分出，下行穿过横膈分布于小肠；另一条在小指端会手太阳小肠经，与手太阳小肠经经气相沟通。心经别络起于本经，上行至眼内角，与小肠经相衔接，构成"六合"之一，形成表里经经气相互交流的通路。心经络脉分支也与手太阳小肠经相合，同时心包经本经和别络均下行分布于上、中、下焦组织。心与小肠通过经脉的络属构成表里关系。因此经脉相连，气血相通。小肠是布满心气心火的重要之腑。

小肠是体现"心火生土"的重要部位。《丹溪心法》中言心与小肠均秉火气而生，应于君火，心为火脏，小肠为火腑。小肠与心经表里络属，相互联系，相辅相成。饮食物从口咽入胃，靠胃的通降之力，传于小肠。心主血脉，心经向下循行直接连于小肠，心火敷布于腹腔小肠，有助于小肠进行气化功能。在心之温煦濡养下，小肠受盛化物，泌清别浊，促进水谷消化吸收和代谢，同时脾经络脉沿足太阴脾经上行，在腹中分布于大肠、小肠和胃，脾气上升，在循行过程中不断接收肠腑所化清气上行，输于心肺，化赤为血以养心脉，心血由脉道散布至全身各处，同时也转化为气血供给胃肠，进行气血循环。

脾胃居中央，主大腹，小肠占据腹部最大的位置，从功能作用和经络上都属于胃，脾胃经气蕴藏于大腹，小肠为胃所主，受其化生之精所养。其气化运动是脾运化功能的一个重要组成部分。可以说，益心火是通过心与小肠经络表里，心火下行小肠而发挥直接作用，体现了五行理论的重要价值。

（二）温补脾胃，直接益火生土

脾胃气阳不足，理中汤是补脾胃之阳气，治疗脾胃虚寒之经方，方中人参配干姜，健脾温阳，可直接恢复脾胃阳气，又可以散寒，但问题是理中汤又显示出理中焦之气，达到理中之目的，当然脾胃之阳气之快速康复是关键，这其中蕴含益火生土之潜在力量的相助，脾胃虚寒证，主要下利清谷，具体到小肠之秘别清浊减弱是关键，温脾胃之阳气，主要就是温小肠之阳气，温小肠之阳气，就是温助小肠之心火。明于此，不难看出，温补脾胃之理中汤，自然也是激发小肠心火之力，从而体现出不仅脾胃之阳气直接恢复，而且小肠心火的"火生土"之力也不可缺少，两力合助，脾胃之气迅速康复，当然理中之功也是自然之事了。

"火生脾土"法是依据五行相生脏腑生理关系。五行关系中，脾胃为土，心为火，心之气化，助火生土，二者存在相生的母子关系。其实心脾之间是互生关系，以温心阳来治疗脾阳不足的疾病，称之为"益火补土法"。《续名医类案》中论心脾关系，言脾在心之下，脾胃经皆直接上连于心，脾经气血灌注心经，气化合和为营卫宗气，气血通过心脾经络濡养周身，脾受心病，影响气血生化，清阳不布，方用归脾汤健脾养心、益气补血。而脾经"从胃别出，贯膈，注于心"的心脾直接经络相连，更有心与脾胃所主的小肠的经络联系。

（三）温补肾阳，整体助火而生土

心与肾相交，是生命整体要求，也有经络关联。足少阴肾经分支从肺出络心，其络脉别者"并经上走于心包"；肾经本经"挟舌本"，经别"系舌本"，都连于心之苗窍——舌。而手厥阴心包经出属心包络，历络三焦，间接促进了心肾上下焦相交。此外心肾的表里经也能加强心肾联系，足太阳膀胱经散肾入心；小肠经经脉"络心"，络脉"注少阴"。心肾二脏通过经络密切相连，营卫之气循心、肾二脉流注。《内经》中明言营卫二气都由肾经注肾，再由肾转注于心。因而起了心肾水火互根互制、精血同源互化的媒介作用。心阳根植于肾阳，二者各安其位，共同配合发挥作用，即君相安位。且心肾同属少阴经，同气相求，又加强了心肾间的作用功能。

肾与脾胃也通过经络产生直接间接的联系，为其功能变化及相互影响提供了结构基础。齿为肾之余，阳明胃经循行入上齿；少阴肾之经筋与足太阴之筋都"聚于阴器"；肾经与脾经在下肢交会于三阴交后，肾经再上行入腹中。三阴经会合于下腹，肾精不断化为气上行，由经络敷布全身，激发催化各脏腑功能活动。但肾经之气向上必先养水谷之气，胃气取自肾气，肾所藏精气亦有赖于后天水谷精微所化生气血的充养。后天之精不断充养先天之精，先、后天之气借由经络气化相合。肾阳暖脾土，脾土得暖，水谷则化。脾肾间存在先后天互资的关系，后天之精不断充养先天之精，先、后天之气借由经络气化相合。脾得肾阳蒸腾气化才能正常运作，心火在下降的过程中过中焦，温煦中焦脾土，助脾胃发挥功能，气化相受，土火互资。经络上下气化联系中，借居中的脾胃之力推动气机升降，阴阳互交。

肾阳对脾胃之阳气有激发作用，脾土为元气提供源源不断的补充，但心脾之间也存在"火生土"的关系，因此脾肾不仅是先后天互资的直接资生关系，还通过心阳联系起间接资生的作用。心火来源于君火，火土关系根源于肾，在心–脾–肾水火系统中，不仅可以通过补肾阳直接益脾胃，同时也可以间接加强心的力量，以更好地益脾土。心肾气化正常，精血充足，则更利于激发脾胃（阳气）之功能，起到双重滋生之用。肾精旺则脾胃旺，即先天生后天。心火生脾土是通过心与小肠经络表里，心火下行小肠而发挥直接作用。而肾阳激发脏腑阳气的整体作用，肾阳是元阳，五脏之阳根于肾阳，心阳也取之于肾中阳气，肾阳可以激发心脾之阳。心肾相交，又助心火下行于肾，可温暖肾气；肾主摄纳，温肾阳可助心阳下行。心肾相交的过程中，经络交中焦，必益脾土。

脾胃经气蕴藏于大腹，心之二经从心发出经络向下，均贯于大腹，心气下敷胃肠，心阳的温煦脾土，脾胃才有化生之能，心阳下行，历行中下焦，自然有助心阳布于脾胃及小肠，加大心火生脾土之力。可见，益肾阳不仅直接激发心、小肠、脾胃之阳气，更有助于心火下行而助力火生土之功。

可见，益火生土法虽然不是直接益心火补脾土，但在温补脾胃法与温肾阳生土法中，都激发推动人体内在心火生脾土的这一五行相生生理机制，都体现着调动人体内在能力的整体辨治思路，值得深入研究。

十二难　小柴胡汤和法

一、内容摘要

小柴胡汤为和解之剂，是和法的代表方，是针对特定的病机而组成的有效方药。其病机有特殊性，居于半表半里，是气机出入之枢纽，同时半表半里之证既不内也不外，因此形成了病位、病性、病势特殊的和解之证。和解之药小柴胡汤表现出特殊的治疗效果，以此诠释了小柴胡汤"但有一证便是"的深刻内涵。

二、问题探析

小柴胡汤是张仲景为邪犯少阳，致少阳枢机不利而设，具有和解半表半里之功效，因此历代医家称之为和法的代表方，如柯韵伯言其为"少阳枢机之剂，和解表里之总方"。小柴胡汤是和法的代表方，得到了历代医家的认同与发挥。问题是少阳之为病为什么要用和法？小柴胡汤是怎样和解半表半里的？这些深层次的问题，历代医家未能全面系统地回答与论述，因此有必要深入探讨。

（一）和解之证

和解针对少阳病而言，而少阳病有自发与转属之不同。自发的少阳病是少阳自受其邪而发，属于少火被郁，是少阳气化之为病，以口苦、咽干、目眩为代表症状；而转属的少阳病由太阳发展而来，其发生的主要机制是邪结胁下，阳气出入枢机不利，是少阳分野之为病，以往来寒热为特点。不论自发的少阳病还是转属的少阳病都只宜和解，这是其病理特点所决定的。

1.半表半里

"半表半里"首见于成无己《注解伤寒论》第148条注:"与小柴胡汤以除半表半里之邪"。何为半表半里?半表半里含义是什么?

表、里、半表半里是位置概念,既然有表、里、半表半里的区别,当然应该有顺序。半表半里是介于表与里之间,非表非里也,是表里之气相通的关键部位,是气机出入的枢纽。因此,若半表半里之气一旦郁滞,不仅出现气机郁滞的病变,更重要的是会影响气的出入。

《伤寒论》的六经病是以太阳、阳明、少阳等命名,虽然不完全与六经一致,但却与六经密切相关,其太阳主表、阳明主里等基本内涵得以延续。因此就太阳、阳明、少阳三者,少阳当介于太阳、阳明之间,主半表半里,且少阳经所循的部位也主要是在半表半里的部位,如胁下等。

邪结半表半里就会出现典型的半在表半在里的临床表现,如少阳病的"往来寒热"就是邪在半表半里的典型表现。尤在泾认为"进而就阴则寒,退而从阳则热",即邪结于半表半里,阳气出入的枢机不利,邪向内迫就不发热而恶寒,阳气蓄极则通,又发热而不恶寒。这样形成了以恶寒开始,以发热而告终,发作不定次数,也毫无规律的往来寒热证。从《伤寒论》的三阳病分析,太阳病发热恶寒,为典型的表证;阳明病则发热恶热,为典型的里证;而少阳为"往来寒热",既不同于太阳的表证,又有别于阳明的里证,属于半表半里证。

少火被郁的少阳病,也多从半表半里的部位表现出来。少阳少火被郁,风火上煽,上寻出窍,出现口苦、咽干、目眩的症状表现。口、咽、目都是人身上窍,又都是少阳经脉所过之处,属半表半里的部位,所以当少火被郁就口苦,火盛灼津就咽干,风火上煽就目眩。口苦、咽干、目眩这三个症状都是少火被郁的征象,可见,少阳气化及少阳分野之为病,主要就是"半表半里"之病。

不仅少阳气化之为病及少阳分野之为病出现半表半里的柴胡证,邪在躯壳之内,肠胃之外的任何半表半里的部位,都会形成往来寒热证,如《伤寒论》《金匮要略》之热入血室证。血室即子宫,子宫就位于躯壳之内,肠胃之外,属半表半里,所以也能出现往来寒热的柴胡证。

2.火郁邪结

人身的阳气来源于肾间动气，敷布于体表以卫外，为太阳；盛于中焦腐熟水谷，为阳明。太阳也好，阳明也好，并不是可以截然分开的，只是根据阳气分布的部位不同，其多少、强弱和作用也不同，因而命名也就不同，其实只是阳在体内体外出入游行而已。如果撇开其卫外和腐熟水谷的作用，单就其出入游行而言便叫作少阳。《素问·天元纪大论》说："阴阳之气，各有多少，故曰三阴三阳也。"《素问·阴阳离合论》曰："三经者，不得相失也，搏而勿浮，命曰一阳。"都说明人体的阳气，分之则为三，合之则为一。

太阳是阳之最外，称臣阳；阳明是两阳合而盛大，称盛阳。而少阳之阳，是以三焦为道路，内而脏腑，外而腠理，生发活动，对人体起着温煦长养的作用。它不亢不烈，犹如日之初生，故又称嫩阳、少火，也叫一阳。因其生发活动，流通畅达，故也称游部，即《素问·阴阳类论》"一阳者，少阳也""一阳为游部"。

少阳既是少火，又为游部，就必须条达通畅，不郁不结才能发挥其正常的作用。一旦受邪，少阳不是郁就是结，郁则化火，结则烦满痞硬，这就是少阳受邪后出现的两大病理特点。

郁是少火被郁，是外邪直接中于少阳，使少火郁而不伸，是自发的少阳气化之为病，是典型的少阳病；结是外邪从肤表入于半表半里，结于胁下，是转属的少阳分野之为病。火郁是自发的，邪结是转属的，但二者之间是相互联系的。火郁甚则致邪结；若半表半里，邪结甚，也会出现口苦、咽干、目眩的火郁证。

3.正虚邪陷

"血弱气尽，腠理开，邪气因入，与正气相搏，结于胁下"（97条），明确提出了邪结少阳之柴胡证是在正虚与邪陷的矛盾斗争中形成的。伤寒由发热恶寒转变为往来寒热，这提示正气已不能抗邪于表而退居半表半里，所以邪入少阳，就意味着正气不足而"血弱气尽，腠理开"。

少阳之半表半里，内易及里，外又连表，是邪气内陷的关键部位，若正气一旦衰退，则邪气极易内溃入里而生病变。因此在少阳病中正与邪的关系就显得尤为重要，正虚与邪陷既是少阳病与柴胡证发病时的状态，又是决定少阳病之邪气是否内陷的关键。

以上是少阳病的病机特点，这些病机特点决定了不宜使用汗、吐、下三法。就半表半里的病位而言，半表非表，汗之无益；半里非里，吐下无用。就火郁与邪结的病性而言，汗、吐、下非但无益，反易生他变，火郁者则易生火邪内扰，邪结者则易生结胸痞硬等变证。就正虚与邪陷的关系而言，汗、吐、下不但不能祛邪，反易损正气而致邪气内陷为患。当然，由于自发的少阳病与转属的少阳病病机略有不同，因此对汗、吐、下的禁忌及其误治后的变证亦不一样。自发的少阳病有严格的汗、吐、下三禁，因为自发的少阳病以火郁为主，误汗可导致胃燥而谵语；吐下能使神虚火扰出现心悸烦惊等变症。而转属的少阳病是以邪结半表半里为主，尽管汗之无益，吐下之也无用，但不像自发的少阳病有三禁那样严格。"若不渴，外有微热者，去人参，加桂枝三两，温覆微汗愈"；有潮热者，小柴胡汤还可以加入芒硝。即使误用吐下，有时可能柴胡证仍在；如果柴胡证消失，则易形成结胸或痞硬，不像自发的少阳病误下那样形成火邪。可见，汗、吐、下三法不仅不能解决少阳病，若误治则易生变症。怎样才能开郁散结、调和表里、解决正虚与邪陷的矛盾呢？只有选用既能开郁又能散结，既能透表又能清里，既能扶正又能祛邪之法，才是切合病机的有效之法——这就是和解。故《伤寒明理论》说："伤寒邪在表者，必渍形以为汗；邪气在里者，必荡涤以为利。其于不外不内，半表半里，既非发汗之所宜，又非吐下之所对，是当和解则可也。"

（二）和解之法

如何使火郁与邪结得以郁开结散？如何使半表半里之郁火得以清透？又如何使半表半里之邪得以外解？这是和解法3个关键问题。然而在半表半里之中开郁散结、清透郁火、提邪外出，并非汗、吐、下之所为。只有在激发、调解、和顺半表半里气机升降出入之枢机的基础上开郁散结、清透郁火、提邪外出，才能达到和解半表半里之目的。具体之法有三。

1.辛开苦降

火郁与邪结证，当遵"郁者发之""结者散之"的原则。何以发之？何以散之？《素问·阴阳应象大论》曰"气味辛甘发散为阳"，辛味药具有发散、上升之功效，但上升勿忘其降才能符合人体内在气机的升降相因，因此辛味药往往与苦味药相伍；"酸苦涌泄为阴"，辛、苦相配，可以达到辛以开结、苦以降气的作用，即辛开苦降法。

辛开苦降法是根据中药的四气五味，利用辛温与苦寒两类性味截然相反药物的对立作用和不同属性，进行配伍组合，使其产生两者均不具备的、新的整体功用。辛可开发行散，苦能降泄通利，二者相伍则一辛一苦、一热一寒、一阴一阳。一者开散升浮，一者通泄沉降，是以开散之中寓通泄，通泄之中亦寓开散。二者相反相成，相激相制。从而斡旋气机升降，能起到开郁散结的作用。

仲景深得辛苦配伍之妙用，《伤寒论》《金匮要略》中有多首方剂体现辛开苦降之法。辛开苦降法是解决郁结病机的最恰当的配伍方式。少阳病中火郁与邪结是病变的核心，也必须用辛开苦降之法才能使郁开结散，因此辛开苦降构成了小柴胡汤和解的作用核心。

2.里清外透

半表半里是气机出入之枢纽，若火郁或邪结于此，必致气滞不达，或被郁而化火上扰，出现胸中满而烦；或蓄郁极则通，出现往来寒热；或反折内迫于里，而出现喜呕等症。如何使气机外达通畅？除用辛开苦降以清除郁结状态外，里清外透法也是至关重要的。

寒凉可清，辛味可透，辛寒之性可里清透达。《伤寒论》《金匮要略》中虽辛温组方者多，但在许多方剂中已蕴含有辛寒之性，起清里透外之用。如白虎汤、大青龙汤、越婢汤、麻杏甘石汤中之石膏就有辛寒以清里透外之用。

清里透外之法，就是在清热泻火的同时以透达于外，其目的是使表里之气畅通无阻。清里透外之法构成了小柴胡汤和解的关键环节。

3.扶正提邪

从半表半里中清除内郁之火邪或外来之邪气，除了开郁散结、里清外透外，扶持正气、排出邪气又是很重要的一环。尤其是在正虚与邪陷的状态下，扶正以提邪外出就显得更为重要了。

扶正又要散邪，以防邪陷，主要用甘温之性，加强中焦脾胃之气，发挥枢纽之力，起到提邪外出之功。甘温之性既有扶正一面，又有发散一面，即《内经》所言"辛甘发散为阳"也。

扶正提邪是和解半表半里的整体要求，在开郁散结、里清外透之后，必须振奋正气，排邪外出，达到痊愈的目的。

以上三法是相互联系的，辛开苦降是和解的作用核心，里清外透是和解的关键环节，扶正提邪是和解的整体要求。三法共同作用才能调和半表半里之气机而达到和解之目的。

（三）和解之药

以法选药，以药示法，小柴胡汤诸药的配伍充分体现了这一点。今就其中的主要药物解析如下。

1.半夏

半夏为辛温之品，辛散温燥，既有辛散开结之力，又有降逆之功，一味可有开降之用。仲景用之，主要以开降之力散郁结，如半夏泻心汤以半夏开心下痞硬；小柴胡汤之用半夏，取其开结之力，以达到半表半里之郁散结开的目的。

2.柴胡

柴胡味苦微辛，其性寒凉，入少阳。但其气轻清上升，宣透疏散。柴胡虽味苦，但具有升达之力，既可以疏泄解郁，又可以透达内外，故《仁斋直指方》说："柴胡之退热，乃苦以发之。"小柴胡汤之用柴胡就是在发散郁火的同时透达内外。当然，仲景用其升散郁火时，用量少，如少阳气化之为病用柴胡则量少；而重在透达内外、开结散邪时，用量大，如邪结少阳分野之为病用柴胡量大。

3.黄芩

黄芩苦寒，苦可降气，寒可清热，仲景之用黄芩，主要清少阳之郁火。

4.人参

人参甘温入脾，有扶助正气之功。小柴胡汤用人参，一方面伤寒由发热恶寒转变为往来寒热，提示正气已不能抗邪于表，而退居半表半里，亦即"血弱气尽腠理开"的缘故；更重要的方面，是助正气从半里之中提邪外出。从半里之中向外祛邪，已不像解表那样容易，故必须加人参以助正气。

四味药物之间巧妙配伍，则更能显示出辛开苦降、里清外透、扶正提邪的和解之法。半夏得柴胡之透达、黄芩之苦降，则开结之力倍增；柴胡得半夏之辛散、黄芩之寒凉，则解郁清里透外之功更宏；黄芩得半夏之降气、柴胡之寒凉，则清泻少阳郁火之效显著；人参得柴胡、半夏、黄芩之辛开苦降、里清外透，则更有助于提邪外出。可见全方配伍，紧扣病机特点与和解之法，最能体现仲景组方用药的圆机活法，也最能展示和解法的精义所在。

（四）和解之效

小柴胡汤和解半表半里之郁结，若药与证对，必然有一定的药效反应。《伤寒论》明确提出"可与小柴胡汤。上焦得通，津液得下，胃气因和，身濈然汗出而解"（230条）；"复与柴胡汤，必蒸蒸而振，却复发热汗出而解"（101条）。服药后为什么"上焦得通"？又为什么"身濈然汗出而解"或"蒸蒸而振，却复发热汗出而解"呢？

1.上焦得通

上焦肺主宣降，若半表半里之邪气郁结，内迫于里，迫于上焦肺，则肺气不宣而郁滞；迫于中焦胃，则胃气不降而上逆。肺胃密切相关，胃气上壅则影响肺气之肃降而气滞于肺，集中作用于上焦，致上焦之气不宣不降，郁滞不通。若半表半里邪解气通，则上焦得以宣发，胃气下行不逆而肺气得以肃降，上焦之郁滞得通，则能宣能降。故和解半表半里之后，首先解除了上焦不宣不降的病理状态，故而有"上焦得通"的药效。

上焦得通，能宣能降，内则津液得下，通调水道，上、中、下三焦之气得和。故可治《伤寒论》"阳明病，胁下鞕满，不大便而呕，舌上白苔"及《金匮要略》"产妇郁冒……大便坚，呕不能食"之证；外则卫气、津液得以宣发，通于皮毛而作汗。

2.发热汗出

和解半表半里，郁开结散，表里气通，正气抗邪外出则可能有汗而出。"身濈然汗出而解"和"蒸蒸而振，却复发热汗出而解就是由于正气在郁结将散之时奋力外争，故战栗作汗；郁开结散之后，则郁极之阳外通而浮，"阳浮者，热自发"，故会有"发热汗出而解"或"濈然汗出而解"的药效反应。

由上所述，小柴胡汤为和解之剂，是和法的代表方，是针对特定的病机而组成的方剂。半表半里是气机出入的枢纽，同时半表半里之证既不内也不外，给识证带来难度，给用药带来困惑，因此仲景又提出运用小柴胡汤的基本原则——"但见一证便是，不必悉具"。何为"但见一证"？为什么"不必悉具"？半表半里是气机出入的枢纽，凡是半表半里气机运动郁结者，应首先调理气机，以保持气机的运行通畅，利于祛邪与康复。因此不论邪居半表半里，还是波及半表半里，只要表现出能说明半表半里气机郁结的一证，就可以运用小柴胡汤枢转气机。当然，能说明半表半里气机运动郁结的临床表现很多，应结合临床认真辨识。仲景也提示了辨识柴胡证的典型症状，如往来寒热、呕而发热、手足温而渴、胸胁硬满等。可见仲景提出运用小柴胡汤"但见一证便是，不必悉具"原则，既是临床经验的总结，又具有深刻的理论依据，也是小柴胡汤和解法的基本要求。

十三难　风药与湿药配伍

一、内容摘要

本节基于"阳受风气，阴受湿气"的理论，探析风湿药的巧妙配伍。《伤寒论》组方用药充分调动风药湿药的阴阳转化、阴阳化生、阴阳升降之力，体现出治病求本，本于阴阳的深刻内涵。与此同时，又注意调动脾胃的化生、升降、转化阴阳之内力，又体现出"阳受风气，阴受湿气"中脾胃与风湿的特殊相关性。临证应重视脾胃之作用而发挥风湿之药的转化、升降、化生阴阳之功，分析内伤病证辨治中，巧妙运用风药、湿药，本于整体辨治用药，发挥出更大临床疗效。

二、问题探析

基于"阳受风气，阴受湿气"理论，分别分析风药与湿药的配伍作用，对临床用药提高疗效具有重要的价值。天地人生有六气，则药物之中必也具风、湿二气，此二气主要指药物之性能。

（一）药性之风气

药性之风气指的是药物之升阳益气、发散解表等功能。古代医书之中早有"风药"之称，据考据，现存古医籍中，唐代《外台秘要》第十七卷所载"《素女经》四季补益七首方"中有"冷加热药，温以冷浆，风加风药"之说。风药之所以以"风"为名，乃是因此类药物具有风的性能。经历代文献考察所证，风药乃涵括"如风之药"和"治风之用"两层含义。首先，根据法象药理学，风药是指"如风之药"，可以定义为味薄质轻、药性升散、具有风木属性的一类药物。此类药物多具有辛味，质地轻，有升浮发散之性，犹如春气之升发，风性之轻扬。其次，风药又为"治风之药"，具有祛风、散表邪等作用，故又常称为祛风药、疏风药、解表药等。综上可证，药物实质上是存在风气的，风性主动，其善动不居，具轻清上扬，浮散向外的特性，风气之运动趋势为向上、向外，而药物中风药之性能与风气相类，其升发、疏泄之功或所作用方向皆与风同。由此可见，药物中实具有风气。

1.补肝与少量风药

少量风药可以补肝生血升血。肝虚损证，多见筋络痉挛收缩、目视物不明、昏花等。论治肝脏虚损之证，常多用风药，如补肝汤（山茱萸、甘草、桂心、桃仁、柏子仁、细辛、茯苓、防风、大枣）、补肝散（山茱萸、桂心、山药、天雄、茯苓、人参、川芎、白术、独活、五加皮、大黄、橘皮、防风、干姜、丹参、厚朴、细辛、桔梗、甘草、菊花、贯众、陈麦曲、大麦）中都应用防风、细辛等风药以加强补肝之用。

肝为风木之脏，肝虚则治用温肝补虚，基于"阳受风气"之理，而用防风、细辛、独活、甘菊花、川芎等风药，以助肝体阴而用阳之生发，以生血气而补肝气。

2.补肾与少量风药

肾主藏精，肾劳则精虚，精虚则见腰酸、腰痛、泄精、耳鸣等症。金匮肾气丸是治疗虚劳在肾的代表方剂，主证为"虚劳腰痛，少腹拘急，小便不利"。《千金要方》之肾气丸主治虚劳肾气不足而致腰疼阴寒，小便数，囊冷湿，尿有余沥，精自出，阳痿不起等症，取金匮肾气丸减丹皮、泽泻，加防风、细辛等风药，以助化生肾中阳气之力。

3.补脾胃与少量风药

张仲景的薯蓣丸一方中重用山药、大枣等补脾胃药，并合以防风等风药，治风气百疾之虚劳。补中益气汤与升阳益胃汤等方中重用补脾胃之气药，伍少量升麻、柴胡、羌活等风药，可治脾胃气虚、内伤热中诸证。临床治疗中予以少量风药，则阳受风气而化阳上升，利用风药之气以升阳益气，助脾胃补药之功。

（二）药性之湿气

药性之湿气即指药物所具有的与湿之特性相同的作用。《素问·五运行大论》谈到"大气举之也……湿以润之"，湿性属阴，具有滋养、濡润之功，而滋阴、补阴一类药味厚、质重，具有滋润、濡养之功，同于湿之特性，其养阴润燥的功能既是药物的湿气也是药性之湿气。在《本草经集注》一书中就可见："其润湿药，如门冬、干地黄辈，皆先切曝，独捣令扁碎，更出细擘曝干"。《本草求真·白石英》中也说："白石英（专入肺），味甘而辛，性温无毒。按理似非润药湿药矣。而十剂偏指此属湿剂，谓枯则为燥。宜用白石英紫石英之属以湿之。"又《冯氏锦囊秘录·杂症大小合参》在六味地黄丸一节之按语中也说："肾恶燥，脾恶湿，补阴药中多是湿药。"明显可见，如麦冬、干地黄之类的滋阴养阴之药又被称作"湿药"，以"湿"命名者是因其具备湿的功能。此类药物滋阴、濡润之功即是药物之湿气，即药性也。湿药的内伤病应用很广泛。

1.滋阴湿药与补阳通阳药相伍

湿药而阴受之，在用滋阴湿药的同时加少量通阳之药，一般有两种情况：一是加强湿药助阳转阴而补之力；二是加强由阴转阳之功，防止湿药之性凝滞不行。如滋阴药中常加以桂枝，既取阳中生阴之意，加强滋阴之功；又取阴转为阳之意，以通阳化气而使阴液行而不滞。如炙甘草汤由炙甘草四两，生姜三两，人参二两，生地一斤，桂枝三两，阿胶二两，麦冬半升，火麻仁半升，大枣三十枚，清酒组成，其又名复脉汤。《伤寒论》谓："伤寒脉结代，心动悸，炙甘草汤主之。"《金匮要略·血痹虚劳病脉证并治》附方载《千金翼》炙甘草汤说："治虚劳不足，汗出而闷，脉结悸，行动如常，不出百日，危急者十一日死。"据此，后世有医家把炙甘草汤认作治疗"心劳"之主方。"脉结代，心动悸"为炙甘草汤之主症，也是虚劳病之常见证候。方中就是用人参、麦冬、阿胶、生地、火麻仁、大枣等滋阴湿药与通阳化气之桂枝相伍。再如《金匮要略》小建中汤，由桂枝三两，甘草三两，大枣十二枚，芍药六两，生姜二两，饴糖一升组成。原文指出："虚劳里急，悸，衄，腹中痛，梦失精，四肢酸疼，手足烦热，咽干口燥，小建中汤主之"。从所述症状整体来看，涉及五脏虚劳和气血阴阳虚损。小建中汤是治疗虚劳病的代表方剂，小建中汤即自桂枝汤化裁而出，由原方倍芍药加饴糖而变化，方中重用饴糖与芍药之滋阴湿药，且与桂枝相伍，以重建中气、温中补虚。

2.滋阴之湿药与少量补阳药相伍

一是湿药滋阴的基础上补阳升阳而化气上升，二是防止湿药滋阴下行太过。如肾气丸，由干地黄八两，薯蓣、山茱萸各四两，泽泻、茯苓、牡丹皮各三两，桂枝、附子（炮）各一两组成。《金匮要略》原文指出："虚劳腰痛，少腹拘急，小便不利者，八味肾气丸主之。"肾气丸专为肾气虚损，膀胱气化不行之证而设。腰为肾之外府，肾气虚，则外不能温煦，故腰痛。肾主气化，司开阖，与膀胱相表里，膀胱的气化功能有赖肾阳的温煦。肾气不足，则膀胱气化无权，不能化气行水，则见少腹拘急，小便不利。在干地黄、山萸肉等大量滋阴药中加入少许桂枝，取桂枝温肾，微微生火，以助肾气。

3.滋阴湿药与利水药相伍

滋阴湿药与利水药相伍，亦有特点。湿药滋阴方中加利水药，"阴受湿气"，湿气由阳转阴下行而补阴，而利水药则具利水下行与排水通阳之功，少量利水药可助湿药下行而补阴，又可利尿排水通阳防湿药补阴太过而滞，如经方六味地黄丸中，运用大量熟地、山药、山萸肉之湿药补阴，又伍以少量茯苓、泽泻之利水药，更有利于下行补肾精之阴，而不至于滞。

4.利水药伍少量滋阴湿药

利水方中少伍滋阴湿药，"阴受湿气"，既可以引药入水而助利水药下行，又可以防止利水药伤阴而收护阴气之功，如真武汤、桂枝去桂加茯苓白术汤之芍药滋阴，猪苓汤之阿胶滋阴等，就体现了滋阴湿药在利水方中的意义。

5.滋阴湿药与通下药相伍

滋阴湿药与少量通下药相伍，其相合为用之意，一是在于"阴受湿气"，湿药之气由阳转阴而降，以滋阴润燥；二是通下药具有下行通降之功，与湿药相合可助其下行而补阴，同时用少量通下药在发挥畅通脏腑气机之功效外，可使湿药补而不滞。如《温病条辨》之增液承气汤，由玄参一两，麦冬八钱，连心细生地八钱，大黄三钱，芒硝一钱五分组成，原文指出："津液不足，间服增液，仍不下者，脏躁太甚无水舟停也。"此方为肠燥津亏之便秘而设。方中用大量玄参、麦冬、生地之滋阴药以养阴、生津、润燥，同时佐以少量大黄、芒硝之通下药以通燥结，既有利于湿药下行而补肠中津液，又可防其补阴太过而为滞。

6.通下药伍少量滋阴湿药

通下药中配少量滋阴湿药亦有其特点。湿药既可以助通下药下行之力，又可发挥其滋阴、濡润之功，防止通下之力太过而化燥伤阴。如麻子仁丸由麻子二升，芍药半斤，枳实一斤，大黄一斤，厚朴一尺，杏仁一升，碾之成末，炼蜜和丸而成。麻子仁丸由小承气汤化裁而来，主治脾约证，方中以大黄、枳实、厚朴等通下药为主，通下燥结；又辅以芍药、杏仁等滋阴药，助其通下而不伤阴。

（三）风药与湿药相伍

风药与湿药相伍，亦是非常巧妙的搭配：一是风药助湿药化阳转阴之力，且在发挥风药发散之力的同时而不致伤阴；二是增强由阴转阳之功能，同时使湿药补阴之余又行而不滞。

风药与湿药配伍，常见于滋阴解表方中，但侧重点不同，如沙参麦门冬汤，由沙参三钱、玉竹二钱、生甘草一钱、冬桑叶一钱五分、麦冬三钱、生扁豆一钱五分、天花粉一钱五分组成。此方主治肺胃津伤，以湿药为主，佐以少量桑叶之风药，既取补阴而不滞之效；又收引药上行，使湿气入肺以滋肺阴之功。

清代医家喻嘉言创立清燥救肺汤，主治火热伤肺、气阴两伤之证。此方的药物组成为桑叶三钱、煅石膏二钱五分、甘草一钱、人参七分、胡麻仁一钱、真阿胶八分、麦冬一钱二分、杏仁七分、蜜炙枇杷叶一片。方中以桑叶之风药为主，佐以少量滋阴湿药，如阿胶、麦冬等，在起到清宣肺燥作用的同时，又不至于发散太过而伤及阴液。

从"阳受风气，阴受湿气"的理论中探析风药、湿药的巧妙配伍，充分调动风药、湿药的阴阳转化、阴阳化生、阴阳升降之力，体现出治病求本，本于阴阳的深刻内涵。与此同时，又注意调动脾胃的化生、升降、转化阴阳之内力，这又体现出"阳受风气，阴受湿气"中脾胃与风湿二邪的特殊相关性，如六味地黄丸、肾气丸中重用山药，炙甘草汤中重用炙甘草，薯蓣丸中重用山药、大枣，小建中汤中重用饴糖等，无不体现重视脾胃之作用而发挥其转化、升降、化生阴阳之功。可见内伤病证辨治中，巧妙运用风药、湿药，本于"阳受风气，阴受湿气"的阴阳之道与脾胃之理，更体现整体辨治用药，能发挥出更大的临床疗效。